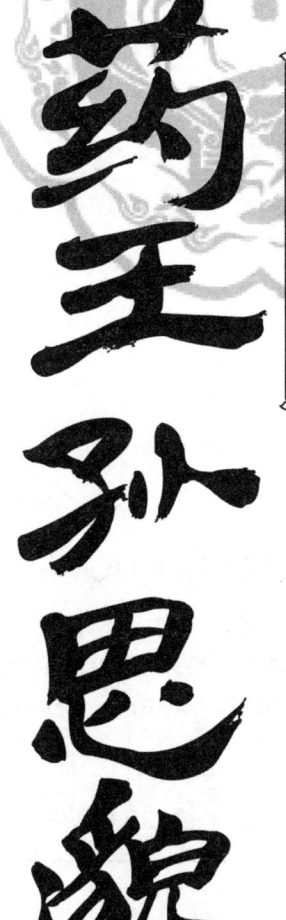

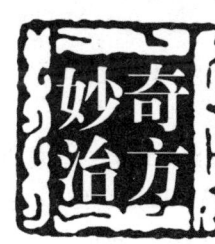

古今药方荟萃

# 药王孙思邈

幼遭风冷，屡造医门，汤药之资，罄尽家产

王竹星◎主编

奇方妙治

天津科学技术出版社

**图书在版编目(CIP)数据**

药王孙思邈奇方妙治/王竹星主编. —天津:天津科学
技术出版社,2011.1(2018.9 重印)
ISBN 978 - 7 - 5308 - 5359 - 7

I. ①药… Ⅱ. ①王… Ⅲ. ①千金方 Ⅳ. ①R289.342

中国版本图书馆 CIP 数据核字(2010)第 048558 号

———————————————————————

责任编辑:孟祥刚
编辑助理:刘艳霞
责任印制:王 莹

———————————————————————

天津科学技术出版社出版
出版人:蔡 颢
天津市西康路 35 号 邮编 300051
电话(022)23332402(编辑室) 23332392(发行部)
网址:www.tjkjcbs.com.cn
新华书店经销
三河市祥宏印务有限公司印刷

———————————————————————

开本 710×1000 1/16 印张 20 字数 336 000
2018 年 9 月第 1 版第 2 次印刷
定价:68.00 元

# 前 言

　　药王孙思邈是我国唐代伟大的医药学家、养生学家和思想家，陕西耀县孙原村人，生于西魏大统七年(公元541年)，卒于唐永淳元年(公元682年)，享年一百四十一岁。葬于故里孙原村孙氏祖茔。

　　孙思邈幼年体弱多病，汤药之资而罄尽家产。他自幼聪明过人，日诵千言，西魏大将独孤信赞其为"圣童"。他通晓诸子百家，博涉经史学术，兼通佛典。由于幼年多病，十八岁立志学医，二十岁即为乡邻治病。他对故典医学有深刻的研究，对民间验方十分重视，一生致力于医学临床研究，对内、外、妇、儿、五官、针灸各科都很精通，有二十四项成果开创了我国医药学史上的先河，特别是论述医德思想、倡导妇科、儿科、针灸穴位等都是先人未有。

　　一生致力于药物研究，曾上峨嵋山、终南山、下江州，隐居太白山等地，边行医，边采集中药，边临床试验，他是继张仲景之后中国第一个全面系统研究中医药的先驱者，为祖国的中医发展建树了不可磨灭的功德。孙思邈医德高尚，他认为，医生须以解除病人痛苦为唯一职责，其他则"无欲无求"，对病人一视同仁"皆如至尊"，"华夷愚智，普同一等"，他身体力行，一心赴救，不慕名利，用毕生精力实现了自己的医德思想，是我国医德思想的创始人，被西方称之为"医学论之父"，与希波克拉底齐名的世界三大医德名人之一，中国古代当之无愧的著名科学家和思想家。孙思邈一生勤于著书，晚年还隐居于陕西耀县五台山(药王山)专心立著，直至白首之年，未尝释卷。一生著书八十多种。

　　本书收集了孙思邈治病奇方近千余种，以供读者参阅。因编者水平有限，书中难免有不当或谬误之处，还望读者原谅，批评指正。

# 目录

## 一、妇科方

药王孙思邈 奇方妙治

# 目录

药王孙思邈 奇方妙治

# 目 录

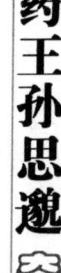

药王孙思邈 奇方妙治

# 目录

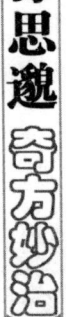

药王孙思邈 奇方妙治

# 二、儿科方

药王孙思邈 奇方妙治

# 三、七窍方

# 目 录

## 四、诸风、脚气、伤寒方

# 目 录

药王孙思邈 奇方妙治

# 目 录

药王孙思邈 奇方妙治

# 目 录

药王孙思邈 奇方妙治

# 五、肝脏方

# 目 录

## 六、胆腑方

## 七、心脏方

药王孙思邈 奇方妙治

# 目 录

## 八、小肠腑方

## 九、脾脏方

药王孙思邈 奇方妙治

## 十、胃腑方

药王孙思邈 奇方妙治

# 十二、大肠腑方

# 十三、肾脏方

# 目　录

## 十四、膀胱腑方

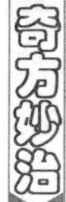

药王孙思邈 奇方妙治

# 十五、消渴淋闭方

# 目 录

## 十六、痈肿毒方

# 一、妇科方

## 求子第一

### 七子散

【处方】五味子、钟乳粉、牡荆子、菟丝子、车前子、菥子、石斛、干地黄、薯蓣、杜仲、鹿茸、远志各 17 克，附子、蛇床子、川芎各 13 克，山茱萸、天雄、人参、茯苓、黄芪、牛膝各 6 克，桂心 21 克，苁蓉 21 克，巴戟天 25 克。

【用法用量】上二十四味，研为细末。上二十四味，治下筛，酒服一勺，日二，不知，增至二勺，以知为度，禁如药法。

【功能主治】治男子风虚目暗，精气衰少无子，补不足。

### 朴硝荡胞汤

【处方】朴硝、牡丹、当归、大黄、桃仁生用各 6 克，细辛、厚朴、桔醒、赤芍药、人参、茯苓、桂心、甘草、牛膝、橘皮各 2 克，䗪虫、水蛭各 10 枚，附子 13 克。

【用法与用量】上十八味㕮咀，以酒 5 升，水 5 升合煮，取 6 千克。分 4 服，日三夜 1 服，每服相去三时，更服如常，覆被少取汗，汗不出，冬日着火笼。必下积血，及冷赤脓如赤小豆汁，本为妇人子宫内有此恶物令然，或天阴脐下痛，或月水不调，为有冷血不受胎。若斟酌下尽，气力弱大困，不堪更服，亦可二三服即止；如大闷不堪，可食酢饭冷浆，一口即止，然恐去恶物不尽，不大得药力，若能忍服尽大好，一日后仍着导药。《千金》更有桔梗、甘草各 100 克。

【功能与主治】主妇人断绪二三十年，及生来无子并数数失子，服此皆有子长命无病方。

### 紫石门冬丸

【处方】紫石英、天门冬各 150 克，当归、芎劳、紫葳、卷柏、桂心、乌头、干地黄、牡蒙《千金翼》作牡荆，《外台》作牡蒙、禹余粮、石斛、辛夷各 100 克，人参、桑寄生、

续断、细辛、浓朴、干姜、食茱萸、牡丹、牛膝各 42 克,柏子仁 50 克,薯蓣、乌贼骨、甘草各 75 克。

【用法用量】上二十六味为末,蜜和丸如梧子大,酒服 10 丸,日三,渐增至 30 丸,以腹中热为度。不禁房室,夫行不在,不可服。禁如药法。比来服者,不至尽剂即有娠。

【功能主治】治全不产及断绪方。

### 白薇丸

【处方】白薇、细辛、防风、人参、秦椒、白蔹一作白芷、桂心、牛膝、秦艽、芫荑、沙参、芍药、五味子、白僵蚕、牡丹、蛴螬各 50 克,干漆、柏子仁、干姜、卷柏、附子、芎劳各 42 克,桃仁、紫石英各 75 克,钟乳、干地黄、白石英各 100 克,鼠妇 25 克,水蛭、虻虫各 15 枚,吴茱萸 38 克,麻布叩复头一尺烧。

【用法用量】上三十二味为末,蜜和丸如梧子大,酒服 15 丸,日再,稍加至 30 丸,当有所去。小觉有异即停服。

【功能主治】主令妇人有子方。

### 金城太守白薇丸

【处方】白薇、细辛各 63 克,人参、杜蘅、牡蒙、浓朴、半夏、白僵蚕、当归、紫菀各 38 克,牛膝、沙参、干姜、秦艽各 25 克,蜀椒、附子、防风各 75 克。

【用法用量】上十七味为末,蜜和丸如梧子大,先食服 3 丸,不知可增至 4~5 丸。此药不可常服,觉有娠即止,用之大验崔氏有桔梗、丹参各 38 克。

【功能主治】治月水不利,闭塞绝产 18 年,服此药二十八日有子方。

### 庆云散

【处方】覆盆子、五味子各 1 升,天雄 50 克,石斛、白术各 150 克,桑寄生 200 克,天门冬 450 克,紫石英 100 克,菟丝子 1 升。

【用法用量】上九味治下筛,先食,酒服方寸匕,日三。素不耐冷者,去寄生,加细辛 200 克。阳气不少而无子者,去石斛加槟榔 15 枚,良。

【功能主治】治丈夫阳气不足,不能施化,施化无成方。

## 承泽丸

【处方】梅核仁、辛夷各 1 升,葛上亭长 7 枚,溲疏 100 克,藁本 50 克,泽兰子 0.5 升。

【用法用量】上六味为末,蜜丸如大豆,先食服 2 丸,日三。不知稍增之。若腹中无坚癖积聚者,去亭长,加通草 50 克。恶甘者,和药先以苦酒搜散,乃纳少蜜和为丸。

【功能主治】治妇人下焦 36 疾,不孕绝产方。

## 大黄丸

【处方】大黄破如米豆,熬令黑、柴胡、朴硝熬、干姜各 1 升,芎劳250 克,蜀椒 100 克,茯苓如鸡子大 1 枚。

【用法用量】上七味为末,蜜和丸,如梧桐子大,先食,服 7 丸,米饮下,加至 10 丸,以知为度,五日微下。

【功能主治】治带下百病无子。

## 吉祥丸

【处方】天麻、柳絮、牡丹、茯苓、干地黄、桂心各 50 克,五味子、桃花、白术、芎劳各 100 克,覆盆子 1 升,桃仁 100 枚,菟丝子、楮实子各 1 升。

【用法用量】上十四味为末,蜜和丸如豆大,每服空心,饮苦酒下 5 丸,日中一服,晚一服。

【功能主治】治女人积年不孕方。

## 硝石大黄丸

【处方】硝石 300 克,朴硝亦得,大黄 400 克,人参、甘草各 100 克。

【用法用量】上四味,末之,以 3 年苦酒 3 升,置铜器中,以竹箸柱器中。1 升作一刻,凡 3 升作三刻,以置火上,先纳大黄,常搅不息,使微沸尽一刻,乃纳余药,又尽一刻,有余一刻,极微火使可丸,如鸡子中黄。欲合药,当先斋戒一宿,勿令小儿、女人、奴婢等见之。欲下病者,用 2 丸。若不能服大丸者,可分作小丸,不可过 4 丸也。欲令大不欲令细,能不分为善。若人羸者可少食,强者不需食,20 日五度服。其和调半日乃下。若妇人服之下者，或如鸡肝，或如米汁，正赤黑，或 1 升或 3 升。下后慎风冷，作一杯粥食之，然后作羹，自养如产妇法，六月则有子，禁生鱼、猪肉、辛菜，若寒食散者自如药法，不与此同日一服。

【功能主治】治十二瘕癖及妇人带下，绝产无子，并服寒食药而腹中有癖者，当先服大丸下之，乃服寒食药耳。大丸不下水谷，但下病耳。不至令人虚极。

### 秦椒丸

【处方】秦椒、天雄各 38 克，人参、元参、白敛、鼠妇、白芷、黄芪、桔梗、露蜂房、白僵蚕、桃仁、蛴螬、白薇、细辛、芜荑各 50 克，牡蒙、沙参、防风、甘草、牡丹皮、牛膝、卷柏、五味子、芍药、桂心、大黄、石斛、白术各 42 克，柏子仁、茯苓、当归、干姜各 75 克，泽兰、干地黄、芎䓖各 88 克，干漆、紫石英、白石英、附子各 100 克，钟乳 125 克，水蛭 70 枚，蝱虫百枚，麻布叩复头七寸烧。

【用法用量】上四十四味为末，蜜和丸，如梧子大，酒服 10 丸，日再，稍加至 20 丸。若有所去如豆汁鼻涕，此是病出。觉有异即停。

【功能主治】治妇人绝产，生来未产，荡涤腑脏，使玉门受子精方。

### 丹参丸

【处方】丹参、续断、芍药、白胶、白术、柏子仁、甘草各 100 克，人参、芎䓖、干姜各 63 克，吴茱萸、橘皮、当归各 88 克，白芷、冠缨烧灰，50 克，干地黄 75 克，芜荑 88 克，犬卵干 1 具，东门上雄鸡头 1 枚。

【用法用量】上十九味为末，蜜和丸，如梧子大，酒服 10 丸，日再，稍加至 20 丸。

【功能主治】治妇人始觉有孕，养胎并转女为男方。

### 灸　法

妇人绝子，灸然谷 50 壮。在内踝前直下一寸。妇人绝嗣不生，胞门闭塞，灸关元 30 壮，报之。妇人妊子不成，若堕落，腹痛，漏见赤，灸胞门 50 壮，在关元左边二寸是也。右边二寸妇人绝嗣不生，灸气门穴，在关元旁三寸，各百壮。妇人子脏闭塞，不受精，疼，灸胞门 50 壮。妇人绝嗣不生，漏赤白，灸泉门 10 壮，三报之，穴在横骨当阴上际。

## 妊娠恶阻第二

### 半夏茯苓汤

【处方】半夏、生姜各 63 克,干地黄、茯苓各 37 克,橘皮、旋复花、细辛、人参、芍药、芎䓖、桔梗、甘草各 25 克。

【用法用量】上十二味咬咀,以水 10 升,煮取 3 升,分三服,若病阻积月日不得治,及服药冷热失候,病变客热烦渴,口生疮者,去橘皮、细辛,加前胡、知母各 25 克。若变冷下痢者,去干地黄芩 13 克。余根据方服一剂得下后,消息,看气力冷热增损方调定,更服一剂汤,便急服茯苓丸,能食便强健也。忌生冷醋滑油腻,菘菜,海藻。

【功能主治】治妊娠阻病,心中愦闷,空烦吐逆,恶闻食气,头眩体重,四肢百节疼烦沉重,多卧少起,恶寒,汗出,疲极黄瘦方。

### 茯苓丸

【处方】茯苓、半夏、桂心熬、干姜、橘皮、人参各 50 克,白术、葛根、甘草、枳实各 100 克。

【用法用量】上十味末之,蜜和为丸,如梧子,饮服 20 丸,渐加至 30 丸,日三。

【功能主治】治妊娠阻病,患心中烦闷,头眩体重,憎闻饮食气,便呕逆吐闷颠倒,四肢垂弱,不自胜持,服之即效。先服半夏茯苓汤两剂,后服此方。

### 青竹茹汤

【处方】青竹茹、橘皮各 37 克,茯苓、生姜各 50 克,半夏 63 克。

【用法用量】上五味咬咀,以水 6 升煮取 2.5 升,分三服,不瘥频作。

【功能主治】治妊娠恶阻,呕吐不下食方。

### 橘皮汤

【处方】橘皮、竹茹、人参、白术各 37 克,生姜 50 克,浓朴 25 克。

【用法用量】上六味咬咀,以水 7 升煮取 2.5 升,分三服,不瘥重作。

【功能主治】治妊娠呕吐不下食方。

**药王孙思邈 奇方妙治**

## 养胎第三

### 乌雌鸡汤方

【处方】乌母鸡一只,治如食法,茯苓、阿胶各 100 克,吴茱萸 1 升,麦门冬 0.5 升,人参、芍药、白术各 150 克,甘草、生姜各 50 克。

【用法用量】上十味㕮咀,以水 12 升煮鸡,取汁 6 升,去鸡下药,煎取 3 升,纳酒 3 升,并胶烊尽,取 3 升,放温,每服 1 升,日三。

### 补胎汤

【处方】细辛 50 克,防风 100 克,干地黄、白术各 150 克,生姜 200 克,吴茱萸、大麦各 0.5 升,乌梅 1 升。

【用法用量】上八味㕮咀,以水 7 升,煮取 2.5 升,分三服,先食服。多寒者,倍细辛、茱萸。热多,渴者,去之,加天花粉 100 克。若有所思去大麦,加柏子仁 0.3 升。

【功能主治】若曾伤一月胎者,当预服此方。

### 杏仁汤

【处方】杏仁、甘草各 100 克,紫菀 50 克,钟乳、干姜各 100 克,麦冬、吴茱萸各 1 升,粳米、五味子各 0.5 升。

【用法用量】上九味㕮咀,以水 8 升,煮取 3.5 升,分四服,日三夜一,中间进食,七日服一剂。

【功能主治】若曾伤七月胎者,当预服此方。

### 芍药汤

【处方】芍药、生姜各 200 克,浓朴 100 克,甘草、当归、白术、人参各 150 克,薤白切,1 升。

【用法用量】上八味㕮咀,以水 5 升,清酒 4 升,合煮取 3 升,分三服,日再夜一。一方用乌母鸡煮汁以煎药。

【功能主治】产后虚热头痛，或腹中拘急痛。

## 葵子汤

【处方】葵子 2 升，甘草、浓朴各 100 克，白术、柴胡各 150 克，芍药 200 克，生姜 300 克，大枣 20 枚。

【用法用量】上八味哎咀，以水 9 升，煮取 3 升，分三服，日三。十日一剂。一方用乌雌鸡一只，煮水以煎药。

【功能主治】若曾伤八月胎者，当预服此方。

## 猪肾方

【处方】猪肾 1 具，茯苓、桑寄生、干姜、干地黄、川芎各 150 克，白术 200 克，麦冬 1 升，附子中者 1 枚，大豆 0.3 升。

【用法用量】上十味哎咀，以水 10 升，煮肾令熟，去肾纳诸药，煎取 3.5 升，分四服，日三夜一，十日更一剂。

【功能主治】若曾伤九月胎者，当预服此方。

## 丹参膏

【处方】丹参 250 克，川芎、当归各 150 克，蜀椒 0.5 升，有热者以大麻仁 0.5 升代。

【用法用量】上四味哎咀，以清酒溲湿停一宿以成，煎猪膏 4 升，微火煎，膏色赤如血，膏成，新布绞去滓，每日取如枣许，纳酒中服之，不可逆服。至临月乃可服。

【功能主治】养胎临月服，令滑而易产方。

## 千金丸

【处方】甘草、贝母、秦椒、大豆黄卷、干姜、桂心、黄芩、粳米一作糯米、石斛、石膏各 13 克，当归 27 克，麻子 0.3 升。

【用法用量】上十二味为末，蜜和丸如弹子大，每服 1 丸，日三，用枣汤下。一方用蒲黄 50 克。

【功能主治】主养胎，及产难颠倒胞不出，服 1 丸，伤毁不下，产余病汗不出，烦

满不止,气逆满,以酒服 1 丸,良。

## 蒸大黄丸

【处方】大黄 63 克,蒸,枳实、川芎、白术、杏仁各 37 克,芍药、干姜、浓朴各 26 克,吴茱萸 50 克。

【用法用量】上九味为末,蜜和丸如梧子大,空腹酒下 2 丸,日三,不知稍加之。

【功能主治】治妊娠养胎令易产方。

## 滑胎令易产方

【处方】阿胶 400 克,滑石 100 克,车前子 1 升。

【用法用量】上三味治下筛,饮服方寸匕,日再,至生月乃服。药利九窍,不可先服。

## 妊娠诸病第四

## 葱白汤

【处方】葱白切,1 升,阿胶 100 克,当归、续断、川芎各 150 克。

【用法用量】上五味吹咀,以水 10 升,先煮银 300~350 克,取 7 升,去银纳药,煎取 2.5 升,下胶令烊,分三服、不瘥重作。

【功能主治】治妊娠胎动不安腹痛方。

## 旋复花汤

【处方】旋复花 50 克,半夏、芍药、生姜各 100 克,枳实、浓朴、白术、黄芩、茯苓各 150 克。

【用法用量】上九味吹咀,以水 10 升煮取 2.5 升,分五服,日三夜二,先食服。

【功能主治】妊娠六七月胎不安常服之方。

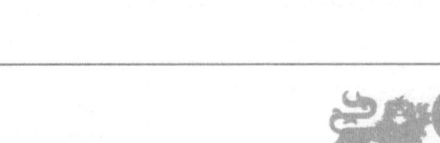

## 竹沥汤

【处方】竹沥 1 升,麦冬、防风、黄芩各 150 克,茯苓 200 克。

【用法用量】上五味㕮咀,以水 4 升,合竹沥煮取 2 升,分三服,不瘥再作。

【功能主治】治妊娠常苦烦闷。

## 马通汤

【处方】马通汁 1 升,干地黄、阿胶各 200 克,当归、艾叶各 150 克。

【用法用量】上五味㕮咀,以水 5 升,煮取 2.5 升,去滓,纳马通汁及胶,令烊,分三服,不瘥重作。

【功能主治】治妊娠猝惊奔走,或从高坠下,暴出血数升方。

## 胶艾汤

【处方】艾叶 150 克,阿胶、川芎、白芍、甘草、当归各 100 克,干地黄 200 克。

【用法用量】上七味㕮咀,以水 5 升,好酒 3 升,合煮取 3 升,去滓纳胶,更上火令消尽,分三服,日三,不瘥更作。

【功能主治】治妊娠二三月,上至七八月,其人顿仆失踞,胎动不下,伤损,腰腹痛欲死,若有所见,及胎奔上抢心,短气方。

## 蟹爪汤

【处方】蟹爪 1 升,甘草、桂心各二尺,阿胶 100 克。

【用法用量】上四味㕮咀,以东流水 10 升煮取 3 升,去滓,纳胶烊尽,能为一服佳,不能者食顷再服。若口急不能饮者,格口灌之,药下便活也,与母俱生。若胎已死,独母活也。若不僵仆,平安妊娠无有所见,下血服此汤即止。

【功能主治】治妊娠僵仆失据,胎动转上抢心,甚者血从口出,逆不得息,或注下血 15 升,胎不出,子死则寒熨人腹中,急如产状,虚乏少气,困顿欲死,烦闷反复,服药母即得安,下血亦止,其当产者立生方。

### 香豉汤

【处方】香豉 1.5 升。

【用法用量】用水 300 毫升,煮三沸,漉去滓,纳鹿角末 1 克,顿服之。须臾血自下。

【功能主治】治半产,下血不尽,苦来去烦满欲死方。

### 鲤鱼汤

【处方】鲤鱼(1 尾,1 千克),白术 250 克,生姜 150 克,芍药、当归各 150 克,茯苓 200 克。

【用法用量】上六味㕮咀,以水 12 升先煮鱼,熟澄清,取 8 升,纳药煎,取 3 升,分五服。

【功能主治】治妊娠腹大,胎间有水气方。

## 产难第五

### 羚羊角散

【处方】羚羊角 1 枚。

【用法用量】烧作灰,治下筛,以东流水服方寸匕,若不瘥,须臾再服。取闷瘥乃止。

【功能主治】治产后心闷,是血气上冲心所致者方。

## 子死腹中第六

### 真珠汤

【处方】熟真珠 50 克,榆白皮切,1 升。

【用法用量】上二味,以苦酒 3 升,煮取 1 升,顿服之立出。

【功能主治】治胎死腹中方。

## 胞胎不出第七

### 牛膝汤

【处方】牛膝、瞿麦各 50 克，当归、通草各 75 克，滑石 100 克，一作桂心 100 克，葵子 0.5 升。

【用法用量】上六味哎咀，以水 9 升，煮取 3 升，分三服。

【功能主治】治产儿胞衣不出、令胞烂方。

## 下乳第八

### 钟乳汤

【处方】石钟乳、硝石(一用滑石)，白石脂各 13 克，通草 26 克，桔梗 25 克、切。

【用法用量】上五味哎咀，以水 5 升煮三沸，三上三下，去滓，纳硝石，令烊，分服。

【功能主治】治妇人乳无汁方。

### 漏芦汤

【处方】漏芦、通草各 100 克，石钟乳 50 克，黍米 1 升。

【用法用量】上四味哎咀，米宿渍揩挞，取汁 3 升，煮药三沸，去滓。作饮饮之，日三。

【功能主治】治妇人乳无汁方。

### 漏芦散

【处方】漏芦 25 克，石钟乳、栝楼根各 50 克，蛴螬 0.3 升。

【用法用量】上四味治下筛，先食糖水，服方寸匕，日三。

【功能主治】治妇人乳无汁方。

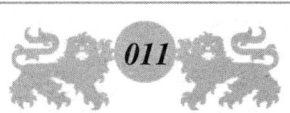

### 单行石膏汤

【处方】石膏 200 克。
【用法用量】研细,以水 2 升,煮三沸,稍稍服,一日令尽。
【功能主治】治妇人乳无汁方。

### 麦门冬散

【处方】麦门冬、石钟乳、通草、理石各等分。
【用法用量】上四味治下筛,先食,酒服方寸匕,日三。
【功能主治】治妇人乳无汁方。

### 单行鬼箭汤

【处方】鬼箭 250 克。
【用法用量】以水 6 升,煮取 4 升,每服 0.8 升,日三。亦可烧作灰,水服方寸匕,日三。
【功能主治】治妇人乳无汁方。

### 甘草散

【处方】甘草 50 克,通草 63 克,石钟乳 63 克,云母 125 克,屋上散草二把,烧成灰。
【用法用量】上五味治下筛,食后温漏芦汤服方寸匕,日三,乳下止。
【功能主治】治妇人乳无汁方。

### 鲫鱼汤

【处方】鲫鱼一尾,长七寸,猪肪 250 克,切,漏芦、石钟乳各 400 克。
【用法用量】上四味,切猪肪,鱼不须洗治,以清酒 12 升合煮,鱼熟药成,绞去滓,适寒温,分五服。
【功能主治】治妇人乳无汁方。

## 虚损第九

### 四顺理中丸

【处方】甘草、人参、白术、干姜各50克。

【用法用量】上四味为末,蜜和丸如梧子大,服10丸,稍增至20丸,新生脏虚,所以养脏气也。

【功能主治】产讫可服此方。

### 桃仁煎

【处方】桃仁1 200枚。

【用法用量】捣令细熟,以上好酒15升,研滤三四遍,如作麦粥法,以极细为佳,纳长颈瓷瓶中,密塞以面封之,纳汤中煮一伏时不停火,亦勿令火猛,使瓶口常出在汤上,无令沉没,熟讫出,温酒服0.1升,日再服,虽丈夫亦可服也。

【功能主治】治妇人产后百疾,诸气补益悦泽方。

### 石斛地黄煎

【处方】石斛、甘草、紫菀各200克,桃仁0.5升,桂心100克,大黄400克,麦门冬2升,茯苓500克,生地黄汁、醇酒各8升。

【用法用量】上十味为末,于铜器中炭火上熬,纳鹿角胶500克,耗得10升,次纳饴1.5千克,白蜜3升和调,更于铜器中釜上煎,微耗,以生竹搅,无令着,耗令相得,药成先食酒服,如弹子1丸,日三,不知稍加至2丸。一方用人参150克。

【功能主治】治妇人虚羸短气、胸逆满闷。风气方。

### 地黄羊脂煎

【处方】生地黄汁10升,生姜汁、白蜜各5升,羊脂1千克。

【用法用量】上四味,先煎地黄,令得5升,次纳羊脂合煎,减半,纳姜汁复煎,令减,合蜜着铜器中。

【功能主治】治妇人产后欲令肥白,饮食平调方。

药王孙思邈 奇方妙治

**药王孙思邈 奇方妙治**

### 地黄酒

【处方】地黄汁 1 升,好曲 10 升,好米 2 升。

【用法用量】上三味,先以地黄汁渍曲令发,准家法酝之,至熟,封七日,取清服之,常使酒气相接,勿令断绝,慎蒜、生冷,酢滑猪鸡鱼,一切妇人皆须忌之。但夏三月热不可合,春秋冬并得合服地黄,并渣纳米中炊合用之。100 升、1 000 升一准此,1 升为率。先服羊肉当归汤,三剂,乃服之佳。

【功能主治】治产后百病。未产前一月,当预酿之。产讫,蓐中服之方。

### 羊肉汤

【处方】肥羊肉去脂 1.5 千克,当归 50 克,姚氏用葱白,桂心 100 克,甘草 100 克,芎藭 150 克《子母秘录》作豉 1 升,芍药《子母秘录》作葱白、生姜各 200 克,干地黄 250 克。

【用法用量】上八味哎咀,以水 15 升先煮肉,取 7 升,去肉,纳余药,煮取 3 升,去滓,分三服,不瘥重作《翼方》有葱白 500 克。《子母秘录》有胸中微热加黄芩、麦门冬各 50 克,头痛加石膏 50 克,中风加防风 50 克,大便不利加大黄 50 克,小便难加葵子 50 克,上气咳逆加五味子 50 克。

【功能主治】治产后虚羸,喘乏,自汗出,腹中绞痛方。

### 猪肾汤

【处方】猪肾去脂,剖 1 具,香豉绵裹、白粳米、葱白各 10 升。

【用法用量】上四味,以水 30 升,煮取 5 升,去滓,任情服之,不瘥更作。

【功能主治】治产后虚羸,喘乏,乍寒乍热,如疟状,名蓐劳方。

### 羊肉黄芪汤

【处方】羊肉 1.5 千克,生地黄 150 克,大枣 30 枚,茯苓、甘草、当归、桂心、麦门冬、干地黄。

【用法用量】上十味哎咀,以水 20 升煮羊肉,取 10 升,去肉,纳诸药,煎取 3 升,去滓,分三服,日三。

【功能主治】治产后虚乏补益方。

## 鹿肉汤

【处方】鹿肉 2 千克,干地黄、甘草、芎𦬼各 150 克,黄芪、芍药、麦门冬、茯苓各 100 克,人参、当归、生姜各 100 克,半夏 1 升,大枣 20 枚。

【用法用量】上十三味㕮咀,以水 25 升,煮肉,取 13 升,去肉,纳药,煎取 5 升,去滓,分四服,日三夜一。

【功能主治】治产后虚羸劳损补乏方。

## 獐骨汤

【处方】獐骨 1 具,远志、黄芪、芍药、干姜、防风、茯苓、浓朴各 150 克,当归、橘皮、甘草、独活、芎𦬼各 100 克,桂心、生姜各 200 克。

【用法用量】上十五味㕮咀,以水 30 升煮獐骨,取 20 升,去骨,纳药煎取 5 升,去滓分五服。

【功能主治】治产后虚乏,五劳七伤,虚损不足,脏腑冷热不调方。

## 当归芍药汤

【处方】当归 75 克,芍药、人参、桂心、生姜、干地黄、甘草各 50 克,大枣 20 枚。

【用法用量】上八味㕮咀,以水 7 升,煮取 3 升,去滓,分三服,日三。

【功能主治】治产后虚损,逆害饮食。

## 杏仁汤

【处方】杏仁、橘皮、白前、人参各 150 克,苏叶、半夏各 1 升,桂心 200 克,生姜 500 克,麦门冬 50 克。

【用法用量】上九味㕮咀,以水 12 升煮取 3.5 升,去滓,分五服。

【功治主治】 产后气虚。

## 乳蜜汤

【处方】牛乳 7 升,无则用羊乳,白蜜 1.5 升,当归、人参、独活各 150 克,大枣

20 枚、甘草、桂心各 100 克。

【用法用量】上八味哎咀,诸药以乳蜜中煮取 3 升,去滓,分四服。

【功能主治】治产后七伤,虚损,少气不足,并主肾劳寒冷补气。

### 五石汤

【处方】紫石英、钟乳、白石英、赤石脂、石膏、茯苓、白术、桂心、芎劳、甘草各 100 克,薤白 300 克,人参、当归各 150 克,生姜 400 克,大枣 20 枚。

【用法用量】上十五味,五石并为末,诸药各哎咀,以水 12 升,煮取 3.6 升,去滓,分六服。若中风,加葛根、独活各 100 克,下痢加龙骨 50 克。

【功能主治】治产后虚冷七伤,时寒热,体痛乏力,补肾。

### 三石汤

【处方】紫石英、生姜、当归、人参、甘草各 100 克,白石英、钟乳各 125 克,茯苓、干地黄、桂心各 150 克,半夏 250 克,大枣 15 枚。

【用法用量】上十二味,三石为末,哎咀诸药,以水 12 升煮取 3 升,去滓,分四服。若中风,加葛根 200 克。

【功能主治】治产后虚冷七伤,时寒热,体痛乏力,补肾。

### 内补黄芪汤

【处方】黄芪、当归、芍药、干地黄、半夏各 150 克,茯苓、人参、桂心、远志、麦门冬、甘草、五味子、白术、泽泻各 100 克,干姜 200 克,大枣 30 枚。

【用法用量】上十六味哎,以水 15 升,煮取 3 升,去滓,一服 0.5 升,日三夜一服。

【功能主治】治妇人七伤,身体疼痛,小腹急满,面目黄黑,不能饮食并诸虚乏不足,少气,心悸不安。

### 吴茱萸汤

【处方】吴茱萸 150 克。

【用法用量】以清酒 3 升渍一宿,煮如蚁鼻沸,大约减得 2 升许,半分之顿服 1 升,日再,间日再作服。

【功能主治】治产后虚羸,盗汗,涩恶寒。

## 猪膏煎

【处方】猪膏、生姜汁、白蜜各 1 升,清酒 0.5 升。

【用法用量】上四味,煎令调和,五上五下,膏成随意以酒服方寸匕,当炭火上熬。

【功能主治】治产后体虚,寒热自汗出。

## 鲤鱼汤

【处方】鲤鱼 1 千克,豉、葱白切,各 1 升,干姜、桂心各 100 克。

【用法用量】上五味㕮咀四物,以水 10 升煮鱼,取 6 升,去鱼,纳诸药,微火煮取 2 升,去滓,分二服。取微汗即愈,勿用生鱼。

【功能主治】治妇人体虚,流汗不止,或时盗汗。

## 桂枝加附子汤

【处方】桂枝、芍药、生姜各 150 克,甘草 75 克,附子 2 枚,大枣 12 枚。

【用法用量】上六味㕮咀,以水 7 升,煎取 3 升,分三服。

【功能主治】治产后风虚,汗出不止,小便难,四肢微急,难以屈伸者。

## 虚烦第十

## 薤白汤

【处方】薤白、半夏、甘草、人参、知母各 100 克,石膏 200 克,栝楼根 150 克,麦门冬 0.5 升。

【用法用量】上八味㕮咀,以水 13 升,煮取 4 升,去滓,分五服,日三夜二,热甚即加石膏、知母各 50 克。

【功能主治】治产后胸中烦热逆气方。

### 人参当归汤

【处方】人参、当归、麦门冬、干地黄、桂心各50克,大枣20枚,粳米1升,芍药200克,淡竹叶3升。

【用法用量】上九味㕮咀,以水12升,先煮竹叶及米,取8升,去滓,纳药煮取3升,去滓,分三服。若烦闷不安者,当取豉1升,以水3升煮取1升,尽服之,甚良。

【功能主治】治产后烦闷不安。

### 甘竹茹汤

【处方】甘竹茹1升,人参、茯苓、甘草各50克,黄芩150克。

【用法用量】上五味㕮咀,以水6升,煮取2升,去滓,分三服,日三。

【功能主治】治产后内虚、烦热短气。

### 知母汤

【处方】知母150克,芍药、黄芩各100克,桂心、甘草各50克。

【用法用量】上五味㕮咀,以水5升,煮取2.5升,分三服。一方不用桂心加生地。

【功能主治】治产后乍寒乍热,通身温壮,胸心烦闷。

### 竹叶汤

【处方】生淡竹叶、麦门冬各1升,甘草100克,生姜、茯苓各150克,大枣14枚,小麦0.5升。

【用法用量】上七味㕮咀,以水10升,先煮竹叶、小麦,取8升,纳诸药,煮取3升,去滓,分三服。若心中虚悸者,加人参100克。其人食少无谷气者,加粳米0.5升。气逆者加半夏100克。

【功能主治】治产后心中烦闷不解。

### 淡竹茹汤

【处方】生淡竹茹 1 升,麦门冬、小麦各 0.5 升,甘草 50 克,生姜 150 克,《产宝》用干葛,大枣 14 枚,《产宝》用石膏 150 克。

【用法用量】上六味㕮咀,以水 10 升煮竹茹、小麦,取 8 升,去滓,纳诸药,煮取 1 升,去滓,分二服,羸人分作三服,若有人参入 50 克,若无人参,纳茯苓 75 克亦佳。人参、茯苓皆治心烦闷及心虚惊悸,安定精神,有则为良,无自根据方服一剂,不瘥更作。若气逆者加半夏 100 克。

【功能主治】治产后虚烦,头痛、短气欲绝,心中闷乱不解。

### 赤小豆散

【处方】赤小豆三七枚。

【用法用量】烧作末,以冷水和,顿服之良。

【功能主治】治产后虚烦,不能食,虚满。

### 蜀漆汤

【处方】蜀漆叶、桂心、甘草、黄芩各 50 克,黄芪 250 克,知母、芍药各 100 克,生地黄 500 克。

【用法用量】上八味㕮咀,以水 10 升,煮取 3 升,分三服。治寒热不伤人。

【功能主治】治产后虚热往来,心胸烦满,骨节疼痛及头痛壮热,晡时辄甚,又如微疟。

### 芍药汤

【处方】白芍药、干地黄、牡蛎各 250 克,桂心 150 克。

【用法用量】上四味㕮咀,以水 10 升,煮取 2.5 升,去滓,分三服,日三。此汤不伤损人,无毒,亦治腹中拘急痛。若通身发热,加黄芩 100 克。

【功能主治】治产后虚热头痛。

## 中风第十一

### 大豆紫汤

【处方】大豆 5 升,清酒 10 升。

【用法用量】上二味,以铁铛猛火熬豆,令极热,焦烟出,以酒沃之,去滓,服 1 升,日夜数服,服尽,更合小汗则愈。一以去风,二则消血结。如妊娠伤折,胎死在腹中三日,服此酒即瘥。

【功能主治】治产后百病及中风痱痓,或背强口噤,或但烦热,苦渴,或头身皆重,或身痒,剧者呕逆直视,此皆因虚风冷湿及劳伤所为。

### 独活紫汤

【处方】独活 500 克,大豆 5 升,酒 13 升。

【用法用量】上三味,先以酒渍独活,再宿,若急,须微火煮之,令减 3 升,去滓,别熬大豆极焦,使烟出,以独活酒沃之,去豆服 1 升,日三夜二。

【功能主治】治产后百日中风痉口噤不开,并治血气痛,劳伤,补肾。

### 小独活汤

【处方】独活 400 克,葛根、生姜各 300 克,甘草 100 克。

【用法用量】上四味咬咀,以水 9 升,煮取 3 升,去滓,分四服,微汗佳。

【功能主治】治产后百日中风痉口噤不开,并治血气痛,劳伤,补肾。

### 甘草汤

【处方】甘草、干地黄、麦门冬、麻黄各 100 克,栝楼根、芎劳、黄芩各 150 克,杏仁 50 枚,葛根 250 克。

【用法用量】上九味咬咀,以水 15 升,酒 5 升合煮葛根,取 8 升,去滓,纳诸药,煮取 3 升,去滓,分再服,一剂不瘥,更合良。《千金翼》崔氏有前胡 150 克。

【功能主治】治在蓐中风,背强不得转动。

### 独活汤

【处方】独活、生姜各 250 克，防风、秦艽、桂心、白术、甘草、当归、附子各 100 克，葛根 150 克，防己 50 克。

【用法用量】上十一味哎咀，以水 12 升，煮取 3 升，去滓，分三服。

【功能主治】治产后中风，口噤不能言。

### 鸡粪酒

【处方】鸡粪 1 升，熬令黄，乌豆 1 升，熬令声绝，勿焦。

【用法用量】上二味，以清酒 3.5 升，先淋鸡粪，次淋豆取汁，一服 1 升，温服取汗，病重者凡四五日服之，无不愈。

【功能主治】治产后中风及百病，并男子中一切风。

### 竹叶汤

【处方】淡竹叶一握，葛根 150 克，防风 100 克，桔梗、甘草、人参、桂心各 50 克，大附子 1 枚，生姜 250 克，大枣 15 枚。

【用法用量】上十味哎咀，以水 10 升，煮取 2.5 升，去滓，分三服，日三，温覆，使汗出。若颈项强者，用大附子。若呕者加半夏 200 克。

【功能主治】治产后中风，发热面正赤，喘气头痛。

### 防风汤

【处方】防风、独活、葛根各 250 克，当归、芍药、人参、甘草、干姜各 100 克。

【用法用量】上八味哎咀，以水 9 升，煮取 3 升，去滓，分三服，日三。

【功能主治】治产后中风，背急短气。《千金翼》作里急短气。

### 鹿肉汤

【处方】鹿肉 1.5 千克，芍药、独活、秦艽、黄芩、黄芪各 150 克，半夏 1 升，干地黄 100 克，桂心、芎劳各 50 克，生姜 300 克，甘草、阿胶各 50 克，茯苓《千金翼》作茯神、人参各 200 克。

【用法用量】上十五味㕮咀,以水 20 升,煮肉得 12 升,去肉,纳药,煎取 3 升,去滓,纳胶令烊,分四服,日三夜一。

【功能主治】治产后风虚,头痛壮热,言语邪僻。

### 独活汤

【处方】独活 500 克,桂心 150 克,秦艽 250 克。

【用法用量】上三味㕮咀,以酒 15 升,渍三日,饮 0.5 升,稍加至 1 升,不能多饮,随性服。

【功能主治】治产后中风。

### 大豆汤

【处方】大豆 5 升,炒令微焦,葛根、独活各 400 克,防己 300 克。

【用法用量】上四味㕮咀,以酒 12 升,煮豆取 8 升,去滓,纳药,煮取 4 升,去滓,分六服,日四夜二。

【功能主治】治产后卒中风,发病倒闷不知人,及妊娠挟风,兼治在蓐诸疾。

### 五石汤

【处方】紫石英 150 克,钟乳、赤石脂、石膏、白石英、牡蛎、人参、黄芩、白术、甘草、栝楼根、芎藭、桂心、防己、当归、干姜各 100 克,独活 150 克,葛根 200 克。

【用法用量】上十八味末五石㕮咀诸药,以水 14 升煮取 3.5 升,分五服,日三夜二。一方有滑石、寒水石各 100 克,枣 20 枚。

【功能主治】治产后卒中风,发疾口噤,倒闷吐沫,螈眩冒不知人,及湿痹缓弱,身体疼。

### 四石汤

【处方】紫石英、白石英、石膏、赤石脂各 150 克,独活、生姜各 300 克,葛根 200 克,桂心、芎藭、甘草、芍药、黄芩各 100 克。

【用法用量】上十二味㕮咀,以水 12 升,煮取 3.5 升,去滓,分五服。日三夜二。

【功能主治】治产后卒中风,发疾口噤,螈闷满不知人,并缓急诸风,毒痹,身体痉强,及挟胎中风。

## 小柴胡汤

【处方】柴胡 250 克,黄芩、人参、甘草各 150 克,生姜 100 克,大枣 12 枚,半夏 0.5 升。

【用法用量】上七味哎咀,以水 12 升,煮取 6 升,去滓,服 1 升,日三服。

【功能主治】治妇人在蓐得风,盖四肢苦烦热,皆自发露所为,若头不痛但烦热,与三物黄芩汤,头痛与小柴胡汤。

## 甘草汤

【处方】甘草、芍药各 250 克,通草 150 克,《产宝》用当归,羊肉 1.5 千克。

【用法用量】上四味哎咀,以水 16 升,煮肉,取 10 升,去肉纳药,煮取 6 升,去滓,分五服,日三夜二。

【功能主治】治产后腹中伤绝,寒热恍惚,狂言见鬼,此病中风内绝,脏气虚所为。

## 羊肉汤

【处方】羊肉 1 千克,成簟大蒜去皮,切,香豉各 3 升。

【用法用量】上三味,以水 13 升,煮取 5 升,去滓,纳酥 1 升,更煮取 3 升,分温三服。

【功能主治】治产后中风,久绝不产,月水不利,乍赤乍白,及男子虚劳冷甚。

## 葛根汤

【处方】葛根、生姜各 300 克,独活 200 克,当归 150 克,甘草、桂心、茯苓、石膏、人参、白术、川芎、防风各 100 克。

【用法用量】上十二味哎咀,以水 12 升,煮取 3 升,去滓,分三服,日三。

【功能主治】治产后中风,口噤痉痹,气息迫急,眩冒困顿,并产后诸疾。

## 防风酒

【处方】防风、独活各 500 克,女萎、桂心各 100 克,茵芋 50 克,石斛 250 克。

药王孙思邈 奇方妙治

【用法用量】上六味咬咀,以酒 20 升渍三宿,初服 0.1 升,稍加至三、四合,日三。

【功能主治】治产后中风。

## 木防己膏

【处方】木防己 250 克,茵芋 250 克。

【用法用量】上二味咬咀,以苦酒 9 升渍一宿,猪膏 4 升,煎三上三下膏成,炙手摩千遍瘥。

【功能主治】治产后中风。

## 浴 汤

【处方】盐 5 升,熬令赤,鸡毛一把,烧作灰。

【用法用量】上二味,以水 100 升煮盐作汤,纳鸡毛灰着汤中,适冷暖以浴,大良。又浴妇人阴冷肿痛,凡风肿,面欲裂破者,以紫汤一服瘥,神效。

【功能主治】治产后中风流肿。

## 茯神汤

【处方】茯神 200 克,人参、茯苓各 150 克,芍药、甘草、当归、桂心各 50 克,生姜 400 克,大枣 30 枚。

【用法用量】上九味咬咀,以水 10 升,煮取 3 升,去滓,分三服,日三良。

【功能主治】治产后忽苦,心中忡悸,或志意不定,恍恍惚惚,言语错谬,心虚所致。

## 远志汤

【处方】远志、麦门冬、人参、甘草、当归、桂心各 100 克,芍药 50 克,茯苓 250 克,生姜 300 克,大枣 20 枚。

【用法用量】上十味咬咀,以水 10 升煮取 3 升,去滓,分三服,日三。赢者分四服。产后得此,正是心虚所致。无当归用芎䓖,若其人心胸逆气,加半夏 150 克。

【功能主治】治产后忽苦心中忡悸不定,志意不安,言语错误,惚惚愦愦,情不自觉。

## 茯苓汤

【处方】茯苓250克,甘草、芍药、桂心、当归各100克,生姜300克,麦门冬1升,大枣30枚。

【用法用量】上八味㕮咀,以水10升,煮取3升,去滓,分三服,日三。无当归可用芎䓖。若苦心志不安,加人参100克,亦可纳远志100克。若苦烦闷短气,加生竹叶1升,先以水13升,煮竹叶取10升,纳药。若有微风,加独活150克,麻黄100克,桂心100克,用水15升。若颈强苦急,背膊强者,加独活、葛根各150克,麻黄、桂心各100克,生姜200克,用水15升。

【功能主治】治产后暴苦心悸不安,言语错谬,恍恍惚惚,心中愦愦。

## 安心汤

【处方】远志、甘草各100克,人参、茯神、当归、芍药各150克,麦门冬1升,大枣30枚。

【用法用量】上八味㕮咀,以水10升,煮取3升,去滓,分三服,日三。若苦虚烦短气者,加淡竹叶2升,水12升,煮竹叶取10升,纳药。若胸中少气者,加甘草为150克善。

【功能主治】治产后心忡悸不定,恍恍惚惚,不自知觉,言语错误,虚烦短气,志意不定。

## 甘草丸

【处方】甘草、远志、菖蒲各150克,人参、麦门冬、干姜、茯苓各100克,泽泻、桂心各50克,大枣50枚。

【用法用量】上十味为末,蜜和丸如大豆,酒服20丸,日四五服,夜再服,不知稍加。若无泽泻,以白术代之。若胸中冷,增干姜。

【功能主治】治产后心虚不足,虚悸,心神不安,吸吸乏气,或若恍恍惚惚,不自知觉者。

## 人参丸

【处方】人参、甘草、茯苓各150克,麦门冬、菖蒲、泽泻、薯蓣、干姜各100克,

桂心 50 克,大枣 50 枚。

【用法用量】上十味为末,以蜜枣膏和丸如梧子,未食酒服 20 丸,日三夜一,不知稍增。

【功能主治】治产后大虚,心悸,志意不安,不自觉恍惚恐畏,夜不得眠,虚烦少气。

## 大远志丸

【处方】远志、甘草、桂心、茯苓、麦门冬、人参、当归、白术、泽泻、独活、菖蒲各150 克,薯蓣、阿胶各 100 克,干姜 200 克,干地黄 250 克。

【用法用量】上十五味为末,蜜和丸如大豆,未食温酒服 20 丸,日三,不知稍增,至 50 丸。若大虚,身体冷,少津液,加钟乳 150 克为善。

【功能主治】治产后心虚不足,心下虚悸志意不安,恍恍惚惚,腹中拘急痛,夜卧不安,胸中吸吸少气,内补伤损,益气,安定心神,亦治虚损。

## 心腹痛第十二

### 蜀椒汤

【处方】蜀椒 0.2 升,芍药 50 克,当归、半夏、甘草、桂心、人参、茯苓各 100 克,蜜 1 升,生姜汁 0.5 升。

【用法用量】上十味㕮咀,以水 9 升,煮椒令沸,然后纳诸药,煮取 2.5 升,去滓,纳姜汁及蜜煎取 3 升,一服 0.5 升,渐加至 0.6 升,禁勿冷食。

【功能主治】治产后心痛,此大寒冷所为。

### 大岩蜜汤

【处方】干地黄、当归、独活、甘草、芍药、桂心、细辛、小草各 100 克,吴茱萸 1升,干姜 150 克。

【用法用量】上十味㕮咀,以水 9 升,煮取 3 升,纳蜜 0.5 升重煮,分三服,日三。

【功能主治】治产后心痛。

## 干地黄汤

【处方】干地黄、芍药各 150 克，当归、蒲黄各 100 克，生姜 250 克，桂心 300 克，甘草 50 克，大枣 20 枚。

【用法用量】上八味㕮咀，以水 10 升，煮取 2.5 升，去滓，分三服，日三。

【功能主治】治产后两胁满痛。

## 芍药汤

【处方】芍药 300 克，桂心、生姜各 150 克，甘草 100 克，胶饴 400 克，大枣 12 枚。

【用法用量】上六味㕮咀，以水 7 升，煮取 4 升，去滓，纳饴令烊，分三服，日三。

【功能主治】治产后苦少腹痛。

## 当归汤

【处方】当归、芍药各 100 克，《子母秘录》作甘草，生姜 250 克，羊肉 500 克。

【用法用量】上四味㕮咀，以水 8 升煮羊肉，熟取汁煎药，得 3 升，适寒温服 0.7 升，日三。《金匮要略》、胡洽不用芍药，名小羊肉汤。

【功能主治】治妇人寒疝，虚劳不足，产后腹中绞痛。

## 桃仁芍药汤

【处方】桃仁 0.5 升，芍药、川芎、当归、干漆、桂心、甘草各 100 克。

【用法用量】上七味㕮咀，以水 8 升，煮取 3 升，分三服。

【功能主治】治产后腹中疾痛。

## 羊肉汤

【处方】肥羊肉 1 千克，无羊肉用獐鹿肉代，茯苓、黄芪、干姜各 150 克，甘草、独活、桂心、人参各 100 克，麦门冬 0.7 升，生地黄 250 克，大枣 12 枚。

【用法用量】上十一味㕮咀，以水 20 升，煮肉，取 10 升，去肉纳药，煮取 3.5 升，

药王孙思邈 奇方妙治

分四服,日三夜一。《千金翼》无干姜

【功能主治】治产后及伤寒,大虚上气,腹痛兼微风。

## 羊肉杜仲汤

【处方】羊肉 2 千克,杜仲、紫菀、当归、白术、桂心各 150 克,五味子、细辛、款冬花、人参、厚朴、芎䓖、附子、萆薢、甘草、黄芪各 100 克,生姜 400 克,大枣 30 枚。

【用法用量】上十八味哎咀,以水 25 升煮肉,取汁 15 升,去肉纳药,煎取 3.5 升,去滓,分五服,日三夜二。

【功能主治】治产后腰痛咳嗽。

## 羊肉地黄汤

【处方】羊肉 1.5 千克,生地黄切,2 升,桂心、当归、甘草、芎䓖、人参各 100 克,芍药 150 克。

【用法用量】上八味哎咀,以水 20 升煮肉,取 10 升,去肉纳药煎取 3 升,分四服,日三夜一。

【功能主治】治产后三日腹痛,补中益脏,强气力消血。

## 内补当归建中汤

【处方】当归 200 克,芍药 300 克,甘草 100 克,生姜 300 克,桂心 150 克,大枣 10 枚。

【用法用量】上六味哎咀,以水 10 升,煮取 3 升,去滓,分三服,一日令尽。若大虚纳饴糖 300 克,汤成纳之于火上暖,令饴消。若无生姜则以干姜 150 克代之。若其人去血过多,崩伤内竭不止,加地黄 300 克,阿胶 100 克。合八种作汤,或去滓,纳阿胶。若无当归以芎䓖代之。

【功能主治】治产后虚羸不足,腹中痛不止,吸吸少气,或苦小腹拘急,痛引腰背,不能饮食,产后一月,日得服四、五剂为善,令人力壮。

## 内补芎䓖汤

【处方】芎䓖、地黄各 200 克,芍药 250 克,桂心 100 克,甘草、干姜各 150 克,大枣 40 枚。

【用法用量】上七味哎咀,以水 12 升,煮取 3 升,去滓,分三服,日三。不瘥,复作,至三剂。

【功能主治】治妇人产后虚羸及崩伤过多,虚竭,腹中绞痛。

### 大补中当归汤

【处方】当归、续断、桂心、芎䓖、干姜、麦门冬各 150 克,芍药 200 克,吴茱萸 1 升,干地黄 300 克,甘草、白芷各 100 克,大枣 40 枚。

【用法用量】上十二味哎咀,以酒 10 升,渍药一宿,明旦以水 10 升合煮,取 5 升,去滓,分五服,日三夜二,加黄 100 克益佳。

【功能主治】治产后虚损不足,腹中拘急或溺血,少腹苦痛,或从高堕下犯内,及金疮血多,内伤男子亦服。

### 桂心酒

【处方】桂心 150 克。

【用法用量】以酒 3 升,煮取 2 升,去滓,分三服,日三。

【功能主治】治产后小腹痛及猝心腹痛。

### 生牛膝酒

【处方】生牛膝 250 克。

【用法用量】以酒 5 升,煮取 2 升,分二服。

【功能主治】治产后腹中苦痛。

### 吴茱萸汤

【处方】吴茱萸 100 克,防风、桔梗、干姜、甘草、细辛、当归各 25 克,干地黄 38 克。

【用法用量】上八味哎咀,以水 4 升煮取 1.5 升,去滓,分再服。

【功能主治】治妇人先有寒冷,胸满痛,或心腹刺痛,或呕吐食少,或肿,或寒,或下痢,气息绵欲绝,产后益剧。

药王孙思邈 奇方妙治

## 蒲黄汤

【处方】蒲黄、生地黄、生姜各 250 克,芎䓖、桂心各 50 克,芒硝 50 克,桃仁 20 枚,大枣 15 枚。

【用法用量】上八味㕮咀,以水 9 升,煮取 2.5 升,去滓,纳芒硝,分三服,日三,良。

【功能主治】治产后余疾,胸中少气,腹痛,头疼,余血未尽,除腹中胀满欲死。

## 败酱汤

【处方】败酱 150 克,桂心、芎䓖各 75 克,当归 50 克。

【用法用量】上四味㕮咀,以清酒 2 升,水 4 升,微火煮取 2 升,去滓,适寒温服 0.7 升,日三,食前服之。《千金翼》只用败酱一味。

【功能主治】治产后疹痛引腰,腹中如锥刀所刺。

## 芎䓖汤

【处方】芎䓖、甘草各 100 克,蒲黄、女萎各 75 克,芍药、大黄各 63 克,当归 38 克,桂心、桃仁、黄芪《千金翼》作黄芩、前胡各 50 克,生地黄 1 升。

【用法用量】上十二味㕮咀,以水 10 升,酒 3 升,合煮取 2 升,去滓,分四服,日三夜一。

【功能主治】治产后腹痛。

## 独活汤

【处方】独活、当归、桂心、芍药、生姜各 150 克,甘草 100 克,大枣 20 枚。

【用法用量】上七味㕮咀,以水 8 升,煮取 3 升,去滓,分三服,服后相去如人行十里久再进。

【功能主治】治产后腹痛引腰痛拘急痛。

## 芍药黄芪汤

【处方】芍药 200 克,黄芪、白芷、桂心、生姜、人参、芎䓖、当归、干地黄、甘草各

100 克,茯苓 150 克,大枣 10 枚。

【用法用量】上十二味㕮咀,以酒水各 5 升,合煮取 3 升,去滓,先食服 1 升,日三。

【功能主治】治产后心腹痛。

## 恶露第十三

### 干地黄汤

【处方】干地黄 150 克,芎藭、桂心、黄芪、当归各 100 克,人参、防风、茯苓、细辛、芍药、甘草各 50 克。

【用法用量】上十一味㕮咀,以水 10 升,煮取 3 升,去滓,分三服,日再夜一。

【功能主治】治产后恶露不尽,除诸疾,补不足。

### 桃仁汤

【处方】桃仁 250 克,吴茱萸 2 升,黄芪、当归、芍药各 150 克,生姜、醍醐百炼酥、柴胡各 400 克。

【用法用量】上八味㕮咀,以酒 10 升,水 2 升,合煮取 3 升,去滓,适寒温,先食服 1 升,日三。

【功能主治】治产后往来寒热、恶露不尽。

### 泽兰汤

【处方】泽兰、当归、生地黄各 100 克,生姜 150 克,甘草 75 克,芍药 50 克,大枣 10 枚。

【用法用量】上七味㕮咀,以水 9 升,煮取 3 升,去滓,分三服,日三。堕身欲死,服亦瘥。

【功能主治】治产后恶露不尽,腹痛不除,小腹急痛,痛引腰背,少气力。

## 甘草汤

【处方】甘草、芍药、桂心、阿胶各 150 克，大黄 200 克。

【用法用量】上五味㕮咀，以东流水 10 升煮取 3 升，去滓，纳阿胶令烊，分三服，一服入腹中，面即有颜色，一日一夜尽此 3 升，即下腹中恶血 1~2 升，立瘥。

【功能主治】治产乳余血不尽，逆抢心胸，手足逆冷，唇干腹胀短气。

## 大黄汤

【处方】大黄、当归、甘草、生姜、牡丹、芍药各 150 克，吴茱萸 1 升。

【用法用量】上七味㕮咀，以水 10 升，煮取 4 升，去滓，分四服，一日令尽。

【功能主治】治产后恶露不尽。

## 柴胡汤

【处方】柴胡、生姜各 400 克，桃仁 50 枚，当归、黄芪、芍药各 150 克，吴茱萸 2 升。

【用法用量】上七味㕮咀，以水 13 升，煮取 3 升，去滓，先食服 1 升，日三。《千金翼》以清酒 10 升煮。

【功能主治】治产后往来寒热，恶露不尽。

## 蒲黄汤

【处方】蒲黄 25 克，大黄、芒硝、甘草、黄芩各 50 克，大枣 30 枚。

【用法用量】上六味㕮咀，以水 5 升，煮取 1 升，清朝服至日中。下若不止，进冷粥半盏即止。

【功能主治】治产后余疾，有积血不去，腹大短气，不得饮食，上冲胸胁，时时烦愦逆满，手足疼，胃中结热。

## 铜镜鼻汤

【处方】铜镜鼻 38 克，烧末，大黄 125 克，芍药、干地黄、芎䓖、干漆、芒硝各 100 克，乱发鸡子大，烧，大枣 30 枚。

【用法用量】上九味㕮咀,以水 7 升,煮取 2.2 升,去滓,纳发灰,铜镜鼻末,分三服。

【功能主治】治产后余疾,恶露不除,积聚作病,血气结搏,心腹疼痛。

## 小铜镜鼻汤

【处方】铜镜鼻 21 克,烧末,大黄、甘草、黄芩、芒硝、干地黄各 100 克,桃仁 50 枚。

【用法用量】上七味㕮咀,以酒 6 升,煮取 3 升,去滓,纳镜鼻末,分三服。亦治遁尸心腹痛,及 36 尸疾。

【功能主治】治产后余疾,恶露不除,积聚作病,血气结搏,心腹疼痛。

## 栀子汤

【处方】栀子 30 枚。

【用法用量】以水 10 升,煮取 6 升,纳当归、芍药各 100 克,蜜 0.5 升,生姜 250 克,羊脂 50 克,于栀子汁中煎取 2 升,分三服,日三。

【功能主治】治产后儿生处空,流血不尽,小腹绞痛方。

## 生地黄汤

【处方】生地黄 250 克,生姜 150 克,大黄、芍药、茯苓、细辛、桂心、当归、甘草、黄芩各 75 克,大枣 20 枚。

【用法用量】上十一味㕮咀,以水 8 升,煮取 2.5 升,去滓,分三服,日三。

【功能主治】治产后三日至七日腹中余血未尽,绞痛强满,气息不通。

## 大黄干漆汤

【处方】大黄、干漆、干地黄、桂心、干姜各 100 克。

【用法用量】上五味㕮咀,以水 3 升,清酒 5 升,煮取 3 升,去滓,温服 1 升,血当下。若不瘥,明旦服 1 升,满三服,病无不瘥。

【功能主治】治新产后有血,腹中切痛。

药王孙思邈 奇方妙治

## 麻子酒

【处方】麻子 5 升,捣。

【用法用量】以酒 10 升,渍一宿,明旦去滓,温服 1 升,先食服。

【功能主治】治产后血不去。

## 升麻汤

【处方】升麻 150 克。

【用法用量】以清酒 5 升渍,煮取 2 升,去滓,分再服,当吐下恶物,勿怪,良。

【功能主治】治产后恶物不尽,或经一月、半岁、一岁。

## 下痢第十四

### 胶蜡汤

【处方】阿胶、黄柏各 50 克,蜡如博棋 3 枚,当归 75 克,黄连 100 克,陈廪米 1 升。

【用法用量】上六味㕮咀,以水 8 升煮米,蟹目沸,去米,纳药,煮取 2 升,去滓,纳胶蜡,令烊,分四服,一日令尽。

【功能主治】治产后三日内下诸杂五色痢。

### 桂蜜汤

【处方】桂心、干姜、甘草各 100 克,附子 50 克,蜜 1 升,当归 100 克,赤石脂 500 克。

【用法用量】上七味㕮咀,以水 6 升,煮取 3 升,去滓,纳蜜,煎 50 克沸,分三服,日三。

【功能主治】治产后余寒下痢,便脓血赤白,日数十行,腹痛,时时下血。

## 当归汤

【处方】当归、龙骨各 150 克,干姜、白术各 100 克,芎劳125 克,甘草、白艾熟者、附子各 50 克。

【用法用量】上八味哎咀,以水 6 升,煮取 2 升,去滓,分三服,一日令尽。

【功能主治】治产后下痢赤白,腹痛。

## 白头翁汤

【处方】白头翁、阿胶、秦皮、黄连、甘草各 100 克,黄柏 150 克。

【用法用量】上六味哎咀,以水 7 升,煮取 2.5 升,去滓,纳胶令烊,分三服,日三。

【功能主治】治产后下痢兼虚极。

## 鳖甲汤

【处方】鳖甲如手大,当归、黄连、干姜各 100 克,黄柏长一尺,广三寸。

【用法用量】上五味哎咀,以水 7 升,煮取 3 升,去滓,分三服,日三。

【功能主治】治产后早起中风冷,泄痢及带下。

## 龙骨丸

【处方】龙骨 200 克,干姜、甘草、桂心各 100 克。

【用法用量】上四味为末,蜜和丸,暖酒服 20 丸,如梧子,日三。

【功能主治】治产后虚冷下血及谷下昼夜无数,兼治产后恶露不断。

## 阿胶丸

【处方】阿胶 200 克,人参、甘草、龙骨、桂心、干地黄、白术、黄连、当归、附子各 100 克。

【用法用量】上十味为末,蜜丸如梧子大,温酒服 20 丸,日三服。

【功能主治】治产后虚冷洞下,心腹绞痛兼泄泻不止。

### 泽兰汤

【处方】泽兰、石膏各 50 克,当归、甘草、浓朴各 38 克,远志 63 克,藁本、芎劳各 31 克,干姜、人参、桔梗、干地黄各 25 克,白术、蜀椒、白芷、柏子仁、防风、山茱萸、细辛各 19 克,桑白皮、麻子仁各 0.5 升。

【用法用量】上二十一味㕮咀,以水 15 升,先纳桑白皮,煮取 7.5 升,去之,纳诸药,煮取 3.5 升,去滓,分三服。

【功能主治】治产后余疾,寒下冻脓,里急,胸胁满痛,咳嗽、呕血,寒热,小便赤黄,大便不利方。

### 干地黄汤

【处方】干地黄 150 克,白头翁、黄连各 50 克,蜜蜡一方寸,阿胶手掌大,1 枚。

【用法用量】上五味㕮咀,以水 5 升,煮取 2.5 升,去滓,纳胶、蜡令烊,分三服,日三。《千金翼》有干姜 50 克

【功能主治】治产后下痢。

### 生地黄汤

【处方】生地黄 250 克,甘草、黄连、桂心各 50 克,大枣 20 枚,赤石脂 100 克,淡竹叶 2 升,一作竹皮。

【用法用量】上七味㕮咀,以水 10 升煮竹叶,取 7 升,去滓,纳药,煮取 2.5 升,分三服,日三。

【功能主治】治产后忽着寒热下痢。

### 蓝青丸

【处方】蓝青熬、附子炮、鬼臼、蜀椒各 75 克,浓朴、阿胶炙、甘草各 100 克,艾叶、龙骨、黄连、当归各 150 克、黄柏、茯苓、人参各 50 克。

【用法用量】上十四味为末,蜜和丸如梧子,空腹,每服以饮下 20 丸。一方用赤石脂 200 克。

【功能主治】治产后下痢方。

## 赤石脂丸

【处方】赤石脂 150 克,当归、白术、黄连、干姜、秦皮、甘草各 100 克,蜀椒、附子炮各 50 克。

【用法用量】上九味为末,蜜丸如梧子大,酒服 20 丸,日三。《千金翼》作散,空腹饮服方寸匕。

【功能主治】治产后虚冷下痢。

## 赤 散

【处方】赤石脂、代赭各 150 克,桂心 50 克。

【用法用量】上三味治下筛,酒服方寸匕,日三,十日愈。

【功能主治】治产后下痢。

## 黑 散

【处方】麻黄、贯众、桂心各 50 克,细辛 100 克,甘草、干漆各 150 克。

【用法用量】上六味治下筛,酒服五撮,日再。五日愈。麦粥下尤佳。

【功能主治】治产后下痢。

## 黄 散

【处方】黄连 100 克,黄芩、䗪虫、干地黄各 50 克。

【用法用量】上四味治下筛,酒服方寸匕,日三,十日愈。

【功能主治】治产后下痢方。

## 龙骨散

【处方】五色龙骨、代赭、赤石脂、黄柏根皮蜜炙令焦、艾各 75 克,黄连 100 克。

【用法用量】上六味治下筛,饮服方寸匕,日三。

【功能主治】治产后痢方。

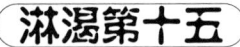

## 淋渴第十五

### 栝楼汤

【处方】栝楼根、麦门冬、甘草、黄连各 100 克,人参、生姜各 150 克,大枣 15 枚,桑螵蛸 20 枚。

【用法用量】上八味哎咀,以水 7 升煮取 2.5 升,分三服。

【功能主治】治产后小便数兼渴。

### 鸡 汤

【处方】鸡 20 具,鸡肠 3 具,洗,干地黄、当归、甘草各 100 克,浓朴、人参各 150 克,蒲黄 200 克,世本作麻,生姜 250 克,大枣 20 枚。

【用法用量】上十味哎咀,以水 10 升煮及肠、大枣,取 7 升,去滓,纳诸药,煎取 3.5 升,分三服。

【功能主治】治产后小便数方。

### 石苇汤

【处方】石苇、黄芩、通草、甘草各 100 克,榆皮 250 克,大枣 30 枚,葵子 2 升,白术《产宝》用芍药、生姜各 150 克。

【用法用量】上九味哎咀,以水 8 升煮取 2.5 升,分三服。《集验》无甘草、生姜。崔氏同《产宝》不用姜、枣。

【功能主治】治产后猝淋、气淋、血淋、石淋。

### 葵根汤

【处方】葵根 100 克,车前子 1 升,乱发烧灰、大黄、桂心、滑石各 50 克,通草 150 克,生姜 300 克,冬瓜练 0.7 升一作汁。

【用法用量】上九味哎咀,以水 7 升,煮取 2.5 升,分三服。《千金翼》不用冬瓜练。

【功能主治】治产后淋涩。

## 茅根汤

【处方】白茅根 500 克,瞿麦、茯苓各 200 克,地脉、人参各 100 克,生姜 150 克,桃胶、甘草各 50 克,鲤鱼齿 100 枚。

【用法用量】上九味咬咀,以水 10 升,煮取 2.5 升,分三服。

【功能主治】治产后淋。

## 滑石散

【处方】滑石 250 克,通草、车前子、葵子各 200 克。

【用法用量】上四味治下筛,酢浆水服方寸匕,稍加至二匕。

【功能主治】治产后淋。

## 竹叶汤

【处方】竹叶 3 升,生姜、半夏各 150 克,大枣 14 枚,小麦 0.5 升,甘草、茯苓、人参各 50 克,麦门冬 250 克。

【用法用量】上九味咬咀,以水 9 升,煮竹叶、小麦取 7 升,去滓、纳诸药,更煎取 2.5 升,一服 0.5 升,日三夜一。

【功能主治】治产后虚渴少气力。

## 杂治第十六

## 破积乌头丸

【处方】乌头、黄芩、巴豆各 25 克,半夏 150 克,大黄 400 克,戎盐 75 克,䗪虫、桂心、苦参各 37 克,人参、硝石各 50 克。

【用法用量】上十一味为末,以白蜜、青牛胆拌和,捣 30 000 杵,丸如梧子,隔宿勿食,酒服 5 丸,安卧须臾当下,下黄者,小腹积也;青者,疝也;白者,内风也;如水者,留饮也;青如粥汁,膈上邪气也;血如腐肉者,伤也;赤如血者,产乳余疾也;如虫刺者,蛊也。既下必渴,渴饮粥汤,饥食酥糜,三日后当温食,食必肥浓,三十日平复。

药王孙思邈 奇方妙治

【功能主治】治妇人心腹积聚,气闷胀,疝瘕,内伤瘀血,产乳余疾及诸不足。劳气食气,胃满吐逆,其病头重结痛,小便赤黄,大下气方。

### 竹茹汤

【处方】竹茹 2 升,人参、芍药、桔梗、芎䓖、当归、甘草、桂心各 50 克,干地黄 200 克。

【用法用量】上九味㕮咀,以水 10 升,煮取 3 升,分三服。

【功能主治】治妇人汗血、吐血、尿血、下血。

### 浓朴汤

【处方】浓朴如手大,长四寸。

【用法用量】以酒 5 升,煮两沸,去滓,取桂一尺为沫,纳汁中调和,一宿勿食,旦顿服之。

【功能主治】治妇人下焦劳冷,膀胱肾气损弱,白汁与小便俱出。

### 温经汤

【处方】茯苓 300 克,土瓜根、芍药各 150 克,薏苡仁 0.5 升。

【用法用量】上四味㕮咀,以酒 3 升渍一宿,旦加水 7 升,煎取 2 升,分再服。

【功能主治】治妇人小腹痛。

### 半夏浓朴汤

【处方】半夏 1 升,浓朴 150 克,茯苓 200 克,生姜 250 克,苏叶 100 克。

【用法用量】上五味㕮咀,以水 7 升,煮取 4 升,分四服,日三夜一,不瘥频服。

【功能主治】治妇人胸满心下坚,咽中帖帖,如有炙肉脔,吐之不出,咽之不下。

### 昆布丸

【处方】昆布、海藻、芍药、桂心、白石英、款冬花、桑白皮、人参各 100 克,柏子仁、茯苓、钟乳各 125 克,紫菀、甘草各 50 克,干姜 62 克,吴茱萸、五味子、细辛各 75 克,杏仁 100 枚,橘皮、苏子各 0.5 升。

【用法用量】上二十味为末，蜜丸，如梧子，酒服 20 丸，日再，加至 40 丸。

【功能主治】治妇人胸中伏气。

## 五加酒

【处方】五加皮 2 升，蛇床子 1 升，杜仲 500 克，乳床 250 克，即孔公孽，干地黄 100 克，枸杞子 2 升，丹参 100 克，干姜 150 克，天门冬 200 克。

【用法用量】上九味㕮咀，以绢袋子盛，酒 30 升，渍三宿，一服 0.5 升，日再，稍加至 1 升佳。

【功能主治】治产后癖瘦，玉门冷。

## 黄芩散

【处方】黄芩、蝟皮、当归各 25 克，芍药 50 克，牡蛎、竹皮各 125 克，狐茎 1 具，《千金翼》用松皮。

【用法用量】上七味治下筛，饮服方寸匕，日三。禁举重、房劳、冷食。

【功能主治】治妇人阴脱。

## 硫黄散

【处方】硫黄、乌贼骨各 25 克，五味子 6 克。

【用法用量】上三味治下筛，以粉其上良，日再三粉之。

【功能主治】治妇人阴脱。

## 当归散

【处方】当归、黄芩各 100 克，蝟皮 25 克，牡蛎 125 克，芍药 62 克。

【用法用量】上五味治下筛，酒服方寸匕。日三服，禁举重良。

【功能主治】治妇人阴脱。

## 当归洗汤

【处方】当归、独活、白芷、地榆各 150 克，败酱《千金翼》不用、矾石各 100 克。

【用法用量】上六味㕮咀，以水 15 升，煮取 5 升，适冷暖，稍稍洗阴，日三。

【功能主治】治产后脏中风冷阴肿痛。

## 阴疮膏

【处方】米粉一酒杯,芍药、黄芩、牡蛎、附子、白芷各37克。

【用法用量】上六味㕮咀,以不中水猪膏500克,微火上煎,三上三下,候白芷黄膏成,绞去滓,纳粉和令相得,敷疮上,并治口疮。

【功能主治】治男女阴疮膏。

## 白玉汤

【处方】白玉75克,白术、当归各250克,泽泻、苁蓉各100克。

【用法用量】上五味㕮咀,以酒10升,煎玉五十沸,去玉纳药,煎取2升,分再服,相去一炊顷。

【功能主治】治妇人阴阳过度,玉门疼痛,小便不通。

## 桑根白皮汤

【处方】桑根白皮25克,干姜100克,桂心五寸,大枣20枚。

【用法用量】上四味㕮咀,以水10升,煮取3升,去滓,分三服,适衣无令汗出。

【功能主治】治伤于丈夫,苦头痛,欲呕,心闷。

## 灸 法

月水不利,奔豚上下并无子,灸四满30壮,穴在丹田两边,相去各开寸半。丹田在脐下二寸是也。妇人胞落颓,灸脐中300壮。又灸身交50壮,三报,在脐下横纹中。又灸背脊当脐50壮。又灸玉泉50壮,三报。又灸龙门20壮,三报,在玉泉下,女人入阴内外之际。此穴卑今废不针灸。妇人胞下垂注,阴下脱,灸挟玉泉三寸,随年壮,三报。妇人阴冷肿痛,灸归来30壮,三报,挟玉泉五寸是其穴。妇人欲断产,灸右踝上一寸,2壮即断。

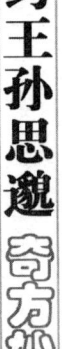

## 补益第十七

### 柏子仁丸

【处方】柏子仁、黄芪、干姜、白石英、紫石英、钟乳各 100 克,蜀椒 75 克,杜仲、当归、甘草、芎劳各 87 克,浓朴、桂心、桔梗、赤石脂、苁蓉、五味子、白术、细辛、独活、人参、石斛、白芷、芍药各 50 克,泽兰 112 克,藁本、芜荑各 37 克,干地黄、乌头一方作牛膝、防风各 62 克。

【用法用量】上三十味为末蜜和,酒服 20 丸如梧子,不知加至 30 丸。

【功能主治】治妇人五劳七伤,羸冷瘦削,面无颜色,饮食减少,貌失光泽,及产后断绪无子,能久服,令人肥白补益。

### 大五石泽兰丸

【处方】钟乳、禹余粮、紫石英、甘草、黄芪各 125 克,石膏、白石英、蜀椒、干姜各 100 克,泽兰 112 克,当归、桂心、川芎、浓朴、柏子仁、干地黄、细辛、茯苓、五味子、龙骨各 75 克,石斛、远志、人参、续断、白术、防风、乌头各 62 克,山茱萸、紫菀各 50 克,白芷、藁本、芜荑各 37 克。

【用法用量】上三十二味为末,蜜丸梧子大,酒服 20 丸加至 20 丸。《千金翼》有阳起石 100 克。

【功能主治】治妇人风虚寒中,腹内雷鸣,缓急风头痛寒热,月经不调,绕脐恻恻痛,或心腹痞坚,逆害饮食,手足常冷,多梦纷纭,身体痹痛,荣卫不和,虚弱不能动摇,及产后虚损,并宜服方。

### 小五石泽兰丸

【处方】钟乳、紫石英、矾石各 75 克,白石英、赤石脂、当归、甘草各 87 克,石膏、阳起石、干姜各 100 克,泽兰 112 克,苁蓉、龙骨、桂心各 125 克,白术、芍药、浓朴、人参、川椒、山茱萸各 62 克,柏子仁 50 克,芜荑 37 克。

【用法用量】上二十二味为末,蜜和丸如梧子大酒服 20 丸,加至 30 丸,日三。

【功能主治】治妇人劳冷虚损,饮食减少,面无光色,腹中冷痛,经候不调,呼吸

药王孙思邈 奇方妙治

少气无力。补益温中。

### 增损泽兰丸

【处方】泽兰、甘草、当归、川芎各 87 克,附子、干姜、白术、白芷、桂心、细辛各 50 克,防风、人参、牛膝各 62 克,柏子仁、干地黄、石斛各 75 克,浓朴、芜荑各 25 克,麦门冬 100 克。

【用法用量】上十九味为末,蜜丸如梧子大,空心酒下 15 丸至 20 丸。

【功能主治】治产后百病,理血气,补虚劳。

### 大补益当归丸

【处方】当归、川芎、续断、干姜、阿胶、附子、白术、吴茱萸、芍药各 100 克,白芷 150 克,桂心、干地黄各 500 克,甘草 200 克。

【用法用量】上十三味为末,蜜和丸如梧子大,酒服 20 丸,日三夜一,不知加至 50 丸。若有真蒲黄加 1 升绝妙。

【功能主治】治产后虚羸不足,胸中少气,腹中拘急疼痛,或引腰背痛,或所下过多,血不止,虚极乏气,昼夜不得眠,及崩中,面目脱色,唇干口燥。

### 白芷丸

【处方】白芷 250 克,干地黄 200 克,续断、干姜、当归、阿胶各 150 克,附子 50 克。

【用法用量】上七味为末,蜜丸如梧子大,酒服 20 丸,日四五服。无当归川芎代,入蒲黄 50 克妙,无续断,大蓟根代。

【功能主治】治产后所下过多,及崩中伤损,虚竭少气,面目脱色,腹中痛。

### 紫石英柏子仁丸

【处方】紫石英、柏子仁各 150 克,乌头、桂心、当归、山茱萸、泽泻、川芎、石斛、远志、寄生、苁蓉、干姜、甘草各 100 克,川椒、杜蘅一作杜仲、辛夷各 50 克,细辛 75 克。

【用法用量】上十八味为末,蜜和丸如梧子,酒服 20 丸,渐加至 30 丸,日三服。

【功能主治】治女子遇冬天时行温风,至春夏病热头痛,热毒风虚,百脉沉重,下赤白,不思饮食,而头眩心悸,酸恍惚,不能起居。

## 大泽兰丸

【处方】泽兰 112 克,藁本、当归、甘草各 87 克,紫石英 150 克,川芎、干地黄、柏子仁、五味子各 75 克,桂心、石斛、白术各 62 克,白芷、苁蓉、浓朴、防风、薯蓣、茯苓、干姜、禹余粮、细辛、卷柏各 50 克,川椒、人参、杜仲、牛膝、蛇床子、续断、艾叶、芜荑各 37 克,赤石脂、石膏各 100 克。

【用法用量】上三十二味为末,蜜和丸如梧子大,酒服 20 至 40 丸。久赤白痢,去干地黄、石膏、麦门冬、柏子仁,加大麦、陈曲、龙骨、阿胶、黄连各 75 克,有钟乳加 150 克良。一方有枳实 38 克,麦冬 75 克。

【功能主治】治妇人虚损及中风余病疝瘕,阴中冷痛;或头风入脑,寒痹筋挛缓急,血闭无子,面上游风去来,目泪出多涕唾,忽忽如醉;或胃中冷逆胸中呕不止,及泄痢淋沥;或五脏六腑寒热不调,心下痞急,邪气咳逆;或漏下赤白,阴中肿痛,胸胁支满;或身体皮肤中涩如麻豆,苦痒,痰癖结气;或四肢拘挛,风行周身,骨节疼痛,目眩无所见;或上气恶寒洒淅如疟;或喉痹鼻,风痫癫疾;或月水不通,魂魄不定,饮食无味,并产后内衄,无所不治,服之令人有子。

## 小泽兰丸

【处方】泽兰 112 克,当归、甘草各 87 克,川芎、柏子仁、防风、茯苓各 50 克,白芷、川椒、藁本、细辛、白术、桂心、芜荑、人参、茱萸、浓朴各 37 克,石膏 100 克。

【用法用量】上十八味为末,蜜和丸如梧子大,酒服 20 丸,日三服,稍加至 40 丸。无疾者,根据此方春秋二时常服一剂,甚良。有病虚羸黄瘦者服如前。一方无茯苓、石膏,有芍药、干姜。

【功能主治】治产后虚羸劳冷,身体瘦。

## 紫石英天门冬丸

【处方】紫石英、天门冬、禹余粮各 150 克,芜荑、乌头、苁蓉、桂心、甘草、五味子、柏子仁、石斛、人参、泽兰、远志、杜仲各 100 克,川椒、卷柏、寄生、石南、云母、当归、乌贼骨各 50 克。

【用法用量】上二十二味为末,蜜丸如梧子,酒服 20 丸,日二服,加至 40 丸。

【功能主治】治风冷在子宫、有子常堕落,或始为妇便患心痛,仍成心疾,月水都未曾来,服之肥充,令人有子。

### 大平胃泽兰丸

【处方】泽兰、细辛、黄芪、钟乳各 150 克,柏子仁、干地黄各 125 克,大黄、前胡、远志、紫石英各 100 克,川芎、白术、川椒各 75 克,白芷、丹参、枳实一作栀子、芍药、桔梗、秦艽、沙参、桂心、浓朴、石斛、苦参、人参、麦门冬、干姜各 50 克,附子 1 枚,吴茱萸、麦蘖各 0.5 升,陈曲 1 升,枣 50 枚作膏。

【用法用量】上三十二味为末,蜜丸梧子大,酒服 20 丸,加至 30 丸,令人肥健。

【功能主治】治男子女人五劳七伤诸不足,定志意,除烦满,手足虚冷羸瘦,及月水往来不调,体不能动等病。

### 泽兰散

【处方】泽兰 2.5 克,禹余粮、防风、石膏、白芷、干地黄、赤石脂、肉苁蓉、鹿茸、川芎各 4 克,藁本、蜀椒、白术、柏子仁各 2.5 克,桂心、甘草、当归、干姜各 3.5 克,芜荑、细辛、浓朴各 2 克,人参 1.5 克。

【用法用量】上二十二味为末,治下筛,酒服方寸匕,日三。
【功能主治】治产后风虚方。

## 月水不通第十八

### 干姜丸

【处方】干姜、川芎、茯苓、硝石、杏仁、水蛭、虻虫、桃仁、蛴螬、柴胡各 50 克,芍药、人参、大黄、川椒、当归各 100 克。

【用法用量】上十五味为末,蜜丸梧子大,空心饮下 3 丸,不知加至 10 丸。《千金翼》以疗妇人瘕结,胁肋下疾。

【功能主治】治妇人寒热羸瘦,酸消怠惰,胸中支满,肩背脊重痛,腹里坚满积聚,或痛不可忍,引腰小腹痛,四肢烦疼,手足厥逆,寒至肘膝,或烦满,手足虚热,意欲投水中,百节尽痛,心下常苦悬痛,时寒时热,恶心,涎唾喜出,每爱咸酸甜苦之物,身体或如鸡皮,月经不通,大小便苦难,食不生肌。

### 桃仁汤

【处方】桃仁、朴硝、牡丹皮、射干、土瓜根、黄芩各 150 克,芍药、大黄、柴胡各 200 克,牛膝、桂心各 100 克,水蛭、虻虫各 70 枚。

【用法用量】上十三味㕮咀,以水 9 升煮取 2.5 升,去滓分三服。

【功能主治】治妇人月水不通方。

### 芒硝汤

【处方】芒硝、丹砂末、当归、芍药、土瓜根、水蛭各 100 克,大黄 150 克,桃仁 1 升。

【用法用量】上八味㕮咀,以水 9 升煮取 3 升,去滓纳丹砂、芒硝,分三服。

【功能主治】治妇人月水不通。

### 干漆汤

【处方】干漆、葳蕤、芍药、细辛、附子、甘草各 50 克,当归、桂心、芒硝、黄芩各 100 克,大黄 150 克,吴茱萸 1 升。

【用法用量】上十二味㕮咀,以清酒 10 升浸一宿,煮取 3 升,去滓,纳硝烊尽, 分三服,相去如一炊顷。

【功能主治】治月水不通,小腹坚痛不得近。

### 前胡牡丹汤

【处方】前胡、牡丹、元参、桃仁、黄芩、射干、旋复花、栝楼根、甘草各 100 克,芍 药、茯苓、大黄、枳实各 150 克。

【用法用量】上十三味㕮咀,以水 10 升煮取 3 升,分三服。

【功能主治】治妇人盛实,有热在腹,月经瘀闭不通,及劳热热病后。黄芩牡 丹汤。

### 黄芩牡丹汤

【处方】黄芩、牡丹、桃仁、瞿麦、川芎各 100 克，芍药、枳实、射干、海藻、大黄各 150 克，虻虫 70 枚，蛴螬 10 枚，水蛭 50 枚。

【用法用量】上十三味㕮咀，以水 10 升，煮取 3 升，分三服，服两剂后，灸乳下一寸黑圆际，各 50 壮。

【功能主治】治妇人从小至大，月经未尝来，颜色萎黄，气力衰少，饮食无味。

### 牡丹丸

【处方】牡丹 150 克，芍药、元参、桃仁、当归、桂心各 100 克，虻虫、水蛭各 50 枚，蛴螬 30 枚，瞿麦、川芎、海藻各 50 克。

【用法用量】上十二味为末，蜜和丸如梧子大，酒下 15 丸，加至 20 丸，血盛者作散，服方寸匕，腹中当转如沸，血自化成水去。如小便赤少，除桂心用地肤子 50 克。

【功能主治】治妇人女子诸病后，月经闭绝不通，及从小来不通，并新产后瘀血不消，服诸汤利血后，余未平，宜服之，取平复。

### 干地黄当归丸

【处方】干地黄 150 克，当归、甘草各 75 克，牛膝、芍药、干姜、泽兰、人参、牡丹各 62 克，丹参、蜀椒、白芷、黄芩、桑耳、桂心各 50 克，䗪虫 40 枚，川芎 87 克，桃仁 100 克，水蛭、虻虫各 70 枚，蒲黄 0.2 升。

【用法用量】上二十一味为末，蜜丸如梧子，每日空心酒下 15 丸，渐加至 30 丸，以知为度。

【功能主治】治月水不通，或一月再来，或隔月不至，或多或少或淋沥不断，或来而腰腹刺痛不可忍，四体嘘吸不欲饮食，心腹坚痛，有青黄黑色水下，或如清水，不欲行动，举体沉重，惟思眠卧，欲食酸物，虚乏黄瘦。

### 当归丸

【处方】当归、葶苈、附子、吴茱萸、大黄各 100 克，黄芩、桂心、干姜、牡丹、川芎各 50 克，细辛、秦椒、柴胡、浓朴各 62 克，牡蒙一方无、甘草各 50 克，虻虫、水蛭各

50 枚。

【用法用量】上十八味为末,蜜丸如梧子,空心酒下 15 丸,日再,有胎勿服之。

【功能主治】治女人脐下结刺痛,如虫所啮,及如锥刀所刺,或赤白带下十二疾,腰背疼痛,月水或在月前,或在月后。

### 鳖甲丸

【处方】鳖甲、桂心各 75 克,蜂房 25 克,元参、川椒、细辛、人参、苦参、丹参、沙参、吴茱萸各 37 克,䗪虫、水蛭、干姜、牡丹、附子、皂荚、当归、芍药、甘草、防葵各 50 克,蛴螬 20 枚,虻虫、大黄各 62 克。

【用法用量】上二十四味为末,蜜丸如梧子大,酒下 7 丸,日三,稍加之以知为度。

【功能主治】治女人小腹中积聚,大如七八寸盘面,上下周流,痛不可忍,手足苦冷,咳噫腥臭,两胁热如火炙,玉门冷如风吹,经水不通,或在月前,或在月后,服之一月便瘥,有孕。

### 禹余粮丸

【处方】禹余粮、乌贼骨、吴茱萸、桂心、川椒各 125 克,当归、白术、细辛、干地黄、人参、芍药、川芎、前胡各 62 克,干姜 150 克,矾石 12 克,白薇、紫菀、黄芩各 37 克,䗪虫 50 克。

【用法用量】上十九味为末,蜜和丸如梧子大,空心酒下,若饮下 20 丸,日二,不知则加之。

【功能主治】治妇人产后积冷坚癖。

### 牡蒙丸

【处方】紫盖、牡蒙、浓朴、硝石、前胡、干姜虫、牡丹、川椒、黄芩、桔梗、茯苓、细辛、葶苈、人参、川芎、吴茱萸、桂心各 37 克,大黄 125 克,附子 62 克,当归 25 克。

【用法用量】上二十味为末,蜜和,更捣万杵,丸如梧子大,空心酒服 2 丸,日三服,不知则加之至 5~6 丸,下青白黄赤如鱼子者,病根出矣。

【功能主治】治妇人产后十二病,带下无子,皆是冷风寒气,或产后未满百日,胞络恶血未尽,便利于悬圊上,及久坐,湿寒入胞里,结在小腹,牢痛为之积聚,小如鸡子,大者如拳,按之跳手隐隐然,或如虫啮,或如针刺,气时抢心,两胁支满,不能食，饮食不消化，上下通流，或守胃脘，痛连玉门背膊，呕逆，短气，汗出，少腹苦寒，胞中创，咳引阴痛，小便自出，子门不正，令人无子，腰胯疼痛，四肢沉重淫跃，一身尽肿，乍来乍去，大便不利，小便淋沥，或月经不通，或下如腐肉，青黄赤白黑等如豆汁，梦想不祥。

### 大虻虫丸

【处方】虻虫 400 枚，蛴螬 1 升，干地黄、牡丹、干漆、芍药、牛膝、土瓜根、桂心各 200 克，吴茱萸、桃仁、黄芩、牡蒙各 150 克，茯苓、海藻各 250 克，水蛭 300 枚，芒硝 50 克，人参 75 克，葶苈 0.5 升。

【用法用量】上十九味为末，蜜丸梧子大，每日空心酒下 7 丸，不知加之，日三服。

【功能主治】治月经不通五七年，或肿满气逆，腹胀瘕痛。

### 虎杖煎

【处方】高地虎杖根细锉二斛。

【用法用量】以水 250 升，煮取一大斗半，去滓，澄滤令净，取好醇酒 5 升和煎，令如饧，每服 0.1 升，消息为度，不知则加之。

【功能主治】治腹内积聚，虚胀雷鸣，四肢沉重，月经不通。

### 五京丸

【处方】干姜、川椒各 150 克，附子 50 克，吴茱萸 1 升，当归、野狼毒、黄芩、牡蛎各 100 克。

【用法用量】上八味为末，蜜和丸如梧子，初服 3 丸，日二，加至 10 丸。

【功能主治】治妇人腹中积聚，九痛七害，及腰中冷引小腹，害食，得冷便下。

### 鸡鸣紫丸

【处方】皂荚 5 克，藜芦、甘草、矾石、乌喙、杏仁、干姜、桂心、巴豆各 10 克，前胡、人参各 20 克，代赭 25 克，阿胶 30 克，大黄 40 克。

【用法用量】上十四味为末，蜜丸如梧子，鸡鸣时服 1 丸，日益 1 丸至 5 丸止，仍从一起。

【功能主治】妇人瘕积聚。

## 辽东都尉所上丸

【处方】恒山、大黄、巴豆各 0.5 克，天雄 2 枚，苦参、白薇、干姜、人参、细辛、野狼牙、龙胆、沙参、玄参、丹参各 1.5 克，芍药、附子、牛膝、茯苓各 2.5 克，牡蒙 2 克，藋芦 3 克(一方 101.5 克)。

【用法用量】上二十味为末，蜜丸，宿勿食，服五丸，日三。

【功能主治】治脐下坚癖。

## 牡蛎丸

【处方】牡蛎 200 克，大黄 500 克，柴胡 250 克，干姜 150 克，川芎、茯苓各 125克，川椒 500 克，葶苈子、芒硝、杏仁各 0.5 升，水蛭、虻虫各 25 克，桃仁 70 枚。

【用法用量】上十三味为末，蜜丸如梧子大，饮服 7 丸，日三。

【功能主治】治经闭不通，不欲饮食。

## 赤白带下崩中漏下第十九

## 赤石脂丸

【处方】赤石脂、半夏各 63 克，川椒、干姜、吴茱萸、当归、桂心、丹参、白蔹、防风各 50 克。

【用法用量】上十味为末，蜜和丸如梧子大，每日空心酒服 10 丸，日三，不知稍加，以知为度。

【功能主治】治女人腹中十二疾，一曰经水不时，二曰经来如清水，三曰经水不通，四曰不周时，五曰生不乳，六曰绝无子，七曰阴阳减少，八曰腹苦痛如刺，九曰阴中冷，十曰子门相引痛，十一曰经来冻如葵汁状，十二曰腰急痛。凡此十二病，得之时，因与夫卧起，月经不去，或卧湿冷地，及以冷水洗浴，当时取快，而后生百病，或疮痍未瘥，便合阴阳，及起早作劳，衣单席薄，寒从下入。

## 白石脂丸

【处方】白石脂、乌贼骨、禹余粮、牡蛎各 37 克,赤石脂、干地黄、干姜、龙骨、桂心、石苇、白蔹、细辛、芍药、黄连、附子、当归、黄芩、川椒、钟乳、白芷、川芎、甘草各 25 克。

【用法用量】上二十二味为末,蜜和丸如梧子大,每日空心酒下 15 丸,日再。

【功能主治】治妇人三十六疾,胞中痛,漏下赤白。

## 小牛角散

【处方】牛角 1 枚,烧令赤,鹿茸、禹余粮、当归、干姜、续断各 100 克,阿胶 150 克,乌贼骨、龙骨各 50 克,赤小豆 2 升。

【用法用量】上十味治下筛,空腹以酒服方寸匕,日三。《千金翼》无鹿茸、乌贼骨。

【功能主治】治带下五贲;一曰热病下血;二曰寒热下血;三曰经脉未断,为房事则血漏;四曰经来举重,伤任脉下血;五曰产后脏开经利。五贲之病,外实内虚。

## 白马蹄丸

【处方】白马蹄、鳖甲、附子、龟甲、川椒各 50 克,磁石、甘草、杜仲、当归、续断、萆薢、禹余粮、桑耳、川芎、鲤鱼甲各 100 克。

【用法用量】上十五味为末,蜜和丸如梧子大,以酒服 10 丸,加至 30 丸,日三服。

【功能主治】治女人下焦寒冷,成带下赤白浣。

## 白马散

【处方】白马 100 克,龟甲 200 克,鳖甲 37 克,牡蛎 87 克。

【用法用量】上四味下筛,空心酒下方寸匕,日三服,加至一匕半。

【功能主治】治带下方。

### 云母芎䓖散

【处方】云母、芎䓖、代赭、东门边木烧各 50 克,白僵蚕、乌贼骨、白垩、蝟皮各 13 克,鳖甲(一作龟甲)、桂心、伏龙肝、生鲤鱼头各 37 克。

【用法用量】上十二味治下筛,酒服方寸匕,日三夜一。

【功能主治】治五崩身瘦,咳逆烦满少气,心下痛,面生疮,腰痛不可俯仰,阴中肿如有疮状,毛中痒,时痛与子脏相通,小便不利,常拘急,头眩,颈项急痛,手足热,气逆冲急,心烦不得卧,腹中急痛,食不下,吞酸噫苦,上下肠鸣,漏下赤白青黄黑汁,大臭如胶污衣状,皆是内伤所致。中寒即下白,热即下赤,多饮即下黑,多食即下黄,多药即下青,或喜或怒,心中常恐,或忧劳便发动,大恶风寒。

### 慎火草散

【处方】慎火草、白石脂、鳖甲炙、黄连、细辛、石斛、芎䓖、干姜、芍药、当归、熟艾、牡蛎熬、禹余粮各 100 克,桂心 50 克,蔷薇根皮、干地黄各 200 克。

【用法用量】上十六味治下筛,空腹酒服方寸匕,日三,稍加至二匕。

【功能主治】治崩中漏下赤白青黑,腐臭不可近,令人面黑无颜色,皮骨相连,月经失度,往来无常,小腹弦急,或苦绞痛上至心,两胁肿胀,食不生肌肤,令人偏枯,气息乏少,腰背痛连胁,不能久立,嗜卧困懒。

### 禹余粮丸

【处方】禹余粮 250 克,白马蹄 500 克,龙骨 150 克,鹿茸 100 克,乌贼骨 50 克。

【用法用量】上五味为末,蜜丸如梧子大,酒服 20 丸,日再,以知为度。

【功能主治】治崩中赤白不绝困笃。

### 增损禹余粮丸

【处方】禹余粮、龙骨、人参、桂心、紫石英、乌头、寄生、杜仲、五味子、远志各 100 克,泽泻、当归、石斛、苁蓉、干姜各 150 克,川椒、牡蛎、甘草各 50 克。

【用法用量】上十八味为末,蜜丸梧子大,空心酒下 10 丸,渐加至 20 丸,日三服。

【功能主治】治女人劳损因成崩中状,如月经来去多不可禁止,积日不断,五脏空虚,失色黄瘦,崩竭暂止,少日复发,不耐动摇,小劳辄剧,治法且宜与汤,未宜与此丸也。

### 当归汤

【处方】当归、川芎、黄芩、芍药、甘草各 100 克,生竹茹 2 升。

【用法用量】上六味㕮咀,以水 10 升煮,竹茹取 6 升,去滓,纳诸药煎取 3.5 升,分三服。

【功能主治】治崩中去血虚羸。

### 伏龙肝汤

【处方】伏龙肝如弹丸大,7 枚,生姜 250 克,生地黄 4 升,(一方 250 克),甘草、艾叶、赤石脂、桂心各 100 克。

【用法用量】上七味㕮咀,以水 1 升煮取 3 升,分四服,日三夜一。

【功能主治】治崩中去赤白,或如豆汁。

### 大牛角中仁散

【处方】牛角仁 1 枚,烧,续断、干地黄、桑耳、白术、赤石脂、矾石、干姜、附子、龙骨、当归各 150 克,人参 50 克,蒲黄、防风、禹余粮各 100 克。

【用法用量】上十五味治下筛,以温酒未食服方寸匕,日三,不知稍加。

【功能主治】治积冷崩中,去血不止,腰背痛,四肢沉重,虚极。

### 生地黄汤

【处方】生地黄 500 克,细辛 150 克。

【用法用量】上二味㕮咀,以水 10 升煮取 6 升,服 0.7 升,久服佳。

【功能主治】治崩中漏下,日去数升。

### 丹参酒

【处方】丹参、艾叶、地榆、忍冬、地黄各 2.5 千克。

【用法用量】上五味锉,先洗臼熟舂,以水渍三宿,出滓,煮取汁,以黍米一斛炊饭酿酒,酒熟,榨之,初服 0.4 升,后稍稍添之。

【功能主治】治崩中去血,及产后余疾。

## 牡丹皮汤

【处方】牡丹皮、干地黄、斛脉各 150 克,禹余粮、艾叶、龙骨、柏叶、浓朴、白芷、伏龙肝、青竹茹、川芎、地榆各 100 克,阿胶 50 克,芍药 200 克。

【用法用量】上十五味吹咀,以水 15 升,煮取 5 升,分五服,相去如人行十里久,再服。

【功能主治】治崩中血盛,并服三剂即瘥方。

## 白垩丸

【处方】白垩、禹余粮、白芷、白石脂、干姜、龙骨、桂心、瞿麦、大黄、石苇、白蔹、细辛、芍药、甘草、黄连、附子、当归、茯苓、钟乳、川椒、牡蛎、乌贼骨、黄芩各 25 克。

【用法用量】上二十三味为末,蜜丸如梧子大,空心酒服五丸,日再服,不知加至 10 丸。

【功能主治】治女人三十六疾,胞中病,漏下不绝。

## 鹿茸散

【处方】鹿茸、阿胶各 150 克,乌贼骨、当归各 100 克,蒲黄 50 克。

【用法用量】上五味治下筛,空心酒服方寸匕,日三,夜再服。

【功能主治】治妇人漏下不止。

## 芎劳汤

【处方】芎劳、干地黄、黄芪、芍药、吴茱萸、甘草各 100 克,当归、干姜各 150 克。

【用法用量】上八味吹咀,以水 10 升,煮取 3 升,分三服。若月经后因有赤白不止者,除地黄、吴茱萸,加杜仲、人参各 100 克。

【功能主治】治带下漏血不止方。

## 马通汤

【处方】赤马通汁 1 升,取新马屎绞取汁,干者水浸绞取汁,生艾叶、阿胶各 150 克,当归、干姜各 100 克,好墨 0.5 丸。

【用法用量】用上六味㕮咀,以水 8 升,酒 2 升,煮取 3 升,去滓,纳马通汁及胶微火煎,取 2 升,分再服,相去如人行十里久。

【功能主治】治漏下血,积月不止。

## 马蹄屑汤

【处方】白马蹄、赤石脂各 250 克,禹余粮、乌贼骨、龙骨、牡蛎各 200 克,附子、干地黄、当归各 150 克,甘草 100 克,白僵蚕 50 克。

【用法用量】上十一味㕮咀,以水 20 升,煮取 9 升,分六服,日三,即愈。

【功能主治】治白漏不绝。

## 马蹄丸

【处方】白马蹄、禹余粮各 200 克,龙骨 150 克,乌贼骨、白僵蚕、赤石脂各 100 克。

【用法用量】上六味为末,蜜丸如梧子大,酒服 10 丸,不知加至 30 丸。

【功能主治】治白漏不绝。

## 灸　法

女人胞漏下血不可禁止,灸关元两旁相去三寸。女人阴中痛引心下,及小腹绞痛,腹中五寒,灸关仪百壮。穴在膝外边上一寸宛宛中是女人漏下赤白及血,灸足太阴 50 壮。穴在内踝上三寸,足太阴经内踝上三寸,名三阴交。女人漏下赤白,月经不调,灸交仪 30 壮。穴在内踝上五寸。女人漏下赤白,灸营池四穴 30 壮。穴在内踝前后两边,池中脉上,一名阴阳是。女人漏下赤白,四肢酸削,灸漏阴 30 壮。穴在内踝下五分,微动脚脉上。女人漏下赤白泄注,灸阴阳,随年壮,三报。穴在足趾下屈里表头白肉际是。

## 月经不调第二十

### 白垩丸

【处方】白垩、白石脂、牡蛎、禹余粮、龙骨、细辛、乌贼骨各75克，当归、芍药、黄连、茯苓、干姜、桂心、人参、瞿麦、石苇、白芷、白蔹、附子、甘草各50克，川椒25克。

【用法用量】上二十一味为末，蜜丸梧子大，空心酒下20丸，日三。至月候来时，日四五服为佳。

【功能主治】治妇人月经一月再来，或隔月不来，或多或少，淋沥不断，或来而腰腹痛，嘘吸不能食，心腹痛，或青黄黑色，或如水，举体沉重。

### 桃仁汤

【处方】桃仁50枚，泽兰、甘草、川芎、人参各100克，牛膝、桂心、牡丹皮、当归各150克，芍药、生姜、半夏各200克，地黄400克，蒲黄0.7升。

【用法用量】上十四味㕮咀，以水20升，煮取6.5升，分六服。

【功能主治】治产后及堕身，月水不调，或淋沥不断，断后复来，状如泻水，四体嘘吸不能食，腹中坚痛，不可行动，月水或前或后，或经月不来，举体沉重，唯欲眠卧，多思酸物。

### 杏仁汤

【处方】杏仁100克，桃仁50克，大黄150克，水蛭、虻虫各30枚。

【用法用量】上五味㕮咀，以水6升，煮取2升，分三服。一服当有物随大小便有所下，下多者止之，少者勿止，尽三服。

【功能主治】治月经不调，或一月再来，或两月三月一来，或月前或月后，闭塞不通。

### 大黄朴硝汤

【处方】大黄、牛膝各250克，朴硝、牡丹、甘草、紫菀各150克，一作紫葳，代赭

50 克,桃仁、虻虫、水蛭、干姜、细辛、焰硝各 100 克,旧本作芒硝,麻仁 0.5 升。

【用法用量】上十四味㕮咀,以水 15 升,煮取 5 升,去滓,纳硝令烊,分五服,五更为首,相去一炊顷,自下后将息。忌见风。

【功能主治】治经年月水不利,胞中有风冷所致,宜下之。

### 抵当汤

【用法用量】虎掌《千金翼》作虎杖、大黄各 100 克,桃仁 30 枚、水蛭 20 枚。

【用法用量】上四味以水 3 升,煮取 1 升,尽服之,当下恶血为度。

【功能主治】治月经不利,腹中满,时自减,并男子膀胱满急。

### 七熬丸

【处方】大黄 75 克,前胡(一作柴胡),芒硝熬各 250 克,葶苈、川椒并熬各 13 克,生姜、川芎、茯苓各 31 克,杏仁 19 克,熬,桃仁 20 枚熬,虻虫熬、水蛭各 0.05 升,熬。

【用法用量】上十二味为末,蜜丸梧子大,空腹饮服 7 丸,日三,不知加一倍。

【功能主治】治月经不利,手足烦热,腹满默默不欲寐,心烦。

### 桃仁散

【处方】桃仁 50 枚,䗪虫 20 枚,桂心五寸,茯苓 50 克,薏苡仁、牛膝、代赭各 100 克,大黄 400 克。

【用法用量】上八味治下筛,隔宿勿食,温酒服一钱匕,日三。

【功能主治】治月经来绕脐痛,上冲心胸,往来寒热,如疟症状。

### 牡丹大黄汤

【处方】大黄、朴硝各 200 克,牡丹 150 克,桃仁 1 升,人参、阳起石、茯苓、甘草、水蛭、虻虫各 100 克。

【用法用量】上十味㕮咀,以水 9 升,煮取 3 升,去滓,纳朴硝令烊尽,分三服,相去如一饭顷。

【功能主治】治月经不调,或月前或月后,或如豆汁,腰痛如折,两脚疼,胞中风寒。

## 阳起石汤

【处方】阳起石、甘草、续断、干姜、人参、桂心各 100 克，附子 50 克，赤石脂 150 克，伏龙肝 250 克，生地黄 1 升。

【用法用量】上十味，以水 10 升，煮取 3.2 升，分四服，日三夜一。

【功能主治】治月水不调，或前或后，或多或少，或赤或白。

## 牛膝丸

【处方】牛膝、芍药、人参、大黄各 150 克，牡丹皮、甘草、当归、川芎各 100 克，桂心 50 克，䗪虫、蛴螬、蜚蠊各 40 枚，虻虫、水蛭各 70 枚。

【用法用量】上味为研末，蜜丸梧子大，酒服五丸，日三，不知稍增。

【功能主治】治产后月水往来，乍多乍少，仍复不通，时时疼痛，小腹里急，下引腰身重。

 药王孙思邈 奇方妙治

# 二、儿科方

### 龙胆汤

【处方】龙胆钩、藤皮、柴胡、黄芩、桔梗、芍药、茯苓一作茯神、甘草各 13 克,蜣螂 2 枚,大黄 50 克。

【用法用量】上十味㕮咀,以水 1 升,煮取 0.5 升为剂也,服之如后节度。

【功能主治】治婴儿出腹,血脉盛实,寒热温壮,四肢惊掣,发热大吐者。

### 大黄汤

【处方】大黄、人参、细辛、干姜、当归、甘皮各 6 克。

【用法用量】上六味㕮咀,以水 1 升煮取 0.4 升,服之如枣许大,日三。

【功能主治】治少小风痫积聚腹痛夭矫二十五痫。

### 白羊藓汤

【处方】白羊藓 6 克,即白藓皮,蚱蝉 2 枚,大黄 8 克,甘草、钩藤皮、细辛各 4 克,牛黄如大豆 4 枚,蛇蜕皮一寸。

【用法用量】上八味㕮咀,以水 2.5 升,煮取 1.2 升,分五服,日三。

【功能主治】治小儿风痫,胸中有痰。

### 增损续命汤

【处方】麻黄、甘草、桂心各 50 克,川芎、葛根、升麻、当归、独活各 37 克。人参、黄芩、石膏各 25 克,杏仁 20 枚。

【用法用量】上十二味㕮咀,以水 6 升煮麻黄,去上沫,乃纳诸药,煮取 1.2 升,三岁儿分为四服,一日令尽,少取汗,得汗以粉粉之。

【功能主治】治小儿猝中风恶毒,及久风四肢角弓反张不随,并曳僻不能行步。

## 石膏汤

【处方】石膏 0.1 升,麻黄 17 克,甘草、射干、桂心、芍药、当归各 8 克,细辛 4 克。

【用法用量】上八味㕮咀,以水 3.5 升,先煮麻黄三沸,去上沫,纳余药,煮取 1 升,三岁儿分四服,日三。

【功能主治】治小儿中风,恶痱不能语,口眼了戾,四肢不随。

## 二物石膏汤

【处方】石膏如鸡子大 1 枚,碎,真珠 50 克。

【用法用量】上以水 2 升煮石膏五六沸,纳真珠,煮取 1 升,稍稍分服。

【功能主治】治少小中风,手足拘急。

## 二物驴毛散

【处方】驴毛取背前交脊上会中拔取如手拇指大一把,麝香二豆大。

【用法用量】上以乳汁和,铜器中微火煎,令焦熟出,为末。小儿不能饮,以乳汁和之,苇筒贮泻着咽中,然后饮乳令入腹。

【功能主治】治少小新生中风。

## 茵芋丸

【处方】茵芋、铅丹、秦艽、钩藤皮、石膏、杜蘅、防葵各 50 克,菖蒲、黄芩各 75 克,松萝 25 克,蜣螂 10 枚,甘草 150 克。

【用法用量】上十二味为末,蜜丸小豆大,三岁以下服 5 丸,三岁以上服 7 丸,五岁以上服 10 丸,十岁以上可至 15 丸。

【功能主治】治少小有风痫疾,至长不除,或遇天阴节变便发动,食饮坚强亦发。百脉挛缩,行步不正,言语不便者,服之永不发。

## 镇心丸

【处方】银屑 25 克,水银 42 克,牛黄 13 克,大黄 3 克,茯苓 1.5 克,茯神、远志、防己、白蔹、雄黄、人参、芍药各 1 克,紫石英、真珠、防葵、铁精各 2 克。

【用法用量】上十六味,先以水银和银屑如泥,别治诸药和丸。二岁儿如麻子 2 丸,随儿大小增之。一方无牛黄。

【功能主治】治小儿惊痫百病镇心气。

### 丹参赤膏

【处方】丹参、雷丸、芒硝、戎盐、大黄各 100 克。

【用法用量】上五味咬咀,以苦酒 1 千克浸四钟一宿,以成炼猪肪 500 克煎,三上三下,去滓,乃纳芒硝,膏成,以摩心下,冬夏可用。

【功能主治】治少小心腹热除热。

### 五物甘草生摩膏

【处方】甘草、防风各 50 克,白术、桔梗各 42 克,雷丸 125 克。

【用法用量】上五味咬咀,以不中水猪肪 500 克煎为膏,以煎药,微火上煎,消息视稠浊,膏成,去滓,取如弹丸大 1 枚,炙手以摩儿百遍,寒者更热,热者更寒,小儿虽无病,早起常以膏摩囟上及手足心,甚辟风寒。

【功能主治】治少小新生肌肤幼弱,喜为风邪所中,身体壮热,或中大风,手足惊。

## 客忤第二

### 一物猪蹄散

【处方】取猪后足悬蹄。

【用法用量】烧末捣筛,以饮乳汁一撮,立效治少小猝中客忤。

【功能主治】治小儿寒热及赤气中人。

### 一物猪通浴汤

【处方】猪通 2 升。

【用法用量】以热汤灌之,适寒温浴儿。

【功能主治】治小儿中人忤,啼面青腹强者。

## 白藓皮汤

【处方】白藓皮、大黄、甘草各 50 克,芍药、茯苓、细辛、桂心各 37 克。

【用法用量】上七味哎咀,以水 2 升,煮取 0.9 升,分三服。

【功能主治】治少小客魃挟实。

## 龙角丸

【处方】龙角 13 克,牡蛎一作牡丹,川大黄各 19 克,黄芩 25 克,蚱蝉 2 枚,牛黄如小豆 5 枚。

【用法用量】上六味末,蜜丸如麻子,蓐里儿服 2 丸,随儿大小增减。

【功能主治】治小儿五惊夜啼。

## 川芎散

【处方】川芎、白术、防己各 25 克。

【用法用量】上三味治下筛,以乳和与儿服之,量多少,又以儿母手掩脐中,亦以摩儿头及脊,验。

【功能主治】治小儿夜啼,至明即安寐。

## 一物前胡丸

【处方】前胡随多少捣末。

【用法用量】蜜和丸如大豆,服 1 丸,日三,稍加至 5~6 丸,以瘥为度。

【功能主治】治少小夜啼。

## 千金汤

【处方】川椒、左顾牡蛎各 13 克,碎。

【用法用量】上二味以醋浆水 1 升,煮取 0.5 升,每服 0.1 升。

【功能主治】治小儿暴惊啼绝死,或有人从外来,邪气所逐,令儿得疾,众医不治。

## 伤寒第三

### 麦门冬汤

【处方】麦门冬 38 克,石膏、寒水石、甘草各 25 克,桂心 17 克。

【用法用量】上五味哎咀,以水 2.5 升,煮取 1 升,每服 0.1 升,日三。

【功能主治】治小儿未满百日伤寒,鼻衄身热呕逆。

### 芍药四物解肌汤

【处方】芍药、黄芩、升麻、葛根各 25 克。

【用法用量】上四味哎咀以水 3 升,煮取 0.9 升,去滓,分五服,期岁以上,分三服。

【功能主治】治少小伤寒。

### 麻黄汤

【处方】麻黄、生姜、黄芩各 50 克,甘草、桂心、石膏、芍药各 25 克,杏仁 10 枚。

【用法用量】上八味哎咀,以水 4 升,煮取 1.5 升,分二服,儿若小以意减之。

【功能主治】治少小伤寒,发热咳嗽,头面热者。

### 五味子汤

【处方】五味子 21 克,麦门冬、黄连、黄芩、大黄、前胡各 13 克,芒硝 11 克,石膏 50 克。

【用法用量】上八味哎咀,以水 3 升,煮取 1.5 升,服 0.2 升,得下便止,计大小增减之。

【功能主治】治小儿伤寒,病久不除,瘥后复剧,瘦瘠骨立。

## 莽草浴汤

【处方】莽草250克,牡蛎200克,雷丸30枚,大黄50克,蛇床子1升。
【用法用量】上五味哎咀以水30升,煮取斗半,适寒温以浴儿,避眼及阴。
【功能主治】治少小伤寒。

## 雷丸浴汤

【处方】雷丸20枚,大黄200克,黄芩50克,苦参、石膏各150克,丹参100克。
【用法用量】上六味哎咀,以水20升,煮取15升浴儿,避眼及阴,浴讫以粉粉之,勿浓衣,一宿复浴。
【功能主治】治小儿忽寒热。

## 李叶浴汤

【处方】李叶随多少。
【用法用量】哎咀,以水煮,去滓,浴儿,良。
【功能主治】治少小身热。

## 柳枝浴汤

【处方】柳枝细切。
【用法用量】煮取汁洗儿,若渴,绞冬瓜汁服之。
【功能主治】治小儿生一月至五月,乍寒乍热。

## 青木香浴汤

【处方】青木香200克,麻子仁、竹叶各1升,虎骨250克,白芷150克。
【用法用量】上五味哎咀,以水20升,煮取10升,稍稍浴儿。
【功能主治】治小儿壮热羸瘠。

药王孙思邈 奇方妙治

### 十二物寒水石散

【处方】寒水石、芒硝、滑石、石膏、赤石脂、青木香、大黄、甘草、黄芩、防风、川芎、麻黄根各等分。

【用法用量】治下筛，以粉 1 升，药屑 0.3 升相和，复以筛筛之，以粉儿身，日三。

【功能主治】治少小身体壮热，不能服药。

### 李根汤

【处方】李根、桂心、芒硝各 38 克，麦门冬、甘草各 50 克。

【用法用量】上五味㕮咀，以水 3 升，煮取 1 升，分五服。

【功能主治】治小儿暴有热，得之二三日者。

### 升麻汤

【处方】升麻、白薇、麻黄、葳蕤、柴胡、甘草各 25 克，黄芩 50 克，朴硝、大黄、钩藤各 13 克。

【用法用量】上十味㕮咀，以水 3 升先煮麻黄去上沫，纳诸药煮，取 1 升。

【功能主治】治小儿伤寒，变热毒病，身热面赤，口燥，心腹坚急，大小便不利，或口疮者，或因壮热，便四肢挛掣惊，乃成痫疾，时发时醒，醒后身热如火者，悉主之。

### 大黄汤

【处方】大黄、甘草、芒硝各 25 克，桂心 17 克，石膏 50 克，大枣 5 枚。

【用法用量】上六味㕮咀，以水 3 升，煮取 1 升，每服 0.2 升。又方治小儿腹大短气，热有进退，食不安谷为不化方。

【功能主治】治小儿肉中挟宿热，瘦瘠，热进退休作无时。

### 蜀漆汤

【处方】蜀漆、甘草、知母、龙骨、牡蛎各 25 克。

【用法用量】上五味㕮咀,以水 4 升,煮取 1 升,去滓,一岁儿少少温服 0.05 升,日再。

【功能主治】治小儿潮热。

## 竹叶汤

【处方】竹叶切、小麦各 0.5 升,柴胡、麦门冬、人参、甘草各 25 克,茯苓 37 克,黄芩 63 克。

【用法用量】上八味㕮咀,以水 4 升,煮竹叶小麦,取 3 升,去竹叶小麦,下诸药煮,取 1.5 升,分三服。

【功能主治】治小儿夏月患腹中伏热,温壮来往,或患下痢,色或白或黄,三焦不利。

## 调中汤

【处方】葛根、黄芩、茯苓、桔梗、芍药、白术、藁本、大黄、甘草各 13 克。

【用法用量】上九味㕮咀,以水 2 升,煮取 0.5 升,服法如前篇龙胆汤下,量儿大小以意服之。

【功能主治】治小儿春秋月晨夕中暴冷,冷气折其四肢,热不得泄,则壮热冷气入胃,变下痢,或欲赤白滞起数去,小腹胀痛极壮热,气脉洪大,或急数者,服之热便歇,下亦瘥也,但壮热不吐下者,亦主之。

## 生地黄汤

【处方】生地黄、桂心各 100 克。

【用法用量】上二味㕮咀,以水 3 升,煮取 1 升,期岁以下服 0.2 升,以上 0.3 升。

【功能主治】治小儿寒热进退,啼呼腹痛。

## 二物茯苓粉散

【处方】茯苓、牡蛎各 200 克。

【用法用量】上治下筛,以粉 400 克,合捣为散,有热辄以粉,汗即止。

【功能主治】治少小头汗。

药王孙思邈 奇方妙治

### 三物黄连粉散

【处方】黄连、牡蛎、贝母各 37 克。
【用法用量】上以粉 1 升,合捣下筛,取粉儿身,佳。
【功能主治】治少小盗汗。

### 犀角饮子

【处方】犀角 37 克,茯神 50 克,麦门冬 75 克,甘草 25 克,白术 13 克。
【用法用量】上五味㕮咀,以水 0.9 升,煎取 0.4 升,分服。加龙齿 50 克,佳。
【功能主治】由心脏热之所感,宜服此方。

### 恒山汤

【处方】恒山切 50 克,小麦 0.3 升,淡竹叶切 1 升。
【用法用量】上三味以水 1.5 升,煮取 0.5 升,量儿大小分服。
【功能主治】治小儿温疟。

## 咳嗽第四

### 紫菀汤

【处方】紫菀、杏仁、黄芩、当归、甘草、橘皮、青木香、麻黄、桂心各 13 克,大黄 50 克。
【用法用量】上十味㕮咀,以水 3 升,煮取 0.9 升,去滓,六十日至百日儿一服 0.25 升,一百日至二百日儿一服 0.3 升。
【功能主治】治小儿中冷及伤寒暴嗽,或上气咽喉鸣气逆,或鼻塞清水出。

### 五味子汤

【处方】五味子、当归各 25 克,麻黄、干姜、桂心、人参、紫菀、甘草各 50 克,款冬花、细辛各 6 克,大黄 75 克。

【用法用量】上十一味哎咀,以水 2.5 升,煮取 0.9 升,去滓,儿六十日至百日一服 0.25 升,一百日至二百日一服 0.3 升,其大黄别浸一宿下。

【功能主治】治小儿风冷入肺,上气气逆,面青,喘迫咳嗽,昼夜不息,食则吐不下。

### 射干汤

【处方】射干、麻黄、紫菀、甘草、生姜各 50 克,半夏 5 枚,桂心五寸,大枣 20 枚。

【用法用量】上八味哎咀,以水 7 升,煮取 1.5 升,去滓,纳蜜 0.5 升,煎一沸,分温服 0.2 升,日三。

【功能主治】治小儿咳逆,喘息如水鸡声。

### 八味生姜煎

【处方】生姜 350 克,干姜 200 克,桂心 100 克,甘草、款冬花、紫菀各 150 克,杏仁、蜜各 500 克。

【用法用量】上合诸药为末,微火上,煎取如饴。量其大小多少与儿含咽之,百日小儿如枣核许,日四五服,甚有验。

【功能主治】治少小嗽。

### 四物款冬丸

【处方】款冬花、紫菀各 75 克,桂心 25 克,伏龙肝 13 克。

【用法用量】上为末,蜜和如泥,取如枣核大敷乳头令儿饮之,日三敷之,渐渐令儿饮之。

【功能主治】治小儿嗽,昼瘥夜甚,初不得息,不能复啼。

### 菖蒲丸

【处方】菖蒲、乌头、杏仁、矾石、细辛、皂荚各 13 克,款冬花、干姜、桂心、紫菀各 37 克,川椒 11 克,吴茱萸 0.6 升。

【用法用量】上十二味为末,蜜丸如梧子,三岁儿饮服 5 丸,加至 10 丸,日三。儿小以意减之,儿大以意加之。暴嗽数服便瘥。

【功能主治】治小儿暴冷嗽,及积风冷嗽,兼气逆鸣。

## 桂枝汤

【处方】桂枝 25 克,甘草 125 克,紫菀 37 克,麦冬 87 克。

【用法用量】上四味㕮咀,以水 2 升,煮取 0.5 升,以绵着汤中,捉绵滴儿口中,昼夜四五过与之。

【功能主治】治少小十日以上至五十日,卒得謦咳,吐乳,呕逆,暴嗽,昼夜不得息。

药王孙思邈奇方妙治

## 癖结胀满第五

## 紫双丸

【处方】巴豆、蕤核仁各 37 克,麦冬 21 克,甘草 11 克,朱砂、甘遂各 4 克,牡蛎、蜡各 17 克。

【用法用量】上八味以汤熟洗巴豆,研,新布绞去油,别捣甘草、甘遂、牡蛎、麦门冬下筛讫,研蕤核仁令极熟,乃纳散更捣 2 000 杵。

【功能主治】治小儿身热头痛,饮食不消,腹中胀满,或小腹绞痛,大小便不利,或重下数起,小儿无异疾,惟饮食过度,不知自止,哺乳失节,或惊悸寒热,惟此丸治之不瘥,更可重服。

## 牛黄丸

【处方】牛黄 9 克,附子 1 枚,真珠、巴豆、杏仁各 50 克。

【用法用量】上五味捣附子、真珠为末,下筛,别捣巴豆、杏仁令如泥,纳药及牛黄捣 1,200 杵,药成,若干入少蜜足之。

【功能主治】治小儿宿乳不消,腹痛惊啼。

## 芒硝紫丸

【处方】芒硝、大黄各 200 克,半夏、甘遂各 100 克,代赭 50 克,巴豆 200 枚,杏仁 120 枚。

【用法用量】上七味为末,别捣巴豆杏仁治如膏,旋纳药末捣 3 000 杵,令相和合,强者纳少蜜。

【功能主治】治小儿宿食癖气痰饮,往来寒热不欲食,消瘦。

### 牛黄双丸

【用法用量】牛黄、太山甘遂各 25 克,真珠 13 克,杏仁、芍药、黄芩各 50 克,巴豆 37 克。

【用法用量】上七味为末蜜丸,一岁儿饮服如麻子 2 丸,但随大小加减之。

【功能主治】治小儿结实,乳食不消,心腹痛。

### 牛黄鳖甲丸

【处方】牛黄、浓朴、茯苓、桂心、白芍、干姜各 25 克,麦曲、柴胡、大黄、鳖甲、枳实、川芎各 50 克。

【用法用量】上十二味为末,蜜丸如小豆大,日三服,以意量之。

【功能主治】治少小癖实壮热,食不消化,中恶忤气。

### 芫花丸

【处方】芫花、黄芩各 50 克,大黄、雄黄各 125 克。

【用法用量】上四味为末,蜜和更捣 1,000 杵,三岁儿至一岁以下服如粟米一丸,欲服丸纳儿喉中,令母与乳。若长服消病者,当以意消息与服之,与乳哺相避。

【功能主治】治小儿心下痞,痰癖结聚,腹大胀满,身体壮热,不欲哺乳。

### 真珠丸

【处方】真珠 25 克,麦冬 50 克,菰仁 200 枚,巴豆 40 枚。

【用法用量】上四味为末蜜丸,期岁儿服 2 丸如小豆大,二百日儿服如麻子 2 丸,渐增以知为度,当下病赤黄白黑葵汁,下勿绝药,病尽下自止。久服使小儿肥白,甚验。

【功能主治】治小儿痰实结聚,宿癖羸露,不能饮食。

## 鳖甲丸

【处方】鳖甲、白芍、大黄各51克,茯苓、柴胡、干姜各50克,桂心13克,䗪虫、蛴螬各20枚。

【用法用量】上九味以末蜜和,服如梧子7丸,渐渐加之,以知为度。

【功能主治】治少小腹中结坚,胁下有疹,手足烦热。

## 鳖头丸

【处方】鳖头1枚,甘皮25克,虻虫、䗪虫、桃仁各37克。

【用法用量】上五味为末蜜丸,服如小豆2丸,日三,大便不利,加大黄37克,以知为度。

【功能主治】治小儿痞气,胁下腹中有积聚坚痛。

## 桂心橘皮汤

【处方】桂心、人参各25克,橘皮150克,黍米0.5升,成礜薤250克。

【用法用量】上五味㕮咀,以水7升先煮药,煎取2升,次下薤米,米熟药成,稍稍服之。

【功能主治】治小儿五六日不食,气逆。

## 地黄丸

【处方】干地黄、大黄各63克,茯苓37克,当归、柴胡、杏仁各25克。

【用法用量】上六味为末,以蜜丸如麻子大,服5丸,日三。

【功能主治】治少小胃气不调,不嗜食生肌肉。

## 马通粟丸

【处方】马通中粟37克,杏仁、紫菀、细辛各25克,五味子、石膏、秦艽、半夏、茯苓各13克。

【用法用量】上九味为末蜜丸,服如小豆10丸,日三,不知加至20丸。

【功能主治】治少小胁下有气内痛,喘逆气息难,往来寒热,羸瘦不食。

## 半夏丸

【处方】半夏随多少。

【用法用量】微火炮之,捣末,酒和服如粟米粒大 5 丸,日三,立愈。

【功能主治】治小儿暴腹满欲死。

## 藿香汤

【处方】藿香 50 克,生姜 150 克,青竹茹、甘草各 25 克。

【用法用量】上四味㕮咀,以水 2 升,煮取 0.8 升,每服 0.1 升,日三,有热加升麻 25 克。

【功能主治】治毒瓦斯吐下,腹胀逆害乳哺。

### 痈疽瘰第六

## 漏芦汤

【处方】漏芦、连翘《肘后》用白薇,白蔹、芒硝《肘后》用芍药、甘草各 13 克,大黄 50 克、升麻、枳实、麻黄、黄芩各 19 克

【用法用量】上十味㕮咀,以水 1.5 升,煎取 0.5 升,儿生一日至七日取 0.1 升分三服,八日至十五日取 0.15 升分三服,十六日至二十日取 0.2 升分三服,二十日至三十日取 0.3 分三服,三十日至四十日取 0.5 分三服。

【功能主治】治小儿热毒痈疽,赤白诸丹毒疮疖。

## 连翘丸

【处方】连翘、桑白皮、白头翁、牡丹、防风、黄柏、桂心、香豉、独活、秦艽各 50 克,海藻 25 克。

【用法用量】上十一味为末,蜜丸如小豆,三岁儿饮服五丸,加至 10 丸,五岁以上者以意加之。

【功能主治】治小儿无故寒热,强健如故,而身体颈项结核瘰,及心胁腹背里有坚核不痛,名为结风气肿。

药王孙思邈 奇方妙治

### 麻黄汤

【处方】麻黄 75 克,独活、射干、甘草、桂心、青木香、石膏、黄芩各 50 克。

【用法用量】上八味㕮咀,以水 4 升,煮取 1 升,三岁儿分为四服,日再。

【功能主治】治小儿丹肿及风毒风疹。

### 拓 汤

【处方】大黄、甘草、当归、川芎、白芷、独活、黄芩、芍药、升麻、沉香、青木香、木兰皮各 50 克,芒硝 150 克。

【用法用量】上十三味㕮咀,以水 12 升,煮取 4 升,去滓,纳芒硝,以绵汤中,适寒温拓之,干则易之,取瘥止。

【功能主治】治小儿数十种丹方。

### 五香枳实汤

【处方】常青木香 19 克,麝香 13 克,鸡舌香、薰陆香、沉香、防风、秦艽、漏芦各 25 克,升麻、黄芩、白蔹、麻黄各 50 克,枳实 75 克,大黄 87 克。

【用法用量】上十四味㕮咀,以水 5 升,煮取 1.8 升,儿五六岁者一服 0.4~0.5 升,七八岁者一服 0.6 升,十岁至十四五者加大黄 25 克,足水为 10 升,煮取 2.5 升,分三服。

【功能主治】治小儿着风热,坚如麻豆粒,疮痒搔之,皮剥汁出,或遍身头面。

### 水银膏

【处方】水银、胡粉、松脂各 150 克。

【用法用量】上三味以猪脂 4 升煎松脂,水气尽,下二物搅令匀不见水银以敷之。

【功能主治】治小儿热疮。

### 苦参汤

【处方】苦参 400 克,地榆、川连、王不留行、独活、艾叶各 250 克,竹叶 2 升。

【用法用量】上七味㕮咀，以水 30 升，煮取 10 升以浴儿疮上，浴讫敷黄连散。

【功能主治】治小儿身上下百疮不瘥。

## 枳实丸

【处方】枳实 75 克，菊花、蛇床子、防风、刺蒺藜、白薇、浮萍各 50 克，天雄、麻黄、漏芦各 25 克。

【用法用量】上十味为末，蜜丸如大豆许。五岁儿饮服 10 丸，加至 20 丸，日二。

【功能主治】治小儿病风瘙痒痛如疥，搔之汁出，遍身如麻豆粒，年年喜发，面目虚肥，手足干枯，毛发细黄，及肌肤不光泽，鼻气不利，此则少时热盛极，体当风，风热相搏所得也，不早治之，成大风疾。

## 藜芦膏

【处方】藜芦、黄连、雄黄、黄芩、松脂各 100 克，矾石 250 克，猪脂 250 克。

【用法用量】上七味为末，煎令调和，先以赤龙皮天麻汤洗讫敷之。

【功能主治】治小儿一切头疮，久即疽痒不生痂。

## 苦参汤

【处方】苦参、黄芩、川连、黄柏、甘草、大黄、川芎各 50 克，蒺藜子 0.3 升。

【用法用量】上八味㕮咀，以水 6 升，煮取 3 升，渍布拓疮上，日数过。

【功能主治】治小儿头疮。

## 小儿杂病第七

### 升麻汤

【处方】升麻、生姜、射干各 100 克，橘皮 50 克。

【用法用量】上四味㕮咀，以水 6 升，煮取 2 升，去滓，分三服。

【功能主治】治小儿喉痛，若毒瓦斯盛，便咽塞，并治大人咽喉不利。

药王孙思邈 奇方妙治

### 半夏熨汤

【处方】半夏、生姜、川芎各1升,细辛150克,桂心一尺,乌头10枚。

【用法用量】上六味㕮咀,以醇苦酒5升渍之,时,煮三沸,绞去滓,以绵一片浸药中,适寒温以熨囟上,冷更温之,复熨如前,朝暮各三四熨乃止,二十日可愈。

【功能主治】治小儿脑长解颅不合,羸瘦色黄,至四五岁不能行。

### 五等丸

【处方】黄柏、香豉、牡丹、防风、桂心各100克。

【用法用量】上五味为末,蜜丸如大豆,儿三岁饮服五丸,加至10丸。

【功能主治】治小儿阴偏大,又卵核坚。

### 鳖头丸

【处方】鳖头二枚炙令焦,磁石200克,桂心150克,小皮1枚炙令焦。

【用法用量】上四味为末,蜜丸如大豆,儿二岁至五岁,服五至十丸,日三。

【功能主治】治小儿积冷久下瘥后余脱肛不瘥,腹中冷,肿中疼痛不得入者。

### 除热结肠丸

【处方】川连、柏皮、苦参、鬼臼、独活、橘皮、芍药、阿胶各25克。

【用法用量】上八味为末,以蓝汁及蜜丸如小豆,日服五丸至十丸冬无蓝汁,可用蓝子0.1升,春蜜和丸。

【功能主治】断小儿热,下黄赤汁末,及鱼脑杂血,肛中疮烂坐生虫。

### 蒲黄汤

【处方】蒲黄、麦冬、大黄、黄芩各21克,甘草17克,芒硝15克,黄连27克。

【用法用量】上七味㕮咀,以水2升,煮取1升,去滓纳芒硝,分三服,消息视儿羸瘦半之,大小便血即愈,忌冷食。

【功能主治】治小儿落床坠地,如有瘀血,腹中阴阴,寒热不肯乳哺,但啼哭叫唤。

# 三、七窍方

## 神曲丸

【处方】神曲 200 克,磁石 100 克研,光明砂 50 克研。

【用法用量】上三味末之,炼蜜为丸如梧子大,饮服 3 丸,日三,不禁,常服益眼力,众方不及,学者宜知此方神验不可言,当秘之一名磁朱丸。

【功能主治】主明目。

## 补肝丸

【处方】青葙子、桂心、葶苈子、杏仁、细辛、茺蔚子、枸杞子、五味子各 50 克,茯苓、黄芩、防风、地肤子、泽泻、决明子、麦门冬、蕤仁各 63 克,车前子、菟丝子各 0.2 升,干地黄 100 克,兔肝 1 具。

【用法用量】上二十味末之,蜜丸。饮下 20 丸,如梧子,日再,加至 30 丸。

【功能主治】治眼暗。

## 补肝散

【处方】青羊肝 1 具,去上膜薄切之,以新瓦瓶子未用者净拭之,纳肝于中,炭火上炙之,令极干,汁尽末之,决明子 0.5 升,蓼子 0.1 升熬令香。

【用法用量】上三味合治下筛。以粥饮,食后服方寸匕,日二,稍加至三匕,不过两剂。

【功能主治】治目失明漠漠。

## 补肝散

【处方】细辛、钟乳粉炼成者,茯苓、云母粉炼成者,远志、五味子等分。

【用法用量】上六味治下筛。以酒服五分匕,日三,加至一钱匕。

【功能主治】治三十年失明。

## 补肝芜菁子散

【处方】芜菁子 3 升净淘,以清酒 3 升煮令熟,曝干。

【用法用量】治下筛。以井花水和服方寸匕,稍加至三匕。

【功能主治】常服明目。

## 补肝散

【处方】地肤子 10 升阴干末之,生地黄 2.5 升,捣取汁。

【用法用量】上二味以地黄汁和散,曝干,共为末。以酒服方寸匕,日二服。

【功能主治】治男子五劳七伤明目。

## 泻肝汤方

【处方】柴胡、芍药、大黄各 200 克,决明子、泽泻、黄芩、杏仁各 150 克,升麻、枳实、栀子仁、竹叶各 100 克。

【用法用量】上十一味㕮咀。水 9 升,煮取 2.7 升,分三服。热多体壮,加大黄 50 克;羸老,去大黄,加栀子仁 250 克。

【功能主治】治眼赤漠漠不见物,息肉生。

## 大枣煎方

【处方】大枣 7 枚去皮核,黄连 100 克碎,绵裹,淡竹叶切 0.5 升。

【用法用量】上三味,以水 2 升煮竹叶,取 1 升,澄清取.08 升,纳枣肉、黄连煎取 0.4 升,去滓令净,细细以敷目中。

【功能主治】治目热赤,生赤脉侵睛,息肉急痛,闭不开,如芥在眼磣痛。

## 洗眼汤

【处方】秦皮、黄柏、决明子、黄连、黄芩、蕤仁各 37 克,栀子 7 枚,大枣 5 枚。

【用法用量】上八味㕮咀。以水 2 升浸,煮取.06 升,澄清,仰卧洗目,日一。

【功能主治】治热上出攻,目生障翳、目热痛汁出。

### 洗眼汤

【处方】甘竹叶二七枚,乌梅 3 枚,古钱 3 枚。

【用法用量】上三味,以水 2 升渍药半日,东向灶煮二沸,三上三下,得 0.2 升,临欲眠。

【功能主治】治目赤痛方。

## 鼻病第二

### 通草散方

【处方】通草 25 克,矾石 50 克,真珠 50 克。

【用法用量】上三味末之,捻绵如枣核,取药如小豆,着绵头,纳鼻中,日三易之。

【功能主治】治鼻中息肉不通利。

### 生地黄汤

【处方】生地黄 400 克,黄芩 50 克,阿胶 100 克,柏叶一把,甘草 100 克。

【用法用量】上五味㕮咀。以水 7 升,煮取 3 升,去滓,纳胶煎取 2.5 升,分三服。

【功能主治】主衄方。

## 口病第三

### 五香丸

【处方】豆蔻、丁香、藿香、零陵香、青木香、白芷、桂心各 50 克,香附子 100 克,甘松香、当归各 25 克,槟榔 2 枚。

【用法用量】上十一味末之,蜜和丸,常含 1 丸,如大豆,咽汁,日三夜一。

【功能主治】治口及身臭,令香止烦散气。

药王孙思邈 奇方妙治

### 熏衣香方

【处方】鸡骨煎香、零陵香、丁香、青桂皮、青木香、枫香、郁金香各 150 克,薰陆香、甲香、苏合香、甘松香各 100 克,沉水香 250 克,雀头香、藿香、白檀香、安息香、艾纳香各 50 克,麝香 25 克。

【用法用量】上十八味末之,蜜 2.5 升煮,肥枣 40 枚,令烂熟,以手痛搦,令烂如粥,以生布绞去滓,用和香,干湿如捼,捣五百杵,成丸,密封七日乃用之,以微火烧之,以盆水纳笼下,以杀火气,不尔,必有焦气也。

【功能主治】治口臭。

### 湿香方

【功能主治】沉香 1.37 千克,甘松、檀香、雀头香一作藿香,甲香、丁香、零陵香、鸡骨煎香各 169 克,麝香 119 克,薰陆香 163 克。

【用法用量】上十味末之,欲用以蜜和,预和歇,不中用。

【功能主治】治口臭。

### 衣香方

【处方】零陵香、藿香各 200 克,甘松香、茅香各 150 克,丁子香 50 克,苜蓿香 100 克。

【用法用量】上六味各捣,加泽兰叶 200 克,粗下用之,极美。

【功能主治】治口臭。

## 唇病第四

### 润脾膏

【处方】生地黄汁 1 升,生麦门冬 200 克,生天门冬切 1 升,葳蕤 200 克,细辛、甘草、川芎、白术各 100 克,黄芪、升麻各 150 克,猪膏 3 升。

【用法用量】上十一味㕮咀,诸药苦酒淹一宿,绵裹药,临煎下生地黄汁,与猪膏共煎取膏鸣,水气尽去滓,取细细含之。

【功能主治】治脾热唇焦枯无润。

## 甲煎唇脂

【处方】先以麻捣泥,泥两口好瓷瓶,容 10 升以上,各浓半寸曝令干。甘松香 250 克,艾纳香、苜蓿香、茅香各 50 克,藿香 150 克,零陵香 200 克。

【用法用量】上六味先以酒 1 升,水 5 升相和作汤,洗香令净,切之,又以酒水各 1 升浸一宿,明旦纳于 15 升乌麻油中,微火煎之,三上三下,去滓,纳上件一口瓶中。

【功能主治】治唇裂口臭方。

## ⬤齿病第五⬤

## 含漱汤

【处方】独活 150 克,黄芩、川芎、细辛、荜茇各 100 克,当归 150 克,丁香 50 克。

【用法用量】上七味㕮咀。以水 5 升,煮取 2.5 升,去滓含嗽之,须臾闷乃吐,更含之。

【功能主治】治齿痛方。

## ⬤喉病第六⬤

## 乌　膏

【处方】生乌 500 克,升麻 150 克,羚羊角 100 克,蔷薇根切 1 升,艾叶 13 克生者尤佳,芍药 100 克,通草 100 克,生地黄切 0.5 升,猪脂 1 千克。

【用法用量】上九味㕮咀。绵裹,苦酒 1 升,淹浸一宿,纳猪脂中,微火煎取,苦酒尽,膏不鸣为度,去滓,薄绵裹膏似大杏仁,纳喉中,细细吞之。

【功能主治】喉咙者,脾胃之候,若脏热,喉则肿塞,神气不通,乌膏主之。

### 母姜酒

【处方】母姜汁 2 升,酥、牛髓、油各 1 升,桂心、秦椒各 50 克,防风 75 克,川芎、独活各 63 克。

【用法用量】上九味末之,纳姜汁中煎,取相淹濡,下髓酥油等,令调,微火,三上三下煎之,平旦温清酒 1 升,下 0.2 升膏,即细细吞之,日三夜一。

【功能主治】咽门者,肝胆之候,若脏热,咽门则闭而气塞,若腑寒,咽门则破而声嘶。

## 面药第七

### 澡豆方

【处方】白芷、白术、白藓皮、白蔹、白附子、白茯苓、羌活、葳蕤、栝楼子、桃仁、杏仁、菟丝子、商陆、土瓜根、川芎各 50 克,猪胰两具大者细切,冬瓜仁 0.4 升,白豆面 1 升,面 3 升,溲猪胰为饼,曝干捣筛。

【用法用量】上十九味合捣,筛入面,猪胰拌匀更捣。每日常用,以浆水洗手面,甚良。

【功能主治】洗手面,令白净悦泽。

### 澡豆洗手面方

【处方】白藓皮、白僵蚕、川芎、白芷、白附子、鹰屎白、甘松香、木香各 150 克（一本用本）,土瓜根 50 克（一本用甜瓜子）,白梅肉三七枚,大枣 30 枚,麝香 100 克,鸡子白 7 枚,猪胰 3 具,杏仁 30 枚,白檀香、白术、丁子香各 150 克（一本用细辛）,冬瓜仁 0.5 升,面 3 升。

【用法用量】上二十味,先以猪胰和面曝干,然后合诸药,捣末,又以白豆屑 2 升为散,旦用洗手面,十日色白如雪,三十日如凝脂,神验《千金翼》无白僵蚕、川芎、白附子、大枣,有桂心 150 克。

【功能主治】治面黑不净。

## 澡豆方

【处方】猪胰五具细切,毕豆面 1 升,皂荚三挺,栝楼实 150 克一方不用,葳蕤、白茯苓、土瓜根各 250 克。

【用法用量】上七味捣筛,将猪胰拌和,更捣令匀,每旦取洗手面,百日白净如素。

【功能主治】洗面药。

## 面　脂

【处方】白芷、冬瓜仁各 150 克,葳蕤、细辛、防风各 75 克,商陆、川芎各 150 克,当归、藁本、蘼芜、土瓜根去皮、桃仁各 50 克,木兰皮、辛夷、甘松香、麝香、白僵蚕、白附子、栀子花、零陵香 25 克,猪胰 3 具切,水渍六日,欲用时,以酒取汁渍药。

【用法用量】上二十一味薄切,绵裹,以猪胰汁渍一宿,平旦以前,猪脂 6 升,微火三上三下,白芷色。

【功能主治】主悦泽人面,耐老方。

## 面　脂

【处方】丁香、零陵香、桃仁、土瓜根、白蔹、防风、沉香、辛夷、栀子花、当归、麝香、藁本、商陆、芎劳各 150 克,葳蕤一本作白芨、藿香一本无、白芷、甘松香各 125 克,菟丝子 150 克,白僵蚕、木兰皮各 125 克,蜀水花、青木香各 100 克,冬瓜仁 200 克,茯苓 150 克,鹅脂、羊肾脂 1.5 升,羊髓 1 升,生猪脂 3 升。

【用法用量】上二十九味㕮咀,先以美酒 5 升,猪胰六具,取汁,渍药一宿,于猪脂中极微火煎之,三上三下,白芷色黄,以绵一大两纳生布中,绞去滓,入麝香沫,以白木篦搅之,至凝乃止,任性用之,良。

【功能主治】治面上皱黑,凡是面上之疾皆主之方。

## 猪蹄汤

【处方】猪蹄 1 具,桑白皮、川芎、葳蕤各 150 克,白术 100 克,白茯苓 150 克,商陆 100 克一作当归,白芷 150 克。

【用法用量】上八味㕮咀,以水 30 升煎猪蹄及药,取 10 升,去滓,温一盏,洗手面,大佳。

【功能主治】洗手面,令光润。

## 猪蹄浆

【处方】大猪蹄 1 具。

【用法用量】净治如食法,以水 2 升,清浆水 1 升不渝,釜中煮成胶,以洗手面,又以此药和澡豆,夜涂面,旦用浆水洗面皮,即急。

【功能主治】急面皮,去老皱,令人光净。

## 白面方

【处方】牡蛎 150 克,土瓜根 50 克。

【用法用量】上二味末之,白蜜和之,涂面即白如玉。旦以温浆水洗之,慎风日。

【功能主治】净面,洁白。

## 鹿角散

【处方】鹿角长一握,牛乳 3 升,川芎、细辛、天门冬、白芷、白附子、白术、白蔹各 150 克,杏仁二七枚,酥 150 克。

【用法用量】上十一味㕮咀,其鹿角先以水渍一百日,出与诸药纳牛乳中,缓火煎令汁尽,出角,以白练袋贮之,余药勿取。至夜取牛乳石上摩鹿角,取涂面,旦以浆洗之,无乳,小便研之亦得。

【功能主治】令百岁老人面如少女,光泽洁白。

## 桃花丸

【处方】桃花 2 升,桂心、乌喙、甘草各 50 克。

【用法用量】上四味末之,白蜜为丸,服如大豆许 10 丸,日二。十日易形。

【功能主治】治面黑,令人洁白光悦。

## 铅丹散

【处方】铅丹 63 克,真女菀 126 克。

【用法用量】上二味治下筛,酒服一刀圭,日三,男十日知,女二十日知,知则止。

【功能主治】治面黑,令人面白如雪。

## 白杨皮散

【处方】白杨皮 37 克,一方用橘皮,桃花 50 克,白瓜子仁 63 克。

【用法用量】上三味治下筛,温酒服方寸匕,日三。欲白,加瓜子;欲赤,加桃花。三十日面白,五十日手足俱白。

【功能主治】治面与手足黑,令光泽洁白。

## 白瓜子丸

【处方】白瓜子 100 克,藁本、远志、杜蘅各 50 克,天门冬 150 克,白芷、当归、车前子、云母粉各 50 克,柏子仁、细辛、橘皮、栝蒌仁、铅丹、白石脂各 25 克。

【用法用量】上十五味末之,蜜和,空腹服如梧子,20 丸,日三。

【功能主治】治面,令色白。

## 栀子丸

【处方】栀子仁 3 升,川芎 200 克,大黄 300 克,豉 3 升,木兰皮 25 克,甘草 200 克。

【用法用量】上六味末之,蜜和,服 10 丸如梧桐子,日三,稍加至 15 丸。

【功能主治】治酒鼻方。

药王孙思邈 奇方妙治

# 四、脚方、诸风、伤寒方

## 论风毒状第一

### 第一竹沥汤

【处方】竹沥 5 升,甘草、秦艽、葛根、黄芩、麻黄、防己、细辛、桂心、干姜各 50 克,茯苓 150 克,防风、升麻各 75 克,附子 2 枚,杏仁 50 枚。

【用法用量】上十五味㕮咀,以水 7 升合竹沥,煮取 3 升,分三服,取汗《千金翼方》无茯苓、杏仁,有白术 50 克。

【功能主治】治两脚痹弱,或转筋皮肉不仁,腹胀起如肿,按之不陷,心中恶,不欲食或患冷方。

### 第二大竹沥汤

【处方】竹沥 14 升,独活、芍药、防风、茵芋、甘草、白术、葛根、细辛、黄芩、川芎各 100 克,桂心、防己、人参、石膏、麻黄各 50 克,生姜、茯苓各 150 克,乌头 1 枚。

【用法用量】上十九味㕮咀,以竹沥煮取 4 升,分六服,先未汗者取汗,一状相当即服。

【功能主治】治猝中风,口噤不能言,四肢缓纵,偏痹挛急,风经五脏,恍惚恚怒无常,手足不随。

### 第三竹沥汤

【处方】竹沥 19 升,防风、茯苓、秦艽各 150 克,当归、黄芩、人参、川芎、细辛、桂心、甘草、升麻千金翼作通草、麻黄、白术各 100 克,附子 2 枚,川椒 50 克,葛根 250 克,生姜 400 克。

【用法用量】上十八味㕮咀,以竹沥煮取 4 升,分五服,初得病即须摩膏,日再,痹定止千金翼无麻黄川椒生姜。

【功能主治】治风毒入人五内,短气,心下烦热,手足烦疼,四肢不举,皮肉不仁,口噤不能言。

## 麻黄汤

【处方】麻黄 50 克，大枣 20 枚，茯苓 150 克，杏仁 30 枚，防风、白术、当归、升麻、川芎、芍药、黄芩、桂心、麦冬、甘草各 100 克。

【用法用量】上十四味㕮咀，以水 9 升清酒 2 升合，煮取 2.5 升，分四服，日三夜一，覆令小汗，粉之，莫令见风。

【功能主治】治恶风毒瓦斯，脚弱无力，顽痹，四肢不仁，失音不能言，毒瓦斯冲心。

## 第二服独活汤方

【处方】独活 200 克，干地黄 150 克，生姜 250 克，葛根、桂心、甘草、麻黄、芍药各 100 克

【用法用量】上八味㕮咀，以水 8 升清酒 2 升合，煎取 2.5 升，分四服，日三夜一。

## 第三服兼补浓朴汤

【处方】浓朴、川芎、桂心、干地黄、芍药、当归、人参各 100 克，黄芪、甘草各 150 克，吴茱萸 2 升，半夏 350 克，生姜 500 克。

【用法用量】上十二味㕮咀，以水 20 升煮猪蹄 1 具，取汁 12 升，去上肥，纳清酒 3 升合，煮取 3 升，分四服，相去如人行二十里久。

【功能主治】并治诸气咳嗽，逆气呕吐。

## 第四服风引独活汤兼补方

【处方】独活 200 克，茯苓、甘草各 150 克，升麻 75 克，人参、桂心、防风、芍药、当归、黄芪、干姜、附子各 100 克，大豆 2 升。

【用法用量】上十三味㕮咀，以水 9 升清酒 3 升合，煮取 3.5 升，分四服，相去如人行二十里久，更进服。

药王孙思邈 奇方妙治

### 防风汤

【处方】防风、麻黄、川芎、人参、芍药、当归、茯苓、半夏、甘草、橘皮各 50 克,鳖甲、生姜、桂心各 100 克,杏仁 75 克,赤小豆 1 升,贝子、乌梅各 5 枚,大枣 20 枚,吴茱萸.05 升,犀角、羚羊角各 25 克,薤白 14 枚。

【用法用量】上二十二味咬咀,以水 10 升,煮取 3 升,分三服,一日令尽。一方用水 12 升,间食糜。一方半夏 150 克,随时用。

【功能主治】治脚痹,并治毒瓦斯上冲心胸,呕逆宿癖,积气疝气。

### 独活汤

【处方】独活 200 克,当归、防风、茯苓、芍药、黄耆、葛根、人参、甘草各 100 克,大豆 2 升,附子 1 枚,干姜 150 克。

【用法用量】上十二味咬咀,以水 10 升清酒 2 升合,煮取 3 升,分三服。

【功能主治】治脚痹方。

### 越婢汤

【处方】麻黄 300 克,石膏 400 克,白术 200 克,大附子 1 枚,生姜 150 克,甘草 100 克,大枣 15 枚。

【用法用量】上七味咬咀,以水 7 升先煮麻黄,再沸掠去沫,入诸药煮取 3 升,分三服,覆取汗。

【功能主治】治风痹脚弱方。

### 风引汤

【处方】麻黄、石膏、独活、茯苓各 100 克,吴茱萸、附子、秦艽、细辛、桂心、人参、防风、川芎、防己、甘草各 50 克,干姜 75 克,白术 150 克,杏仁 60 枚。

【用法用量】上十七味咬咀,以水 16 升,煮取 3 升,分三服,取汗。

【功能主治】治两脚疼痹肿,或不仁拘急,屈不得行方。

## 大鳖甲汤

【处方】鳖甲 100 克,防风、麻黄、白术、石膏、知母、升麻、茯苓、橘皮、芎䓖、杏仁、人参、半夏、当归、芍药、蓤蕤、甘草、麦门冬各 50 克,羚羊角 13 克,大黄 50 克半,犀角、青木香、雄黄各 25 克,大枣 10 枚,贝齿、乌头各 7 枚,生姜 150 克,薤白 14 枚,麝香 6 克,赤小豆 0.3 升,吴茱萸 0.5 升。

【用法用量】上三十一味㕮咀,以水 20 升,煮取 4 升,分六服,相去十里久,得下止。

【功能主治】治脚弱风毒,挛痹气上,及伤寒恶风,温毒,山水瘴气热毒,四肢痹弱。

## 小鳖甲汤

【处方】鳖甲、黄芩、升麻、麻黄、羚羊角、桂心、杏仁各 150 克,前胡 200 克,乌梅 20 枚,薤白 30 枚。

【用法用量】上十味㕮咀,以水 10 升,煮取 2.7 升,分三服,此常用。若体强壮欲须利者,加大黄 100 克。

【功能主治】治身体虚胀如微肿,胸心痞满,有气壮热,小腹浓重两脚弱。

## 风缓汤

【处方】独活、麻黄、犀角各 150 克,一方用羚羊角,半夏 1 升,大枣、乌梅各 20 枚,桂心、鳖甲、升麻、橘皮、枳实、甘草、吴茱萸、大黄各 50 克,生姜、石膏各 300 克,贝齿 7 枚。

【用法用量】上十七味㕮咀,以水 14 升,煮取 4 升,分五服,日三夜二,不瘥至三剂必瘥。

【功能主治】治脚弱,举体痹不仁,热毒瓦斯入脏,胸中满塞不通,食即呕吐。

## 大犀角汤

【处方】犀角、旋复花、防己、白术、桂心、橘皮、黄芩、生姜、桑白皮、前胡、茯苓各 100 克,香豉 1 升,大枣 10 枚,紫苏茎叶一握。

【用法用量】上十四味㕮咀,以水 9 升,煮取 2.7 升,分三服,相去十里久,取下气为度。

【功能主治】疗香港脚毒冲心变成水,身体遍肿,闷绝欲死。

## 茱萸汤

【处方】吴茱萸 6 升,木瓜两颗切。

【用法用量】上二味,以水 13 升煮,取 3 升,分三服,相去如人行十里久,进一服。或吐或汗或利或大热闷,即瘥。

【功能主治】治香港脚入腹,困闷欲死,腹胀。

## 小风引汤

【处方】独活、茯苓、人参各 150 克,防风、当归、甘草、干姜、石斛各 100 克(胡洽作黄),附子 1 枚,大豆 2 升。

【用法用量】上十味㕮咀,以水 9 升酒 3 升,煮取 3 升,分四服,服别相去如人行十里久。

【功能主治】治中风,腰脚疼痛弱者。

## 四物附子汤

【处方】附子 2 枚,桂心 200 克,白术 150 克,甘草 100 克。

【用法用量】上四味㕮咀,以水 6 升,煮取 3 升,分三服,微汗愈。大汗烦者,一服 0.5 升。

【功能主治】风湿相搏,骨节烦疼,四肢拘急不可屈伸,近之则痛,自汗出而短气,小便不利,恶风不欲去衣,或头面手足时时浮肿。

## 道人深师增损肾沥汤

【处方】黄芪、甘草、芍药、麦冬、人参、肉苁蓉、干地黄、赤石脂、茯神、地骨白皮、当归、远志、磁石、枳实、防风、龙骨各 50 克,桂心、川芎各 100 克,生姜 200 克,五味子 0.3 升,大枣 30 枚,白羊肾一具,半夏 1 升。

【用法用量】上二十三味㕮咀,以水 40 升煮羊肾,取汁 12 升纳诸药,煮取 4 升,分五服。

【功能主治】治风虚劳损挟毒,脚弱痛痹或不随,下焦虚冷,胸中微有客热,心虚惊悸不得眠,食少失气味,日夜数过心烦迫不得卧,小便不利,又时复下。

## 石膏汤

【处方】石膏、龙胆、升麻、芍药、贝齿、甘草、鳖甲、黄芩、羚羊角各50克,橘皮、当归各100克。

【用法用量】上十一味㕮咀,以水8升,煮取3升,分三服。

【功能主治】治香港脚风毒,热气上冲头面,面赤矜急,鼻塞去来,来时令人昏愦,心胸恍惚。或苦惊悸,身体战掉,手足缓纵。或酸痹头目眩重,眼反鼻辛,热气退场门中。或患味甜,诸恶不可名状者。

## 半夏汤

【处方】半夏1升,桂心400克,干姜250克,甘草、人参、细辛、附子各100克,川椒0.2升。

【用法用量】上八味㕮咀,以水10升,煮取3升,分三服。初稍稍进,恐气冲上,格塞不得下,小小服,通人气耳。

【功能主治】治香港脚上入腹,腹急上冲胸,气急欲绝。

## 乌头汤

【处方】乌头、细辛、川椒各50克,甘草、秦艽、附子、桂心、芍药各100克,干姜、茯苓、防风、当归各150克,独活200克,大枣20枚。

【用法用量】上十四味㕮咀,以水12升,煮取4升,分五服,若热毒多服益佳。

【功能主治】治风冷脚痹疼痛,挛弱不可屈伸。

## 追毒汤

【处方】半夏、生姜各200克,黄芪、甘草、当归、人参、浓朴、独活、橘皮各50克,枳实、麻黄、干地黄、芍药各100克,桂心150克,贝子7枚,大枣20枚。

【用法用量】上十六味㕮咀,以水12升,煮取3.6升,分四服,日三夜一。

【功能主治】治脚弱,风热上入心腹,烦闷欲绝。

### 风缓汤

【处方】独活、甘草、石膏各150克，羚羊角、犀角各25克，麻黄、防风、当归、升麻、橘皮、吴茱萸、桂心、半夏、鳖甲各100克，枳实50克，生姜300克，大枣20枚，贝齿7枚，乌头100克一作乌梅10枚。

【用法用量】上十九味㕮咀，以水14升，煮取4升，一服1升。若有少虚热者，加干地黄100克。

【功能主治】治脚弱体痹不仁，毒瓦斯上入脏，胸中满塞不通，食辄吐失味。

### 紫苏子汤

【处方】紫苏子、半夏各1升，前胡、浓朴、甘草、当归各50克，橘皮150克，大枣20枚，生姜500克，桂心200克。

【用法用量】上十味㕮咀，以水13升，煮取2.5升，分五服，日三夜二。

【功能主治】治脚弱上气。

### 附子汤

【处方】附子3枚，茯苓、人参、甘草、桂心、芍药各150克，白术200克。

【用法用量】上七味㕮咀，以水8升，煮取3升，分三服。

【功能主治】治湿痹缓风，身体疼痛如欲折，肉如锥刺刀割。

### 防风汤

【处方】防风、麻黄、秦艽、独活、生姜、半夏各100克，当归、远志、甘草、防己、人参、黄芩、升麻、芍药各50克，石膏25克，麝香13克。

【用法用量】上十六味㕮咀，以水13升，煮取4升，一服1升，初服浓覆取微汗，亦当两三行下，其间相去如人行十里久。

【功能主治】治肢体虚风微痉发热，肢节不随，恍惚狂言，来去无时，不自觉悟。

### 甘草汤

【处方】甘草、人参各50克，半夏1升，桂心、川椒各150克，小麦0.8升，大枣

20 枚,生姜 400 克,吴茱萸 2 升。

【用法用量】上九味㕮咀,以水 13 升煮小麦,取 10 升,去小麦,纳诸药煮取 3 升,分六服。

【功能主治】治脚弱,举身浮肿,反胃,食谷吐逆,胸中气结不安而寒热,下痢不止,小便难。

## 恒山甘草汤

【处方】恒山 150 克,甘草 75 克。

【用法用量】上二味㕮咀,以水 4 升,煮取 1.5 升,分三服,相去五里久一服。

【功能主治】若寒热日再三发,可服此方。

## 丹参牛膝煮散

【处方】丹参、牛膝、桑白皮、杏仁、升麻、茯苓、猪苓各 200 克,犀角、黄芩、橘皮、防己、白前、泽泻、桂心、秦艽各 150 克,生姜、李根白皮各 100 克,大麻仁 1 升。

【用法用量】上十八味捣粗筛,以水 1.5 升,纳散方寸匕,煮取 0.7 升轻绢滤去滓,顿服日再。

【功能主治】治脚痹弱,气满身微肿。

### 诸散第二

## 八风散

【处方】菊花 150 克,石斛、天雄各 75 克,人参、附子、甘草各 63 克,钟乳、山药、川断、黄芪、泽泻、麦冬、远志、细辛、龙胆、秦艽、石苇、菟丝子、牛膝、菖蒲、杜仲、茯苓、干地黄、柏子仁、蛇床子、防风、白术、干姜、萆薢、山茱萸、五味子、乌头各 50 克,苁蓉 100 克。

【用法用量】上三十三味治下筛,酒服方寸匕,日三,不效加至二匕。

【功以主治】治风虚面青黑土色不见日月光。香港脚痹弱准经面青黑主肾,不见日月光主肝,宜补肾治肝。

### 大八风散

【处方】巴戟肉、黄芪、桂心、细辛、天雄、萆薢、肉苁蓉、牡荆子、山药、菊花、葳蕤、山萸、秦艽、黄芩、石斛、白术、矾石、浓朴、龙胆、人参、蜀椒各 25 克，附子、五味子各 37 克，菖蒲、茯苓、牛膝千金翼作干姜，乌喙、远志各 50 克，桔梗 63 克，川芎、白蔹、芍药各 13 克。

【用法用量】上三十二味治下筛，酒服半寸匕，日三。

【功能主治】治诸缓风湿痹脚弱。

### 内补石斛秦艽散

【处方】石斛、附子、天雄、桂心、独活、天冬各 50 克，秦艽、乌头、人参、干姜、当归、防风、杜仲各 63 克，山萸、莽草、桔梗、细辛、麻黄、前胡、五味子各 37 克，川椒、白芷、白术各 25 克。

【用法用量】上二十三味治下筛，酒服方寸匕，日再服，不知稍增至二匕，虚人三建皆炮，实人亦可生用。

【功能主治】治风虚脚弱，手足拘挛，疼痹不能行。脚跌肿上膝，小腹坚如绳约，气息常如忧恚，不能食饮，皆由五劳七伤，肾气不足，受风湿故也。

### 秦艽散

【处方】秦艽、干姜、桔梗、附子各 50 克，天雄、当归、天冬、人参、白术、川椒各 21 克，乌头、细辛各 37 克，甘草、白芷、山萸肉、麻黄、前胡、防风、五味子各 25 克。

【用法用量】上十九味治下筛，酒服方寸匕，日三，若老人少服之。

【功能主治】治风无久新卒得不知人，四肢不仁，一身尽痛，偏枯不随，不能屈伸，洒洒寒热，头目眩，或口面僻。

### 淮南八公石斛万病散

【处方】防风、茯苓、菊花、细辛、川椒、干姜、云母、苁蓉、人参、干地黄、附子、石斛、杜仲、远志、菟丝子、天雄、萆薢、桂心、牛膝、蛇床子、白术、薯蓣、巴戟、菖蒲、川断、山萸各 50 克，五味子 25 克。

【用法用量】上二十七味治下筛，酒服方寸匕，日再。

【功能主治】治风湿疼腰脚不随。

## 茱萸散

【处方】吴茱萸、干姜、白蔹、牡荆千金翼作牡桂、附子、天雄、狗脊、干漆、薯蓣、秦艽、防风各 25 克。

【用法用量】上十一味治下筛,先食服方寸匕,日三。药入肌肤中淫淫然,三日知,一月瘥。

【功能主治】治冷风脚跛偏枯,半身不随,昼夜呻吟,医所不治。

### 酒醴第三

## 石斛酒

【处方】石斛、丹参、五加皮各 250 克,侧子、秦艽、杜仲、山茱、牛膝各 200 克,桂心、干姜、羌活、川椒、橘皮、黄芪、白前、芎䓖、茵芋、当归各 150 克,苡仁 1 升,防风 100 克,钟乳 400 克,捣碎别绢袋盛,系大药袋内。

【用法用量】上二十一味㕮咀,以酒 40 升渍三日,初服 0.3 升,日再,稍稍加以知为度。

【功能主治】治风虚气满,脚痛痹挛,弱不能行。

## 钟乳酒

【处方】钟乳 400 克,丹参 300 克,石斛、杜仲、天冬各 250 克,牛膝、防风、黄芪、川芎、当归各 200 克,附子、桂心、秦艽、干姜各 150 克,山茱、肉苁蓉各 1 升。

【用法用量】上十六味㕮咀,以清酒 30 升渍之三日,初服 0.3 升,日再,后稍加之,以知为度。

【功能主治】治风虚劳损,脚疼冷痹羸瘦挛弱不能行。

## 枸杞菖蒲酒

【处方】菖蒲 25 千克,枸杞根 50 千克。

【用法用量】上二味细锉,以水 400 升,煮取 160 升,去滓,酿二斛米酒,熟稍稍饮之。

【功能主治】治缓急风,四肢不随,行步不正,口急及四体不得屈伸。

## 虎骨酒

【处方】虎骨1具。

【用法用量】炭火炙令黄色,槌刮取净捣研,得数升清酒6升渍五宿,随性多少稍饮之。

【功能主治】治骨髓疼痛,风经五脏。

## 蓼　酒

【处方】八月三日,取蓼曝燥。

【用法用量】把之如5升大,六十把水600升,煮取100升,去滓,以酿酒如常法。随多少饮之。

【功能主治】治胃脘冷不能饮食,耳目不聪明,四肢有气,冬卧脚冷,服此酒十日后,目既精明,体又充壮。

## 小黄酒

【处方】黄芪、附子、川椒、防风、牛膝、细辛、桂心、独活、白术、川芎、甘草各150克,秦艽、乌头《集验》用山药150克、大黄、葛根、干姜、山萸肉各100克,当归125克。

【用法用量】上十八味吹咀,少壮人无所熬炼,虚老人微熬之,以绢袋盛,清酒20升渍之,春夏五日,秋冬七日。

【功能主治】治风虚痰癖,四肢偏枯,两脚弱,手不能上头。或小腹缩痛,胁下挛急,心下有伏水,胁下有积饮,夜喜梦,悲愁不乐,恍惚善忘,此由风虚五脏受邪所致。或久坐腰痛,耳聋猝起,眼眩头重。或举体流肿疼痹,饮食恶冷,涩涩恶寒,胸中痰满,及妇人产后余疾,风虚积冷不除者。

## 黄耆酒

【处方】黄芪、秦艽、川椒、干姜、独活、白术、川芎、苁蓉、细辛、牛膝各150克,葛根、当归各175克,甘草150克,山萸、桂心各100克,菖蒲125克,柏子仁、天雄、钟乳、防风各 100 克，大黄 50 克，乌头 150 克，石斛 100 克，石南 50 克，附子 150 克。

【用法用量】上二十五味哎咀，无所熬炼，清酒 30 升渍之。先食服 0.1 升，不知可至 0.5 升，日三。

【功能主治】治风虚脚疼痿弱，气闷不自收摄兼补。

## 茵芋酒

【处方】茵芋、乌头、石南、附子、细辛、独活、防风、川椒、女萎、卷柏、桂心、天雄、秦艽、防己各 50 克，踯躅 100 克。

【用法用量】上十五味哎咀，少壮人无所熬炼，虚老人薄熬之，清酒 20 升渍之，冬七日，夏三日，春秋五日。初服 0.1 升，不知加至 0.2 升，宁从少起，日再，以微痹为度。

【功能主治】治大风头眩重，目瞥无所见，或仆地气绝半日乃苏，口噤不开，半身偏死，拘急痹痛，不能动摇，历节肿痛，骨中酸疼，手不能上头，足不得屈伸，不能蹑履，行欲倾跛，皮中动淫淫如有虫啄，疹痒搔之生疮，甚者狂走，有此诸药皆主之。

## 大金牙酒

【处方】金牙 500 克，侧子、附子、天雄、人参、苁蓉、茯苓、当归、防风、黄芪、山药、细辛、桂心、萆薢、葳蕤、白芷、桔梗、黄芩、远志、牡荆子、川芎、地骨皮、五加皮、杜仲、浓朴、枳实、白术、牛膝、丹参各 150 克，独活 250 克，茵芋、石南、狗脊各 100 克，磁石 500 克，薏苡仁、麦冬各 2 千克，生石斛 400 克，蒴藋200 克，生地黄切千克。

【用法用量】上三十九味哎咀，以酒 80 升渍七日，温服 0.1 升，日四五夜一。

【功能主治】治瘴疬毒瓦斯中人，风冷湿痹，口面㖞，半身不遂，手足拘挛，历节肿痛，甚者小腹不仁。

## 钟乳酒

【处方】钟乳、石斛、苁蓉各 250 克，附子、甘菊各 100 克。

【用法用量】上五味哎咀，以清酒 30 升渍，服 0.2 升，日再，稍增至 1 升。

【功能主治】治虚损，通顺血脉，极补下气。

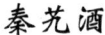

### 秦艽酒

【处方】秦艽、天冬、五加皮、牛膝、附子、桂心各 150 克,巴戟肉、杜仲、石南、细辛各 100 克,独活 250 克,薏苡仁 50 克。

【用法用量】上十二味㕮咀,以酒 20 升渍之,得气味,可服 0.3 升,渐加至 0.5~0.6 升,日三夜一。

【功能主治】治四肢风,手臂不收,髀脚疼弱,或有拘急挛缩屈指,偏枯痿,小不仁顽痹。

### 侧子酒

【处方】侧子、牛膝、丹参、山萸、萹蓄根、杜仲、石斛各 200 克,防风、干姜、川椒、细辛、独活、秦艽、桂心、川芎、当归、白术、茵芋各 150 克,五加皮 250 克,薏苡仁 1 升。

【用法用量】上二十味㕮咀,绢袋盛,清酒 40 升渍六宿。初服 0.3 升,稍加以知为度,患目昏头眩者弥精。

【功能主治】治风湿痹不仁,脚弱不能行。

## 诸膏第四

### 神明白膏

【处方】吴茱萸、川椒、川芎、白术、前胡崔氏作白前、白芷各 1 升,附子 63 克,桂心、当归、细辛各 100 克。

【用法用量】上十味㕮咀,淳苦酒于铜器中,淹浸诸药,一宿以成。

【功能主治】中风恶气及头面诸病,青盲风目烂管翳、耳聋鼻塞、龋齿齿根挺痛及痈痔疮癣疥等。

### 卫侯青膏

【处方】当归、栝楼根、干地黄、甘草、川椒各 300 克,半夏 0.7 升,桂心、川芎、细辛、附子各 200 克,黄芩、桔梗、天雄、藜芦、皂荚各 75 克,浓朴、乌头、莽草、干姜、人参、黄连、寄生、川断、戎盐各 150 克，黄野葛 1 克，生竹茹 6 升，巴豆 20 枚，石南、杏仁各 50 克，猪脂 6 升，苦酒 16 升。

【用法用量】上三十一味㕮咀，诸药以苦酒渍一宿，以猪脂微火上煎之，三下三上，膏成。病在内以酒服如半枣，以外摩之，日三。

【功能主治】治百病久风，头眩鼻塞，清涕泪出，霍乱吐逆，伤寒咽痛，脊背头项强，偏枯拘挛。或缓或急或心腹久寒，积聚疼痛，咳逆上气，往来寒热，鼠漏瘰，历节疼肿，关节尽痛，男子七伤，胪胀腹满，羸瘦不能饮食，妇人生产余疾诸病，疥，恶疮痛肿阴蚀，黄胆，发背马鞍牛领疮肿。

## 神明青膏

【处方】川椒 0.5 升，皂荚、黄芩、石南、黄连、雄黄、桂心、藜芦各 6 克，白术、川芎、大黄、泽泻各 15 克，乌头、川断、莽草、人参各 11 克，半夏、当归各 25 克，干地黄 23 克，葳蕤、细辛各 21 克，附子、桔梗各 4 克，干姜 13 克，戎盐杏子大 1 枚。

【用法用量】上二十五味㕮咀，以苦酒 10 升渍之，羊髓 500 克，为东南三隅灶，纳诸药，炊以苇薪。作三聚新好土，药沸即下，置土聚上，三沸三下讫，药成，以新布绞去滓。病在外火炙摩之，在内温酒服如枣核，日三，后稍益，以知为度。

【功能主治】治鼻中干灌之并摩。

## 太傅白膏

【处方】川椒、升麻切各 1 升，附子 150 克，巴豆、川芎各 63 克，杏仁 0.5 升，狸骨、细辛各 75 克，白芷 25 克，甘草 100 克，白术 300 克(一方用当归 150 克)。

【用法用量】上十二味㕮咀，苦酒淹渍一宿，以猪脂四斤微火煎之，先削附子 1 枚，以绳系着膏中，候色黄膏成，去滓。伤寒心腹积聚，诸风肿疾，颈项腰脊强，偏枯不仁，皆摩之，日一。痛肿恶疮鼠漏瘰，炙手摩之。耳聋，取如大豆灌之。目痛，炙缈缥。白翳如珠当瞳，视无所见，取如糜米敷白上，令其人自以手掩之，须臾即愈，便以水洗，视如平复，且勿当风，三十日后乃可行。鼻中痛，取如大豆纳鼻中并以摩之。龋齿痛，以绵裹如大豆着痛齿上咋之。中风面目鼻口，僻以摩之。若晨夜行辟霜雾，眉睫落数数以铁浆洗，用膏摩之。

【功能主治】治百病。伤寒咽喉不利，头项强痛，腰脊两脚疼，有风痹湿肿难屈伸，不能行步，若风头眩鼻塞，有附息肉生疮，身体隐疹风瘙，鼠漏瘰，诸疽恶疮，马鞍牛领肿疮，及久寒结坚在心，腹痛胸痹，烦满不得眠饮食，咳逆上气，往来寒热，妇人产后余疾，耳目鼻口诸疾悉。

药王孙思邈 奇方妙治

### 曲鱼膏

【处方】大黄、黄芩、莽草、巴豆、野葛、牡丹、踯躅、芫花、川椒、皂荚、藜芦、附子各50克。

【用法用量】上十二味㕮咀，以苦酒渍药一宿以成，煎猪膏1.5千克，微火煎三沸一下，另纳白芷一片，三上三下，白芷色黄，药成去滓，微火炙手摩病上，日三。

【功以主治】治风湿痛痹，四肢弱，偏跛不仁，并痛肿恶疮。

### 野葛膏

【处方】野葛、犀角、蛇衔、莽草外台作茵芋，乌头、桔梗、升麻、防风、川椒、干姜、鳖甲、雄黄、巴豆各50克，丹参150克，踯躅花1升。

【用法用量】上十五味㕮咀，以苦酒4升渍之一宿以成，煎猪膏2.5千克，微火煎三上三下，药色小黄去滓，以摩病上。此方不可施之猥人，慎之。

【功以主治】治恶风毒肿，疼痹不仁，瘰恶疮，痈疽肿胫，脚弱偏枯百病。

### 苍梧道士陈元膏

【处方】当归、细辛、川芎各50克，桂心五寸，天雄30枚，生地1.5千克，白芷75克，丹砂100克，干姜十累，乌头150克，松脂400克，猪肪5千克。

【用法用量】上十二味㕮咀，以地黄汁渍药一宿，煎猪肪去滓，纳药煎十五沸去滓，纳丹砂末熟搅，用火炙手摩病上，日千遍瘥。

【功能主治】主一切风湿骨肉疼痛痹。

### 裴公八毒膏

【处方】川椒、当归、雄黄、丹砂各100克，乌头、巴豆各1升，薤白500克，莽草200克。

【用法用量】上八味㕮咀，以苦酒3升渍一宿，用猪脂2.5千克，东向灶苇薪火煎之，五上五下，候薤白黄色绞去滓。

【功能主治】卒中风毒，腹中绞刺痛，飞尸入脏；及魇寐不寤，尸厥奄忽不知人；宿食不消；中蜈蚣、蛇、蜂等毒者；若岁中多温，欲省病及行雾露中者。

## 诸风第五

### 小续命汤

【处方】麻黄、防己崔氏《外台》不用、人参、黄芩、桂心、白芍药、甘草、川芎、杏仁各 50 克,防风 75 克,附子 1 枚,生姜 250 克。

【用法用量】上十二味㕮咀,以水 12 升,先煮麻黄三沸去沫,纳诸药,煮取 3 升,分三服甚良。

【功能主治】治猝中风欲死,身体缓急口目不正,舌强不能语,奄奄忽忽,神情闷乱。诸风服之皆验,不虚方令人。

### 小续命汤

【处方】麻黄、桂心、甘草各 100 克,生姜 250 克,人参、川芎、白术前方用杏仁、附子、防己、芍药、黄芩各 50 克,防风 75 克。

【用法用量】上十二味㕮咀,以水 12 升,煮取 3 升,分三服。

【功能主治】治中风冒昧不知痛处,拘急不得转侧,四肢缓急,遗矢便利。此与大续命汤同,偏宜产后失血并老小人。

### 大续命汤

【处方】麻黄 400 克,石膏 200 克,桂心、干姜、川芎各 100 克,当归、黄芩各 50 克,杏仁 70 枚,荆沥 1 升。

【用法用量】上九味㕮咀,以水 10 升,先煮麻黄两沸,掠去沫,下诸药煮取 4 升,去滓。

【功能主治】治肝疬风猝然喑哑。

### 西州续命汤

【处方】麻黄 300 克,石膏 200 克,桂心 100 克,甘草、川芎、干姜、黄芩、当归各 50 克,杏仁 30 枚。

【用法用量】上九味㕮咀,以水 12 升煮麻黄,再沸掠去上沫,后下诸药,煮取 4

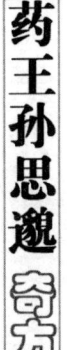
药王孙思邈 奇方妙治

升。初服 1 升犹能自觉者,勿熟眠;可卧浓覆,小汗出已渐减衣,勿复大覆,可熟眠矣。前服不汗者,后复 1 升。汗后稍稍,0.5 升一服,安稳乃服,勿顿服也。汗出则愈,勿复服。

【功能主治】治中风痱一作入脏,身体不知自收,口不能言,冒昧不识人,拘急背痛不得转侧方。

### 大续命散

【处方】麻黄、乌头、防风、桂心、甘草、蜀椒、杏仁、石膏、人参、芍药、当归、竹茹《翼方》作川芎、黄芩、茯苓、干姜各 50 克。

【用法用量】上十五味治下筛,以酒服方寸匕,日再后加,以知为度。

【功能主治】治八风十二痹,偏枯不仁。手足拘急疼痛,不得伸屈;头眩不能自举,起止颠倒;或卧苦惊如堕地状,盗汗、临事不起,妇人带下无子。风入五脏,甚者恐怖,见鬼来收摄;或与鬼神交通,悲愁哭泣,忽忽欲走方。

### 续命煮散

【处方】麻黄、川芎、独活、防己、甘草、杏仁各 150 克,桂心、附子、茯苓、升麻、细辛、人参、防风各 100 克,石膏 250 克,白术 200 克。

【用法用量】上十五味粗筛下,以五方寸匕纳小绢袋子中,以水 4 升和生姜 150 克,煮取 2.5 升,分三服,日日勿绝,慎风冷。大良吾尝中风,言语塞涩,四肢曳,处此方日服四服,十日十夜,服之不绝得愈。

【功能主治】治风无轻重,皆主之方。

### 排风汤

【处方】白藓皮、白术、芍药、桂心、川芎、当归、杏仁、防风、甘草各 100 克,独活、麻黄、茯苓各 150 克,生姜 200 克。

【用法用量】上十三味㕮咀,以水 10 升,煮取 3 升,每服 1 升,覆取微汗,可服三剂。

【功能主治】治男子妇人风虚湿冷,邪气入脏,狂言妄语,精神错乱。其肝风发则面青,心闷乱,吐逆呕沫,胁满头眩重,耳不闻人声,偏枯筋急,曲而卧。其心风发则面赤,翕然而热,悲伤嗔怒,张目呼唤。其脾风发则面黄,身体不仁,不能行步,饮食失味,梦寐倒错,与亡人相随。其肺风发则面白,咳逆唾脓血,上气奄然而极。其

肾风发则面黑,手足不遂,腰痛难以俯仰,痹冷骨疼,诸有此候,令人心惊,志意不定,恍惚多忘。

## 大八风汤

【处方】当归75克,五味子、升麻各75克,乌头、黄芩、芍药、远志、独活、防风、川芎、麻黄、秦艽、石斛、人参、茯苓各50克,杏仁40枚,黄芪、紫菀各50克,石膏50克,甘草、桂心、干姜各100克,大豆1升。

【用法用量】上二十三味㕮咀,以水13升、酒2升合煮取4升,强人分四服,羸人分六服。

【功能主治】治毒风顽痹曳,手脚不遂,身体偏枯,或毒弱不任。或风入五脏,恍恍惚惚,多语善忘,有时恐怖。或肢节疼痛,头眩烦闷。或腰脊强直不得俯仰,腹满不食,咳嗽。或始遇病时猝倒闷绝,即不能语便失音,半身不随不仁沉重,皆由体虚恃少不避风冷所致。

## 八风散

【处方】麻黄、白术各500克,羌活1.5千克,黄芩750克,大黄250克,栝楼根、甘草、栾荆、天雄、白芷、防风、芍药、天冬、石膏各500克,山茱萸、食茱萸、蹲踢各5升,茵芋700克,附子30枚,细辛、干姜、桂心各400克,雄黄、朱砂、丹参各300克。

【用法用量】上二十五味治下筛,酒服方寸匕,初每日一服,三十日后,日再,五十日知,百日瘥,一年平复,长服不已佳。先食服。

【功能主治】治八风十二痹。猥退半身不遂,历节疼痛,肌肉枯燥,皮肤动,或筋缓急痛不在一处。猝起目眩,失心恍惚,妄言倒错,身上瘑,面上起或黄汗出,更相染渍,或燥或湿,颜色乍赤乍白,或青或黑,角弓反张,乍寒乍热。

## 小八风散

【处方】天雄、当归、人参各2.5克,附子、天冬、防风、蜀椒、独活各四分,乌头、秦艽、细辛、白术、干姜各1.5克,麻黄、五味子、桔梗、山萸、柴胡、莽草、白芷各1克。

【用法用量】上二十味治下筛,合相得。酒服半方寸匕,渐至全匕,日三服,以身中觉如针刺状,药行也。

【功能主治】治迷惑如醉,狂言妄语,惊悸恐怖,恍惚见鬼,喜怒悲忧,烦满颠

倒,邑邑短气不得语,语则失忘。或心痛彻背,不嗜饮食,恶风不得去帷帐,时复疼热,恶闻人声,不知痛痒,身悉振摇,汗出,猥退,头重浮肿,抓之不知痛,颈项强直,口面㖞,四肢不随不仁偏枯,挛掣不得屈伸。

### 乌头汤

【处方】乌头、芍药、干姜、桂心、细辛、干地黄、当归、吴茱萸、甘草各 100 克。

【用法用量】上九味㕮咀,以水 7 升,煮取 2.5 升,分三服。

【功能主治】治八风五尸恶气游走胸心、流出四肢,来往不住,短气欲死。

### 地黄煎

【处方】生地黄汁 2 升,枸杞根汁 3 升,生姜汁、酥各 3 升,荆沥、竹沥各 5 升,天冬、人参各 400 克,茯苓 300 克,大黄、栀子仁各 200 克。

【用法用量】上十一味捣筛五物为散,先煎地黄等汁成煎,次纳散药搅和。每服一匕,日再渐加至三匕,觉利减之。

【功能主治】治热风心烦闷及脾胃间热不下食冷补。

### 大防风汤

【处方】防风、当归、麻黄、白术、甘草各 37 克,黄芩 63 克,干地黄、山茱萸、茯苓、附子各 50 克。

【用法用量】上十味㕮咀,以水 9 升,煮取 2.5 升,一服 0.7 升。大小便不利纳大黄、人参各 37 克、大枣 30 枚、生姜 150 克,煮取 3 升,分三服。深师加天冬 50 克。

【功能主治】治中风发热、无汗、肢节烦、腹急痛、大小便不利。

### 大戟洗汤

【处方】大戟、苦参各等分。

【用法用量】上二味为末,以药 0.5 升,白酢浆 10 升煮三沸,适寒温洗之,从上下寒乃止立瘥。小儿三指撮浆水 4 升煮洗之。

【功能主治】治中风发热方。

## 金牙酒

【处方】金牙碎如米粒,小绢袋盛、干地黄、地肤子无子用茎,苏恭用蛇床子、蒴藋根、附子、防风、细辛、莽草各 200 克,羌活 500 克,胡洽用独活,蜀椒 0.4 升。

【用法用量】上十味咬咀,以绢袋盛,用酒四斗于瓷罂中渍,密闭头,勿令泄气。春夏三四宿,秋冬六七宿,酒成去滓,日服 0.1 升。

【功能主治】疗积年八风五痓,举身曳、不得转侧、行步跛、不能收摄。又暴口噤失音、言语不正、四肢背脊筋急、肿痛流走不常、劳冷积聚少气、乍寒乍热,三焦不调,脾胃不磨饮、结实逆害、饮食酢咽、呕吐、食不生肌、医所不能治者。

## 常山太守马灌酒

【处方】天雄 100 克,生用,商陆根、蹀躞、蜀椒各 50 克,乌头 1 枚大者,附子 5 枚,桂心、白蔹、茵芋、干姜各 50 克。

【用法用量】上十味咬咀,以绢袋盛,酒 30 升渍,春夏五日,秋冬七日,去滓。初服 0.05 升,稍加至两 0.3 升。

【功能主治】除风气、通血脉、益精华、定六腑、聪耳明目、悦泽颜色、头白更黑、齿落更生。

## 蛮夷酒

【处方】干地黄、独活、丹参、礜石各 50 克,麦冬、附子、甘遂各 100 克,赤石脂 125 克,干姜、芫荑、芫花、柏子仁各 0.05 升,苏子 1 升,苁蓉、茯神一作茯苓、金牙、薯蓣、白术、杜仲、石南、牡荆子、山萸、款冬各 37 克,白芷、乌喙、乌头、人参、野狼毒、蜀椒、防风、细辛、矾石、寒水石、牛膝、麻黄、川芎、当归、柴胡、芍药、牡蛎、桔梗、狗脊《翼》作枸杞、天雄各 25 克,石斛、桂心各 13 克。

【用法用量】上四十五味咬咀,以酒 20 升渍,夏三日,春秋六日,冬九日,一服 0.05 升,密室中合药,勿令女人、六畜见之,三日清斋乃合。

【功能主治】治久风枯挛三十年着床及诸恶风眉毛堕落。

## 鲁王酒

【处方】茵芋、乌头、蹀躞各 63 克,天雄、防己、石斛各 50 克,细辛、牛膝、甘草、

105

柏子仁、通草、桂心、秦艽、茵陈、山茱萸、黄芩、附子、瞿麦、干地黄、王不留行胡洽作天冬,《翼方》作王荪、杜仲、泽泻、石南、防风、远志各 37 克。

【用法用量】上二十五味㕮咀,以酒 40 升渍十日,每服 0.1 升加至 0.4~0.5 升以知为度。

【功能主治】治风眩心乱、耳聋目暗、泪出、鼻不闻香臭、口烂生疮、风齿瘰、喉下生疮、烦热厥逆上气、胸胁肩胛痛、手不能上头、不能带衣、腰脊不能俯仰、脚痹不仁、难以久立。

### 独活酒

【处方】独活、石南各 200 克,防风 150 克,附子、乌头、天雄、茵芋各 100 克。
【用法用量】上七味㕮咀,以酒 20 升渍七日,每服 0.05,日三,以知为度。
【功能主治】治八风十二痹方。

## 贼风第六

### 桂枝酒

【处方】桂枝、川芎、独活、牛膝、薯蓣、甘草各 150 克,附子 100 克,防风、茯苓、天雄、茵芋、杜仲、蒴根、白术各 200 克,干姜 250 克,踯躅、猪椒叶根皮各 1 升,大枣 40 枚。

【用法用量】上十八味㕮咀,以酒 40 升渍七日,每服 0.4 升,日二,加至 0.4~0.5 升。肝风占候其口不能言,当灸鼻下人中。次灸大木椎次灸肝俞,第九椎下是,50 壮、余处随年壮。眼暗灸之得明,二三百壮良。

【功能主治】治肝虚寒,猝然喑哑不声、踞坐不得、面目青黑、四肢缓弱、遗失便利。

### 干姜附子汤

【处方】干姜、附子各 400 克,桂心、麻黄各 200 克,川芎 150 克。
【用法用量】上五味㕮咀,以水 9 升,煮取 3 升,分三服,三日后服一剂。
【功能主治】治心虚寒风,半身不遂、骨节离解、缓弱不收,便利无度,口面邪斜。

## 芎蒡汤

【处方】芎蒡75 克，黄芩、石膏(一方用黄连一)、当归、秦艽、麻黄、桂心、干姜、甘草各 50 克，杏仁 21 枚。

【用法用量】上十味咬咀，以水 9 升，煮取 3 升，分三服。

【功能主治】治猝中风，四肢不仁、善笑不息方。

## 荆沥汤

【处方】荆沥 3 升，母姜取汁，1 升，麻黄、白术、川芎各 200 克，防风、桂心、升麻、茯苓、远志、人参、羌活、当归各 100 克，防己、甘草各 100 克。

【用法用量】上十五味咬咀，以水 15 升煎麻黄两沸，去沫，次下诸药，煮取 3 升，去滓，下荆沥、姜汁煎取 4 升。分四服，日三夜一。

【功能主治】治心虚寒、阴气伤、寒损心惊掣悸，语声宽急混浊，口冒昧，好自笑。

## 白术酒

【处方】白术切，地骨皮、荆实各 3 升，菊花 20 升。

【用法用量】上四味，以水 300 升，煮取 150 升，去滓澄清取汁，酿米 200 升，用曲如常法。酒熟随能饮之，常取半醉，勿令至吐。

【功能主治】补心志定气。治心虚寒，气性反常，心手不随，语声冒昧。其疾源疠风损心。

## 当归丸

【处方】当归、酸枣仁、干姜各 400 克，川芎、干地黄、天雄各 300 克，黄芪、地骨皮各 350 克，大枣 20 枚，吴茱萸 0.5 升，甘草、秦椒叶、浓朴、秦艽各 200 克，桂心、防风、附子、白术各 250 克。

【用法用量】上十八味为末，蜜丸如梧子，酒服 30 丸加至 40 丸，日再服。

【功能主治】补脾安胃、调气止痛。治脾虚寒身重不举、语音沉鼓、疠风伤痛、便利无度。

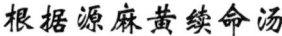 

### 根据源麻黄续命汤

【处方】麻黄 300 克,大枣 50 枚,杏仁、白术、石膏各 200 克,桂心、人参、干姜、茯苓各 150 克,当归、川芎、甘草各 50 克。

【用法用量】上十二味咬咀,以水 12 升煮麻黄,去沫,次下诸药,煎取 3 升,去滓,分三服。

【功能主治】治肺虚寒疠风所中,嘘吸战掉,声嘶塞而散下,气息短备,四肢痹弱,面色青黄,遗矢便利,冷汗出。

### 八风防风散

【处方】防风、独活、川芎、秦椒、干姜、黄耆、附子各 88 克,天雄、麻黄、五味子、山茱萸、石膏各 75 克,秦艽、桂心、薯蓣、细辛、当归、防己、人参、杜仲各 63 克,甘草 23 克,贯众 2 枚,甘菊、紫菀各 50 克。

【用法用量】上二十四味治下筛,每服方寸匕,酒调进至两匕,日再。

【功能主治】治肺寒虚伤、语音嘶下、拖气用力战掉,缓弱羸瘠、疠风入肺方。

### 温中生姜汤

【处方】生姜 500 克,桂心、橘皮各 200 克,甘草、麻黄各 150 克。

【用法用量】上五味咬咀,以水 10 升,煮取 2.5 升,分三服,煎麻黄两沸去沫,然后入诸药合煮。

【功能主治】治肺虚寒羸瘦缓弱、战掉嘘吸、胸满肺痿。

### 肾沥汤

【处方】羊肾一具,黄芪、川芎、桂心、当归、人参、防风、甘草、五味子各 150 克,元参、茯苓、芍药各 200 克,磁石 250 克,地骨皮 2 升,切,生姜 400 克。

【用法用量】上十五味咬咀,以水 15 升煮羊肾,取 7 升下诸药,取 3 升去滓,分三服,可服三剂。

【功能主治】治肾寒虚为疠风所伤。语音塞吃,不转偏枯、脚偏跛塞、缓弱不能动。口,言音混浊、便利仰人。耳偏聋塞、腰背相引,随病用药,根据源增损方。

## 干地黄丸

**【处方】** 干地黄、山茱萸、天门冬、桂心、续断各 75 克,柏子仁、杜仲、牛膝、苁蓉各 88 克,茯苓、天雄、钟乳各 100 克,松脂、远志、干姜各 63 克,菖蒲、薯蓣、甘草各 50 克。

**【用法用量】** 上十八味为末,蜜丸梧子大,酒服 30 丸,日二,加至 40 丸。

**【功能主治】** 治肾虚呻吟、喜恚怒、反常心性、阳气弱、腰背强急髓冷。

## 大岩蜜汤

**【处方】** 栀子 15 枚,甘草、干地黄、细辛、羊脂青羊角亦得、干姜、吴茱萸、芍药《小品》用川芎、茯苓、当归、桂心各 50 克。

**【用法用量】** 上十一味㕮咀,以水 8 升,煮取 3 升去滓,纳脂令烊,分三服,温服,相去如人行十里顷,若痛甚者加羊脂 150 克、当归、芍药、人参各 50 克。

**【功能主治】** 治贼风腹中绞痛并飞尸遁注,发作无时,发即抢心胀满,胁下如锥刀刺,并主少阴伤寒。

## 小岩蜜汤

**【处方】** 黄芪 100 克,雄黄、青羊脂各 50 克,当归、干姜、桂心、干地黄、芍药、甘草、细辛各 200 克,吴茱萸 100 克。

**【用法用量】** 上十一味㕮咀,以水 20 升,煮取 6 升,分六服。重者加药,用水 30 升,煮取 9 升,分十服。

**【功能主治】** 治恶风角弓反张、飞尸入腹绞痛、闷绝往来、有时筋急,少阴伤寒、口噤不大。

## 排风汤

**【处方】** 犀角、贝子、升麻、羚羊角各 50 克。

**【用法用量】** 上四味治下筛为粗散,以水 2.5 升纳四方寸匕,煮取 1 升,去滓,服 0.5 升。杀药者,以意增之。若肿,和鸡子敷上,日三度。

**【功能主治】** 治诸毒风邪气所中,口噤闷绝不识人,及身体疼烦、面目手足暴肿者。

## 乌头汤

【处方】乌头 15 枚,《要略》用 5 枚,大枣 10 枚,甘草 100 克,芍药 200 克,桂心 300 克,老姜 500 克。

【用法用量】上六味㕮咀,以水 7 升煮五物,取 3 升,去滓;别取乌头,去皮四破,蜜 2 升,微火煎,令减 0.5~0.6 升,纳汤中煮两小沸,去滓。服 0.1 升,日三间食,强者 0.3 升,以如醉状为知,不知增之。

【功能主治】治寒疝腹中绞痛,贼风入腹攻五脏,拘急不得转侧,叫呼发作,有时使人阴缩、手足厥逆。

## 防风汤

【处方】防风、白术、知母、桂心各 200 克,川芎、芍药、杏仁、甘草各 150 克,半夏、生姜各 250 克。

【用法用量】上十味㕮咀,以水 10 升,煮取 3 升,分四服,日三夜一。

【功能主治】治身体四肢节解如堕脱肿,按之皮陷、头眩短气,温温闷乱欲吐者。

## 羌活汤

【处方】羌活、桂心、芍药、葛根、麻黄、干地黄各 150 克,甘草 100 克,生姜 250 克。

【用法用量】上八味㕮咀,以清酒 3 升、水 5 升,煮取 3 升,温服 0.5 升,日三服。

【功能主治】治中风身体疼痛、四肢缓弱不遂、及产后中风。

## 防己汤

【处方】防己、茯苓、白术、桂心、生姜各 200 克,甘草 150 克,人参 100 克,乌头 7 枚。

【用法用量】上八味㕮咀,以苦酒 1 升、水 10 升,煮取 3.5 升,一服 0.8 升,日三夜一。

【功能主治】治风历节四肢疼痛如槌锻不可忍者。

## 大枣汤

【处方】大枣 15 枚,附子 1 枚,甘草一尺,黄芪 200 克,生姜 100 克,麻黄 250 克。

【用法用量】上六味哎咀,以水 7 升,煮取 3 升,每服 1 升,日三。

【功能主治】治历节疼痛。

## 犀角汤

【处方】犀角 100 克,羚羊角 50 克,前胡、黄芩、栀子仁、射干各 150 克,大黄、升麻各 200 克,豉 1 升。

【用法用量】上九味哎咀,以水 9 升,煮取 3 升,去滓,分三服。

【功能主治】治热毒流入四肢、历节肿痛。

## 石膏汤

【处方】石膏鸡子大 3 枚,鸡子 2 枚,甘草一尺,麻黄 150 克,杏仁 40 枚。

【用法用量】上五味哎咀,以水 3 升,破鸡子纳水中烊,令相得,纳药煮取 1 升。服之覆取汗,汗不出,烧石熨,取汗出为佳。

【功能主治】逐风毒方。

## 松　膏

【处方】松脂。

【用法用量】15 千克炼 50 遍,酒煮 10 遍,不能 50 遍,20 遍亦可,炼酥 3 升,温和松脂 3 升,熟搅令极调匀。旦空腹酒服方寸匕,日三。

【功能主治】治历节诸风百节酸痛不可忍。

## 松膏酒

【处方】松膏 1 升,酒 3 升。

【用法用量】浸七日,每服 0.1 升,日再,数剂愈。

【功能主治】治历节风方。

## 偏风第七

### 防风汤

【处方】防风、川芎、白芷、牛膝、狗脊、草薢、白术各 50 克,羌活、葛根、附子《外台》作人参、杏仁各 100 克,薏苡仁、石膏、桂心各 150 克,麻黄 200 克,生姜 250 克。

【用法用量】上十六味㕮咀,以水 12 升,煮取 3 升,分三服。一剂觉好,更进一剂,即一度针,九剂九针即瘥。

【功能主治】治偏风甄权处疗安平公。

### 葛根汤

【处方】葛根、芍药、桂心、干地黄、羌活各 150 克,麻黄、甘草各 100 克,生姜 300 克。

【用法用量】上八味㕮咀,以清酒 3 升,水 5 升,煮取 3 升,温服 0.5 升,日三。

【功能主治】治四肢缓弱、身体疼痛不遂、妇人产后中柔风及气满。

### 麻子汤

【处方】秋麻子 3 升,净择,水渍一宿,防风、桂心、生姜、石膏碎绵裹、橘皮各 100 克,麻黄 150 克,竹叶、葱白各一握,香豉 0.1 升。

【用法用量】上十味㕮咀,先以水 25 升煮麻子,令极熟,漉去滓,取 9 升。

【功能主治】治大风周身四肢挛急,风行在皮肤,身劳强服之不虚人,又治精神蒙昧者。

### 仲景三黄汤

【处方】麻黄 63 克,黄芩 37 克,黄芪、细辛各 25 克,独活 50 克。

【用法用量】上五味㕮咀,以水 50 升,煮取 2 升,分二服,一服小汗,两服大汗。

【功能主治】治中风手足拘挛、百节疼痛、烦热心乱、恶寒、经日不欲饮食。

## 白蔹薏苡汤

【处方】白蔹、薏苡仁、芍药、桂心、酸枣仁、牛膝、干姜、甘草各 1 升，附子 3 枚。

【用法用量】上九味㕮咀，以淳酒 20 升渍一宿，微火煎三沸，每服 1 升，日三，扶杖起行。不耐酒 0.5 升。《翼方》有车前子。

【功能主治】治风湿挛不可屈伸。

## 独活寄生汤

【处方】独活 150 克，寄生《古今录验》用续断、杜仲、牛膝、细辛、秦艽、茯苓、桂心、防风、川芎、干地黄、人参、甘草、当归、芍药各 100 克。

【用法用量】上十五味㕮咀，以水 10 升，煮取 3 升，分三服，温身勿冷。

【功能主治】夫腰背痛者，皆由肾气虚弱、卧冷湿地当风得之，不时速治，喜流入脚膝为偏枯冷痹缓弱疼重、或腰痛挛脚重痹，宜急服此。

## 菊花酒

【处方】菊花、杜仲 500 克，附子、黄芪、干姜、桂心、当归、石斛、紫石英、防风 200 克，萆薢、独活、钟乳 400 克，茯苓 150 克，苁蓉 250 克。

【用法用量】上十五味㕮咀，以酒 70 升渍五日，一服 0.2 升，稍加至 0.5 升。日三《千金翼》不用干姜。

【功能主治】治男女风虚寒冷腰背痛，食少羸瘦无颜色、嘘吸少气，去风冷补不足。

## 杜仲酒

【处方】杜仲 400 克，石南 100 克，羌活 200 克，大附子 5 枚。

【用法用量】上四味㕮咀，以酒 10 升渍三宿，每服 0.2 升，日再。偏宜冷病妇人服之。

【功能主治】治腰脚疼痛不遂风虚。

## 风痹第八

### 竹沥汤

【处方】竹沥 2 升,生葛汁 1 升,生姜汁 0.3 升。

【用法用量】上三味相和,温暖,分三服。

【功能主治】治四肢不收、心神恍惚、不知人不能言。

### 煮 散

【处方】防风、防己、独活、秦艽、黄芪、芍药、人参、白术、茯神、川芎、远志、升麻、石斛、牛膝、羚羊角、丹参、甘草、浓朴、天门冬、五加皮、地骨皮、黄芩、桂心各 50 克,干地黄、橘皮、生姜、麻黄各 150 克,槟榔、藁本、杜仲、乌犀角各 100 克,薏苡仁 1 升,石膏 300 克。

【用法用量】上三十三味捣筛为粗散,和搅令匀,每服以水 3 升、药 150 克煮取 1 升,绵滤去滓,顿服之,取汗,日一服。若觉心中热烦、以竹沥代水煮之。

【功能主治】凡风痹服前汤得瘥,讫可常服此除风。

### 荆沥汤

【处方】荆沥、竹沥、生姜汁各 0.3 升。

【用法用量】上三味相合,温暖为一服,每日旦服煮散,午后进此,平复好瘥乃止。

【功能主治】凡患风人多热,常宜服此。

### 独活煮散

【处方】独活 400 克,川芎、芍药、茯苓、防风、防己、葛根各 50 克,羚羊角、当归、人参、桂心、麦门冬、石膏各 200 克,磁石 500 克,甘草 150 克,白术 150 克。

【用法用量】上十六味各切锉,分为 24 份,每份入生姜、生地黄切 1 升、杏仁二七枚,以水 2 升,煮取 0.7 升。或日晚、或夜中、或日一服,或间日服,无所忌。

【功能主治】治诸风痹。

## 五补丸

【处方】防风、人参、苁蓉、干地黄、羚羊角、麦门冬、天门冬各75克,芍药、独活、干姜、白术、丹参、食茱萸一云山茱萸、甘草、茯神、升麻、黄芪、甘菊、地骨皮、石斛、牛膝、五加皮、薯蓣各63克,秦艽、川芎、桂心、防己、生姜屑、黄芩各50克,附子37克,石膏150克,寒水石150克。

【用法用量】上三十二味为末,蜜和丸如梧子大,生姜蜜汤服20丸,日三,稍加至30丸,忌油面蒜生冷酢滑及猪羊鸡鱼等肉。

【功能主治】凡风服汤药多患虚热翕翕然,宜除热方。

## 风懿第九

## 独活汤

【处方】独活200克,桂心、芍药、栝楼根、生葛各100克,生姜300克,甘草150克。

【用法用量】上七味㕮咀,以水5升,煮取3升,分三服,日三。

【功能主治】治风懿不能言,四肢不收、手足曳。

## 石南汤

【处方】石南、干姜、黄芩、细辛、人参各50克,桂心、麻黄、当归、芎劳各75克,甘草100克,干地黄37克,食茱萸63克。

【用法用量】上十二味㕮咀,以水6升、酒3升,煮取3升,分三服,大汗勿怪。

【功能主治】治六十四种风注走入皮肤中如虫行,腰脊强直、五缓六急、手足拘挛,隐疹搔之则作疮、风尸身痒,猝风面目肿起,手不出头、口噤不能言。

## 附子散

【处方】附子、桂心各250克,细辛、防风、人参、干姜各300克。

【用法用量】上六味治下筛,酒服方寸匕,日三,稍增之。

【功能主治】治中风手臂不仁口面僻。

**药王孙思邈 奇方妙治**

### 甘草汤

【处方】甘草、桂心、川芎、麻黄、当归、芍药各 50 克,人参 100 克,附子、侧子各 2 枚,独活、防己各 150 克,生姜、石膏、茯神各 200 克,白术、黄芩、细辛各 50 克,秦艽、防风各 75 克,菊花 1 升,淡竹沥 4 升。

【用法用量】上二十一味㕮咀,以水 10 升,先煮麻黄去沫,取 7 升,纳竹沥及诸药,煮取 3 升,分四服,服三服讫,间一杯粥后,更进一服,待药势自汗。

【功能主治】治偏风积年不瘥,手脚枯细,面口僻,精神不定,言语倒错。

## 角弓反张第十

### 仓公当归汤

【处方】当归、防风各 37 克,独活 75 克,附子 1 枚,细辛 25 克,麻黄 63 克。

【用法用量】上六味㕮咀,以酒 5 升,水 3 升煮取 3 升,服 1 升。口不开者,格口纳汤,一服当苏,二服小汗,三服大汗。

【功能主治】治贼风口噤角弓反张痉者。

### 秦艽散

【处方】秦艽、独活胡洽用乌头、黄芪、人参、甘菊各 100 克,胡洽用蜀椒,茵芋 37 克,胡洽用草,防风、石斛胡洽用萆薢、山茱萸、桂心各 125 克,附子、川芎胡洽用桔梗、细辛、当归、五味子、甘草、白术、干姜、白藓皮胡洽用白蔹、各 63 克,麻黄、天雄、远志各 50 克,胡洽用防己。

【用法用量】上二十二味治下筛,酒服方寸匕,日再,渐渐加至二匕。

【功能主治】治半身不遂、言语错乱,乍喜乍悲、角弓反张、皮肤风痒。

### 吴秦艽散

【处方】秦艽、蜀椒、人参、茯苓、牡蛎、细辛、栝楼根、麻黄各 37 克,干姜、附子、白术、桔梗、桂心、独活、当归各 50 克,黄芩、柴胡、牛膝、天雄、石南、杜仲、莽草、乌头各 25 克,甘草、川芎、防风各 75 克。

【用法用量】上二十六味治下筛,盛以苇袋,食前温酒 1 升服方寸匕,日三服,急行七百步许,更饮酒 1 升,忌如常法。

【功能主治】治风注入肢体百脉,身肿,角弓反张,手足酸疼,皮肤习习,身体尽痛,眉毛堕落,耳聋惊悸,心满短气,魂志不定,阴下湿痒,大便有血,小便赤黄,五劳七伤,万病皆治。

## 风痹第十一

### 防己黄汤

【处方】甘草 100 克,黄芪 250 克,汉防己 200 克,生姜、白术各 150 克,大枣 12 枚。

【用法用量】上六味㕮咀,以水 6 升煮取 3 升,分三服,服了坐被中,欲解如虫行皮中,卧取汗。

【功能主治】治风湿脉浮身重汗出恶风。

### 黄芪汤

【处方】蜀黄、人参、芍药、桂心各 100 克,生姜 300 克,大枣 12 枚。

【用法用量】上六味㕮咀,以水 6 升,煮取 2 升,服 0.7 升,日三服,令尽。

【功能主治】治血痹阴阳俱微,寸口关上微,尺中小紧,外证身体不仁如风状。

### 铁精汤

【处方】黄铁 15 千克,以流水 80 升扬之 3 000 遍,以炭烧,令赤,投冷水复烧 7 遍,如此澄清,取汁 20 升煮药,人参 150 克,半夏、麦门冬各 1 升,白薇、黄芩、甘草、芍药各 200 克,石膏 250 克,生姜 100 克,大枣 20 枚。

【用法用量】上十味㕮咀,纳前汁中煮取 6 升,服 1 升日三服,两日令尽。

【功能主治】治三阴三阳厥逆寒食,胸胁支满,病不能言,气满胸中急,肩息,四肢时寒热不随,喘悸烦乱,吸吸少气,言辄飞扬虚损。

### 白蔹散

【处方】白蔹 25 克,附子 13 克。

【用法用量】上二味治下筛,酒服半刀圭,日三。不知增至一刀圭,身中热行为候十日便觉。

【功能主治】治风痹肿,筋急展转易常处。

### 附子酒

【处方】大附子 1 枚,重 100 克者亦云 2 枚。

【用法用量】酒 5 升渍,春五日。每服 0.1 升,日再,以瘥为度。

【功能主治】治大风冷痰癖胀满诸痹方。

### 麻子酒

【处方】麻子 100 升,法曲 10 升。

【用法用量】上二味先捣麻子成末,以水 200 升着釜中,蒸麻子极熟,炊 100 升米顷出滓,随汁多少,如家酝法,候熟,取清酒,随性饮之。

【功能主治】治虚劳百病,伤寒风湿,及妇人带下,月水往来不调,手足疼痹着床,服之令人肥健。

## 辟温第十二

### 屠苏酒

【处方】大黄 31 克,白术、桂心各 37 克,桔梗、蜀椒各 31 克,乌头 13 克,菝葜 25 克。

【用法用量】上七味㕮咀绛袋盛,以十二月晦日日中悬沉井中令至泥。正月朔旦平晓出药,置酒中煎数沸,于东向户中饮之。

【功能主治】辟疫气令人不染温病及伤寒之。

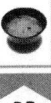

药王孙思邈 奇方妙治

## 太乙流金散

【处方】雄黄 150 克,雌黄 100 克,矾石 75 克,鬼箭羽 75 克,即卫茅,羊角烧,100 克。

【用法用量】上五味治下筛,三角绛袋盛。50 克带心前,并挂门户上。若逢大疫之年,以月旦青布裹一刀圭,中庭烧之。温病患亦烧熏之。

【功能主治】辟温气。

## 雄黄散

【处方】雄黄 250 克,朱砂、菖蒲、鬼臼各 100 克。

【用法用量】上四味治下筛,以涂五心、额上、鼻人中及耳门。

【功能主治】辟温气。

## 杀鬼烧药方

【处方】雄黄、丹砂、雌黄各 500 克,羚羊角羊角亦得,芜荑、虎骨、鬼臼、鬼箭羽、野丈人即白头翁,石长生、猪屎、马悬蹄各 150 克,青羊脂、菖蒲、白术各 400 克,蜜蜡 4 千克。

【用法用量】上十六味末之,以蜜蜡和为丸如弹许大,朝暮及夜中,户前微火烧之。

【功能主治】辟温气。

## 虎头杀鬼丸

【处方】虎头 250 克,朱砂、雄黄、雌黄各 75 克,鬼臼、皂荚、芜荑各 50 克。

【用法用量】上七味末之,以蜜蜡和为丸如弹子大,绛袋盛系臂,男左女右,悬屋四角,晦望夜半,中庭烧 1 丸。

【功能主治】辟温方。

## 辟温杀鬼丸

【处方】雄黄、雌黄各 100 克,龙骨、龟甲、鲮鲤甲、蝟皮各 150 克,羊角、虎骨各

119

350 克,樗鸡 15 枚,空青 50 克,芎䓖、真珠各 250 克,东门上鸡头 50 克。

【用法用量】上十三味末之,烊蜡 1 千克,并手丸如梧子,正旦门户前烧 1 丸,带 1 丸,男左女右,辟百恶。

【功能主治】熏百鬼恶气方。

## 赤　散

【处方】藜芦、踯躅花各 50 克,丹皮、皂荚各 63 克,附子、桂心、真珠各 50 克,细辛、干姜 37 克。

【用法用量】上九味末之,纳真珠合治之。分一方寸匕置绛囊中带之,男左女右,着臂自随。觉有病之时,便以粟米大纳着鼻中。

【功能主治】辟温疫气伤寒热病方。

## 粉身散

【处方】川芎、白芷、藁本各等分。

【用法用量】上三味治下筛,纳米粉中以粉身。

【功能主治】辟温病常用方。

## 葳蕤汤

【处方】葳蕤、白薇、麻黄、独活、杏仁、川芎、甘草、青木香各 100 克,石膏 150 克。

【用法用量】上九味㕮咀,以水 8 升煮取 3 升,去滓,分三服,取汗。若一寒一热,加朴硝一分及大黄 150 克下之。

【功能主治】治风温之病,脉阴阳俱浮,汗出体重,其息必喘,其形状不仁嘿嘿,但欲眠,下之者则小便难,发其汗者必语,加烧针者则耳聋难言,但吐下之则遗矢便利,如此疾者,宜服之。

## 伤寒膏第十三

### 青　膏

【处方】当归、川芎、蜀椒、白芷、吴茱萸、附子、乌头、莽草各150克。

【用法用量】上八味吹咀，以醇苦酒渍之，再宿以猪脂2千克煎令药色黄，绞去滓，以温酒服枣核大3枚，日三服，取汗，不知稍增。可服可摩。如初得伤寒，一日苦头痛背强，宜摩之佳。

【功能主治】治伤寒头痛，项强，四肢烦疼方。

### 黄　膏

【处方】大黄、附子、细辛、干姜、蜀椒、桂心各25克，巴豆50枚。

【用法用量】上七味吹咀，以醇苦酒渍一宿，以腊月猪脂500克煎之，调适其火，三上三下药成。伤寒赤色发热，酒服如梧子大1枚。

【功能主治】治伤寒赦色头痛项强贼风走注。

### 白　膏

【处方】天雄、乌头、莽草、羊踯躅各150克。

【用法用量】上四味吹咀，以苦酒3升渍一宿，作东向露灶又作十二，聚湿土各1升许大，取成煎猪脂1.5千克，着铜器中，加灶上炊以苇薪令释，纳所渍药炊令沸，下着土聚上，沸定复上，如是十二过，令土尽遍，药成去滓。

【功能主治】治伤寒头痛，向火摩身体，酒服如杏核一枚，温覆取汗，摩身当千过，药力乃行，并治恶疮、小儿头疮，牛领马鞍皆治之。

## 发汗散第十四

### 度瘴发汗青散

【处方】麻黄175克，桔梗、细辛、吴茱萸、防风、白术各50克，乌头、干姜、蜀

椒、桂心各 63 克。

【用法用量】上十味治下筛,温酒服方寸匕,温覆取汗,汗出止。若不得汗,汗少不解,复服如法。若得汗足,如故头痛发热,此为内实,当服豉丸。

【功能主治】治伤寒敕色,恶寒发热,头痛项强体疼。

## 五苓散

【处方】猪苓、白术、茯苓各 37 克,桂心 25 克,泽泻 63 克。

【用法用量】上五味治下筛,水服方寸匕,日三,多饮水,汗出即愈。

【功能主治】主时行热病但狂言烦躁,不安,精彩言语不与人相当者。

## 崔文行解散

【处方】桔梗、细辛各 200 克,白术 400 克,乌头 500 克。

【用法用量】上四味治下筛,若中伤寒服钱五匕,覆取汗解。若不觉,复小增之,以知为度。若时气不和,旦服钱五匕。辟恶气欲省病者服一服,皆酒服。

【功能主治】治时气不和伤寒发热者。

## 六物青散

【处方】附子、白术各 63 克,防风、细辛各 87 克,桔梗、乌头各 187 克。

【用法用量】上六味治下筛,以温酒服钱五匕,不知稍增之。服后食顷不汗出者,进温粥一杯以发之,温覆汗可也。勿令流离,勿出手足也,汗出止。若汗大出不止者,温粉粉之,微者不须粉。不得汗者,当更服之。得汗而不解者,当服神丹丸。

【功能主治】治伤寒敕色恶寒。

## 青　散

【处方】苦参、浓朴、石膏各 63 克,大黄、细辛各 100 克,麻黄 250 克,乌头 5 枚。

【用法用量】上七味治下筛。觉伤寒头痛发热,以白汤 0.5 升和药方寸匕投汤中,熟讫去滓尽服覆取汗,汗出温粉粉之良久。一服不除,宜重服之。或当微下利者,有大黄故也。

【功能主治】治春伤寒头痛发热。

### 诏书发汗白薇散

【处方】白薇 25 克,杏仁、贝母各 37 克,麻黄 67 克。

【用法用量】上四味治下筛,酒服方寸匕,自覆卧汗出即愈。

【功能主治】治伤寒三日不解。

### 华佗赤散

【处方】丹砂 25 克,蜀椒、蜀漆、干姜、细辛、黄芩、防己、桂心、茯苓、人参、沙参、桔梗、女萎即葳蕤、乌头各 37 克,雄黄 50 克,吴茱萸 63 克,麻黄、代赭各 125 克。

【用法用量】上十八味治下筛,酒服方寸匕,日三。耐药者二匕。覆令汗出。

【功能主治】治伤寒头痛身热,腰背强引颈,及中风口噤疭不绝,妇人产后中风寒经气。

### 赤 散

【处方】干姜、防风、沙参、细辛、白术、人参、蜀椒、茯苓、麻黄、黄芩、代赭、桔梗、吴茱萸各 50 克,附子 100 克。

【用法用量】上十四味治下筛,先食,酒服一钱匕,日三。

【功能主治】治伤寒头痛项强、身热腰脊痛往来有时。

### 乌头赤散

【处方】乌头 75 克,皂荚 25 克,雄黄、细辛、桔梗、大黄各 50 克。

【用法用量】上六味治下筛,清酒或井华水服一刀圭,日二,不知稍增,以知为度。

【功能主治】治天行疫气病。

### 水解散

【处方】桂心、甘草、大黄各 100 克,麻黄 200 克。

【用法用量】上四味治下筛,患者以生熟汤浴,讫以暖水服方寸匕,日三,覆取

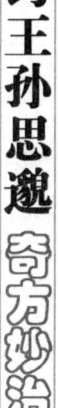

药王孙思邈 奇方妙治

汗,或利便瘥。力强人服二方寸匕。

【功能主治】治时行头痛壮热一二日方。

## 发汗汤第十五

### 桂枝汤

【处方】桂枝、芍药、生姜各 150 克,甘草 100 克,大枣 12 枚。

【用法用量】上五味呋咀三物,切姜擘枣,以水 7 升煮枣令烂,去滓,乃纳诸药,水少者益之,煮令微沸,得 3 升,去滓。服 1 升,日三,小儿以意减之。初服少,多便得汗出者,小阔其间。不得汗者,小促其间,令药势相及汗出,自护如法,特须避风。病若重,宜夜服。若服一剂不解,病证不变者,当复服之。至有不肯汗出,服两三剂乃愈。服此药食顷,饮热粥以助药力。

【功能主治】治中风其脉阳浮而阴弱,阳浮者热自发,阴弱者汗自出。涩涩恶风,淅淅恶寒,翕翕发热,鼻鸣干呕。

### 麻黄汤

【处方】麻黄 150 克,桂枝、甘草各 50 克,杏仁 70 枚,喘不甚用 50 枚。

【用法用量】上四味呋咀,以水 9 升煮麻黄减 2 升,去沫,纳诸药,煮取 2.5 升,绞去滓,服 0.8 升,覆令汗。

【功能主治】治伤寒头及腰痛,身体骨节疼,发热恶寒,不汗而喘。

### 大青龙汤

【处方】麻黄 300 克,桂心、甘草各 100 克,石膏如鸡子 1 枚,碎,生姜 150 克,杏仁 40 枚,大枣 12 枚。

【用法用量】上七味呋咀,以水 9 升煮麻黄去沫,乃纳诸药,煮取 3 升,分服 1 升,浓覆,当大汗出,温粉粉之即止,不可再服,服之则筋惕肉,此为逆也。不汗乃再服。

【功能主治】治中风伤寒,脉浮紧,发热恶寒,身体疼痛,汗不出烦躁。

## 阳毒升麻汤

【处方】升麻、甘草各 25 克,当归、蜀椒、雄黄、桂心各 13 克。

【用法用量】上六味㕮咀,以水 5 升煮取 2.5 升,分三服,如人行五里进一服,温覆手足,毒出则汗,汗出则解,不解重作,服之得吐亦佳。

【功能主治】治伤寒一二日便成阳毒,或服药吐下之后变成阳毒,身重腰背痛,烦闷不安,狂言,或走或见鬼,或吐血下痢,其脉浮大数,面赤斑斑如锦文,咽喉痛,唾脓血。

## 阴毒甘草汤

【处方】甘草、升麻各 25 克,当归、蜀椒各 13 克,鳖甲 50 克。

【用法用量】上五味㕮咀,以水 5 升煮取 2.5 升,分三服,如人行五里顷更进一服,温覆发汗,毒当从汗出,汗出则愈。若不汗则不除,重作服。仲景方无蜀椒。

【功能主治】治伤寒初起一二日便结成阴毒,或服药六七日以上至十日变成阴毒,身重背强,腹中绞痛,咽喉不利,毒瓦斯攻心,心下坚强,短气不得息,呕逆唇青面黑,四肢厥冷,其脉沉细紧数。

## 阴旦汤

【处方】芍药、甘草各 100 克,干姜、黄芩各 150 克,桂心 200 克,大枣 15 枚。

【用法用量】上六味㕮咀,以水 10 升煮取 5 升,去滓,温服 1 升,日三夜二,覆令小汗。

【功能主治】治伤寒肢节疼痛,纳寒外热虚烦。

## 阳旦汤

【处方】泉水 10 升。

【用法用量】煮取 4 升分服 1 升,日三。自汗者,去桂枝加附子 1 枚。渴者去桂加栝楼根 150 克。利者去芍药、桂,加干姜三累、附子 1 枚炮。心下悸者,去芍药加茯苓 200 克。虚劳里急正阳旦主之。煎得 2 升,纳胶饴 250 克,为再服。若脉浮紧发热者,不可与之。

【功能主治】治伤寒中风脉浮,发热往来,汗出恶风,头项强,鼻鸣干呕,桂枝汤主之。

### 六物解肌汤

【处方】葛根 200 克,茯苓 150 克,麻黄、牡蛎、生姜各 100 克,甘草 50 克。

【用法用量】上六味㕮咀,以水 8 升煮取 3 升,分三服。再服后得汗,汗通即止。《古今录验》无生姜、甘草。

【功能主治】治伤寒发热身体疼痛。

### 解肌汤

【处方】葛根 200 克,麻黄 50 克,黄芩、芍药、甘草各 100 克,大枣 12 枚。

【用法用量】上六味㕮咀,以水 10 升煮取 3 升,饮 1 升,日三。三四日不解,脉浮者,宜重服发汗。脉沉实者,宜以豉丸下之。

【功能主治】治伤寒温病方。

### 解肌升麻汤

【处方】升麻、芍药、石膏、麻黄、甘草各 50 克,杏仁 30 枚,贝齿 3 枚,一作贝母 37 克。

【用法用量】上七味㕮咀,以水 3 升煮取 1 升,尽服,温覆发汗便愈。

【功能主治】治时气三四日不解方。

### 葛根龙胆汤

【处方】葛根 400 克,龙胆、大青各 25 克,升麻、石膏、葳蕤各 50 克,甘草、桂心、芍药、黄芩、麻黄各 100 克,生姜 100 克。

【用法用量】上十二味㕮咀,以水 10 升煮葛根取 8 升,纳余药煮取 3 升,分四服,日三夜一。

【功能主治】治伤寒三四日不瘥,身体烦毒而热。

## 七物黄连汤

【处方】黄连、茯苓、黄芩各 37 克,芍药、葛根各 50 克,甘草 63 克,小麦 0.3 升。

【用法用量】上七味㕮咀,以水 7 升煮取 3 升,冷分三服。不能 1 升者,可稍稍服之汤,势安乃卧。

【功能主治】治夏月伤寒,四肢烦疼发热,其人喜烦呕逆支满,剧如祸祟,寒热相搏,故令喜烦。

## 三匕汤

【处方】茯苓如鸡子大,黄芩、人参各 150 克,栝楼根 200 克,芒硝、干地黄各 1升,大黄、麻黄、寒水石 250 克。

【用法用量】上九味捣筛令相得,以散三方寸匕,水 1 升煮令三沸,绞去滓,服之,日三,温覆,汗出即愈,病剧与六七匕。

【功能主治】治伤寒中风得之三日至七八日不解,胸胁痛,四肢逆,干呕水浆不下,腹中宿食不消,重下血一日数十行。

## 五香麻黄汤

【处方】麝香 25 克,薰陆香、鸡舌香各 50 克,沉香、青木香、麻黄、防风、独活、秦艽、蒇蕠、甘草各 100 克,白薇、枳实各 100 克。

【用法用量】上十三味㕮咀,以水 9 升煮取 3 升,分三服,覆取汗后外摩防己膏。

【功能主治】治伤寒忽发肿,或着四肢或在胸背虚肿浮如吹状,亦着头面唇口颈项,剧者偏着脚胫外如轴大而不痛不赤,着四肢者乃欲不遂。

## 雪 煎

【处方】麻黄 5 千克,大黄 1.15 千克,杏仁 14 升。

【用法用量】上三味㕮咀,以雪水五斛 400 升渍麻黄于东向灶釜中三宿,纳大黄搅令调,炊以桑薪煮得二斛,去滓,复纳釜中,捣杏仁,纳汁中,复炊之,可余 600~700 升汁,绞去滓,置铜器中。

【功能主治】治伤寒方。

## 发汗丸第十六

### 神丹丸

【处方】附子、乌头各 200 克,人参、茯苓、半夏各 250 克,朱砂 50 克。

【用法用量】上六味末之,蜜丸,以真丹为色,先食服,如大豆 2 丸,生姜汤下,日三,须臾进热粥 2 升许,重覆出汗止。若不得汗,汗少不解复服如前法。若得汗足应解而不解者,当服桂枝汤。此药多毒,热者令饮水,寒者温饮解之。治疟先发服 2 丸。

【功能主治】治伤寒敕涩,恶寒发热,体疼者。

### 麦奴丸

【处方】釜底墨、灶突墨、梁上尘、麦奴、黄芩、大黄、芒硝各 50 克,麻黄 100 克。

【用法用量】上八味末之,蜜丸,如弹子大,以新汲水 0.5 升研 1 丸破渍置水中,当药消尽服之,病者渴欲饮水,极意不问升数,欲止复强饮,能多饮为善,不欲饮水当强饮。

【功能主治】治伤寒五六日以上不解,热在胸中,口噤不能言,惟欲饮水,为坏伤寒。

## 宜吐第十七

### 瓜蒂散

【处方】瓜蒂、赤小豆各 50 克。

【用法用量】上二味治下筛,取一钱匕,香豉 0.1 升,熟汤 0.7 升煮作稀粥,去滓,取汁和散,温顿服之,不吐者少少加,得快吐乃止。张文仲以白汤 0.3 升和服。

【功能主治】病如桂枝证,头不痛,项不强,寸脉微浮,胸中痞坚,气上冲咽喉不得息者,此为胸有寒也。

### 水道散

【处方】甘遂 25 克,白芷 100 克,大黄 200 克,浓朴 400 克,枳实 5 枚,芒硝 0.3 升。

【用法用量】上六味㕮咀,以水 10 升先煮浓朴、枳实,取 5 升,去滓,纳大黄煎取 2 升去滓,下芒硝更煎 50 克沸,分再服,得快利止。

【功能主治】治时气病,烦热如火,狂言妄语欲走。

## 宜下第十八

### 大承气汤

【处方】大黄 200 克,浓朴 400 克,枳实 5 枚,芒硝 0.5 升。

【用法用量】上四味㕮咀,以水 10 升先煮二物,取 5 升,去滓,纳大黄煎取 2 升去滓,纳芒硝更上微火一二沸,分温再服,得下余勿服。

【功能主治】治热盛,腹中有燥屎。

### 抵当丸

【处方】水蛭、虻虫各 20 枚,桃仁 22 枚,大黄 150 克。

【用法用量】上四味为末,蜜和合,分为 4 丸,以水 1 升煮 1 丸,取 0.7 升,顿服之。时当下血,不下更服。

【功能主治】下血方。

### 生地黄汤

【处方】生地黄 1.5 千克,大黄 200 克,甘草 50 克,芒硝 0.2 升,大枣 2 枚。

【用法用量】上五味合捣,令相得,蒸 5 升米,下,熟绞汁,分再服。

【功能主治】治伤寒有热,虚羸少气,心下满,胃中有宿食,大便不利。

**大柴胡加葳蕤知母汤**

【处方】柴胡 250 克,葳蕤、知母各 100 克,大黄、甘草各 50 克,人参、黄芩、芍药各 150 克,生姜 250 克,半夏 0.5 升。

【用法用量】上十味㕮咀,以水 10 升煮取 3 升,去滓,服 1 升,日三,取下为效。

【功能主治】治伤寒七八日不解,默默心烦,腹中有干屎。

**豉　丸**

【处方】豉 1 升,杏仁 60 枚,黄芩、黄连、大黄、麻黄各 200 克,芒硝、甘遂各 150 克,巴豆去油,200 枚。

【用法用量】上九味为末,以蜜和丸,如大豆,服 2 丸,不得下者增之。

【功能主治】治伤寒留饮宿食不消。

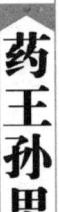

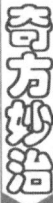

# 发汗吐下后第十九

**竹叶汤**

【处方】竹叶二把,半夏 0.5 升,麦冬 500 克,人参、甘草各 100 克,生姜 200 克,石膏 500 克。

【用法用量】上七味㕮咀,以水 10 升煮取 6 升,去滓,纳粳米 0.5 升,米熟去之,分服 1 升,日三。

【功能主治】治发汗后表里虚烦不可攻。

**小青龙汤**

【处方】桂心、麻黄、甘草、干姜、芍药、细辛各 150 克,五味子、半夏各 25 克。

【用法用量】上八味㕮咀,以水 10 升煮麻黄减 2 升,去上沫,纳诸药取 3 升,分三服,相去十里许复服之。若渴者去半夏加栝蒌根 150 克。若微痢去麻黄加荛花如一鸡子大熬令赤色。若噎加附子 1 枚。若小便不利小腹满者去麻黄加茯苓 200 克。若喘去麻黄加杏仁 0.5 升。

【功能主治】治伤寒表未解,心下有水气,干呕发热而咳,或渴或痢或噎或小便不利、小腹满或喘。

## 四物甘草汤

【处方】甘草 100 克，麻黄 200 克，石膏 250 克，杏仁 50 枚。

【用法用量】上四味吹咀，以水 7 升先煮麻黄去沫，令减 2 升，纳诸药煎取 3 升，分三服。

【功能主治】治伤寒发汗出而喘，无大热。

## 栀子汤

【处方】栀子 14 枚，香豉 0.4 升，绵裹。

【用法用量】上二味，以水 4 升先煮栀子，取 2.5 升，次纳豉煮取 1.5 升，分二服，温进一服得快吐止后服。

【功能主治】治发汗若下后烦热，胸中窒气逆抢心。

## 浓朴汤

【处方】浓朴 400 克，人参 50 克，甘草 100 克，生姜 400 克，半夏 0.5 升。

【用法用量】上五味吹咀，以水 10 升煮取 3 升，分三服。

【功能主治】治发汗后腹胀满。

## 玄武汤

【处方】茯苓、芍药、生姜各 150 克，白术 100 克，附子 1 枚。

【用法用量】上五味吹咀，以水 8 升煮取 2 升，温服 0.7 升。

【功能主治】治太阳病发汗汗出不解，其人仍发热，心下悸，头眩，身动，振振欲擗。

## 葛根黄连汤

【处方】葛根 250 克，黄连、黄芩各 150 克，甘草 100 克。

【用法用量】上四味吹咀，以水 8 升先煮葛根减 2 升，纳诸药煮取 2 升，去滓，分再服。

【功能主治】治太阳病反下之利遂不止脉促者,表未解喘而汗出。

## 茯苓汤

【处方】茯苓 200 克,白术、桂心各 150 克,甘草 100 克。

【用法用量】上四味㕮咀,以水 6 升煮取 3 升,去滓分三服。

【功能主治】治伤寒发汗吐下后,心下逆满,气上冲胸,起即头眩,其脉沉紧,发汗则动经,身为振摇。

## 大陷胸丸

【处方】大黄 400 克,芒硝、杏仁熬,葶苈各 250 克。

【用法用量】上四味,捣筛大黄、葶苈,余二味别研如脂和散,取如弹丸大 1 枚,甘遂沫一钱匕,白蜜 0.2 升,水 1 升,煮取 0.8 升,温顿服之,病乃自下,如不下更服,取下为效。

【功能主治】治结胸病,项亦强如柔痉状,下之即和。

## 生姜泻心汤

【处方】生姜 200 克,甘草、人参、黄芩各 150 克,干姜、黄连各 50 克,半夏 0.5 升,大枣 12 枚。

【用法用量】上八味㕮咀,以水 10 升煮取 6 升,去滓,分服 1 升,日三。

【功能主治】治伤寒发汗后,胃中不和,心下痞坚,干噫食臭,胁下有水气,腹中雷鸣。

## 甘草泻心汤

【处方】甘草 200 克,黄芩、干姜各 100 克,黄连 50 克,半夏 0.5 升,大枣 12 枚。

【用法用量】上六味㕮咀,以水 10 升煮取 6 升,去滓。分服 1 升,日三。

【功能主治】治伤寒中风,医反下之,其人下痢,日数十行,谷不化,腹中雷鸣,心下痞坚结满,干呕,心烦不能得安。

## 白虎汤

【处方】石膏 1 升,知母 300 克,甘草 100 克,粳米 0.6 升。

【用法用量】上四味呚咀,以水 10 升煮米熟,去滓,分服 1 升,日三。

【功能主治】治伤寒吐下后七八日不解,结热在里,表里俱热,时时恶风大渴,舌上干燥而烦,欲饮水数升。

## 青葙子丸

【处方】青葙子 250 克,黄芩、栝楼根、苦参各 50 克,黄柏 100 克,龙胆、栀子仁、黄连各 150 克。

【用法用量】上八味为末,蜜丸如梧子大,先食服 7 丸,日三,不知稍加。

【功能主治】治伤寒后结热在内烦渴。

## 大青汤

【处方】大青 200 克,甘草、阿胶各 100 克,豆豉 1 升。

【用法用量】上四味呚咀,以水 8 升煮取 3 升,去滓,煮三沸去豉,纳阿胶令烊,顿服 1 升,日三服。欲尽复作,常使有余,渴者当饮,但除热止吐下,无毒。深师治劳复。

【功能主治】治伤寒热病十日以上,发汗不解及吐下后诸热不除,及下痢不止,斑出皆治。

## 伤寒杂治第二十

## 苦参汤

【处方】苦参 150 克,黄芩 100 克,生地黄 400 克。

【用法用量】上三味呚咀,以水 8 升煎取 2 升,适寒温服 1 升,日再。

【功能主治】治热病五六日以上。

## 凝雪汤

【处方】芫花1升。

【用法用量】以水3升煮取1.5升,渍故布敷胸上,不过三敷,热即除,当温暖四肢护厥逆也。

【功能主治】治时行毒病七八日,热积聚胸中烦乱欲死,起死人拓汤方。

## 栝蒌汤

【处方】栝楼实1枚,黄芩、甘草各150克,生姜200克,大枣12枚,柴胡400克。

【用法用量】上六味㕮咀,以水12升煮取5升,绞去滓,适寒温服1升,日三。

【功能主治】治伤寒中风五六日以上,但胸中烦,干呕。

## 芦根饮子

【处方】生芦根切,青竹茹各1升,生姜150克,粳米0.3升。

【用法用量】上四味,以水7升先煮千里鞋底一只,取5升澄清,下药煮取2.5升,随便饮,不瘥,重作取瘥。

【功能主治】治伤寒后呕哕反胃及干呕不下食。

## 猪胆汤

【处方】猪胆、苦酒各0.3升,鸡子1枚。

【用法用量】上三味合煎三沸,强者尽服之,羸者须煎六七沸,分为二服,汗出即愈。

【功能主治】治伤寒五六日斑出。

## 木香汤

【处方】青木香100克,薰陆香、矾石、丁香各50克,麝香25克。

【用法用量】上五味㕮咀,以水4升煮取1.5升分再服。热毒盛者加犀角50克,无犀角以升麻代之。病轻者去矾石,神验。

【功能主治】治疮出烦疼。

## 麻黄升麻汤

【处方】麻黄、知母、葳蕤亦作菖蒲、黄芩各 150 克,升麻、芍药、当归、干姜、石膏、茯苓、白术、桂心、甘草、麦冬各 100 克《伤寒论》作天门冬。

【用法用量】上十四味哎咀,以水 10 升先煮麻黄减 2 升,去上沫,纳诸药煮取 3 升,分服 1 升,微取汗愈。治温毒及伤寒内虚外热攻胃,下黄赤汁及烂肉汁赤滞下。

【功能主治】治伤寒六七日,其人大下后脉沉迟,手足厥逆,下部脉不至,咽喉不利,唾脓血,泄利不止,为难治。

## 牡蛎散

【处方】牡蛎、白术、防风各 150 克。

【用法用量】上三味治下筛,酒服方寸匕,日二。此方一切泄汗,服之三日皆愈。

【功能主治】治卧即盗汗,风虚头痛。

## 劳复第二十一

## 黄龙汤

【处方】柴胡 500 克,半夏 250 克,黄芩 150 克,人参 100 克,甘草 100 克,生姜 200 克,大枣 12 枚。

【用法用量】上七味哎咀,以水 10 升煮取 5 升,去滓,服 0.5 升,日三。不呕而渴者去半夏,加栝楼根 200 克。

【功能主治】治伤寒瘥后更头痛壮热烦闷方。

## 枳实栀子汤

【处方】枳实 3 枚,栀子 14 枚,豉 1 升,绵裹。

【用法用量】上三味哎咀,以酢浆 7 升,先煎减 3 升,次纳枳实、栀子煮取 2 升,次纳豉煮五六沸,去滓,分再服,覆取汗。如有宿食者纳大黄,如博棋子 5~6 枚。

【功能主治】治大病瘥后劳复者。

## 麦门冬汤

【处方】麦门冬 50 克,甘草 100 克,京枣 20 枚,竹叶切,1 升。

【用法用量】上四味㕮咀,以水 7 升煮粳米 1 升令熟去米,纳诸药煎取 3 升,分三服,不能服者绵滴汤纳口中用之有效。

【功能主治】治劳复气欲绝起死人。

## 百合第二十二

### 百合知母汤

【处方】百合 7 枚,擘,知母 150 克。

【用法用量】上二味,以泉水先洗渍百合一宿,当沫出水中,明旦去水。取百合更以泉水 2 升煮取 1 升置之。复取知母切,以泉水 2 升煮取 1 升,汁合和百合汁中,复煮取 1.5 升,分再服,不瘥更根据法合服。

【功能主治】治百合病已经发汗后更发。

### 百合滑石代赭汤

【处方】百合 7 枚,擘,滑石 150 克,代赭 50 克。

【用法用量】上三味,先以泉水渍百合一宿,明旦去水,更以泉水 2 升煮百合取 1 升,去滓。又以水 2 升煮余二味,取 1 升,纳百合汁,如前法复煎取 1.5 升,分再服。

【功能主治】治百合病下后更发者。

### 百合地黄汤

【处方】百合 7 枚,擘。

【用法用量】渍一宿去汁,以泉水 2 升煮取 1 升,纳生地黄汁 1 升,复煎取 1.5

升,分再服,大盒饭去恶沫为验也。

【功能主治】治百合病始不经发汗吐下,其病如初者。

## 伤寒不发汗变成狐惑第二十三

### 赤小豆当归散

【处方】赤小豆 3 升。

【用法用量】渍之,令生牙足,乃复干之,加当归 150 克为末,浆水服方寸匕,日三,即愈。

【功能主治】其人脉数,无热微烦,默默但欲卧,汗出,初得之三四日目赤如鸠眼,得之七八日其四黄黑,能食者脓已成也。

## 伤寒发黄第二十四

### 黄芪芍药桂酒汤

【处方】黄芪 250 克,芍药 150 克,桂心 150 克。

【用法用量】上三味哎咀,以苦酒 1 升、水 7 升合煎取 3 升,饮 1 升,当心烦也,至六七日稍稍自除。心烦者苦酒阻故也。

【功能主治】治黄汗方。

### 桂枝黄汤

【处方】桂枝、芍药、生姜各 150 克,甘草 100 克,黄芪 400 克,大枣 12 枚。

【用法用量】上六味哎咀,以水 8 升微火煎取 3 升,去滓,温服 1 升,覆取微汗。须臾不汗者,饮稀热粥以助汤,若不汗更服汤。

【功能主治】治诸病黄胆宜利其小便,假令脉浮当以汗解方。

药王孙思邈 奇方妙治

### 麻黄醇酒汤方

【处方】麻黄 150 克。

【用法用量】以醇酒 5 升煮取 1.5 升,尽服之,温覆汗出愈。冬月寒时用清酒,春月宜用水。

【功能主治】治伤寒热出表发黄胆方。

### 大黄丸

【处方】大黄、葶苈子各 100 克。

【用法用量】上二味为末,蜜和丸,如梧子大,未食每服 10 丸,日三,病瘥止。

【功能主治】治伤寒热出表发黄胆方。

### 茵陈汤

【处方】茵陈、黄连各 150 克,黄芩 100 克,大黄、甘草、人参各 50 克,栀子二 7 枚。

【用法用量】上七味㕮咀,以水 10 升煮取 3 升,分三服,日三。亦治酒疸、酒癖。

【功能主治】治黄胆身体面目尽黄。

### 三黄散

【处方】大黄、黄连、黄芩各 200 克。

【用法用量】上三味治,下筛,先食服方寸匕,日三。亦可为丸。

【功能主治】治黄胆身体面目尽黄。

### 五苓散

【处方】猪苓、茯苓、泽泻、白术、桂心各 63 克。

【用法用量】上五味,捣筛为散,渴时水服方寸匕,极饮水即利小便,及汗出愈。

【功能主治】治黄胆利小便。

### 秦椒散

【处方】秦椒 13 克,瓜蒂 25 克。

【用法用量】上二味治下筛,水服方寸匕,日三。

【功能主治】治黄胆饮少溺多方。

### 小半夏汤

【处方】半夏、生姜各 250 克。

【用法用量】上二味㕮咀,以水 7 升煮取 1.5 升,分再服。有人常积气结而死,其心上暖,以此汤少许汁入口遂活。

【功能主治】治黄胆小便色不异,欲自利腹满而喘者,不可除热,热除必哕方。

### 大茵陈汤

【处方】茵陈、黄柏各 75 克,大黄、白术各 150 克,黄芩、甘草、茯苓、栝楼根、前胡、枳实各 50 克,栀子 20 枚。

【用法用量】上十一味㕮咀,以水 9 升煮取 3 升,分三服,得快下,消息三四日,更治之。

【功能主治】治内实热盛发黄,黄如金色,脉浮大滑实紧数者。

### 苦参散

【处方】苦参、黄连、瓜蒂、黄柏、大黄各 50 克,葶苈 100 克。

【用法用量】上六味治,下筛,饮服方寸匕,当大吐,吐者日一服,不吐日再,亦得下服,五日知可消息,不觉退更服之,小折便消息之。

【功能主治】治人无渐忽然振寒发黄,皮肤黄曲尘出,小便赤少,大便时闭,气力无异,饮食不妨,已服诸汤散余热不除,久黄者宜吐下方。

### 麻黄连翘赤小豆汤

【处方】麻黄、连翘、甘草各 100 克,生姜 150 克,大枣 12 枚,杏仁 30 枚,赤小豆 1 升,生梓白皮 2 升,切。

【用法用量】上八味㕮咀,以劳水 10 升,先煮麻黄去沫,次纳诸药,煎取 3 升,分三服。

【功能主治】治伤寒瘀热在里,身体必发黄。

## 茵陈汤

【处方】茵陈 300 克,大黄 150 克,栀子 14 枚。

【用法用量】上三味㕮咀,以水 12 升,先煮茵陈取 5 升,去滓,次纳栀子、大黄煎取 3 升,分服 1 升,日三,小盒饭利如皂荚沫状,色正赤,当腹减,黄悉随小便去也。

【功能主治】治伤寒七八日内实瘀热结,身黄如橘,小便不利,腹微胀满。

## 大黄黄柏栀子芒硝汤

【处方】大黄 150 克,黄柏、芒硝各 200 克,栀子 15 枚。

【用法用量】上四味㕮咀,以水 6 升煮取 2 升,去滓,纳芒硝缓煎取 1 升,先食顿服之。

【功能主治】治发黄腹满,小便不利而赤,自汗出,此为表和里实当下之方。

## 茵陈丸

【处方】茵陈、栀子、芒硝、杏仁各 150 克,巴豆 25 克,恒山、鳖甲各 100 克,豉 0.5 升,大黄 250 克。

【用法用量】上九味为末,以饧和丸,如梧子大,饮服 3 丸,以吐利为佳。不知加 1 丸。初觉体气有异,急服之即瘥,神效。

【功能主治】治时行病急黄,并瘴疠疫气及疟。

## 积实大黄栀子豉

【处方】积实五枚,大黄 150 克,豆豉 0.5 升,栀子 7 枚。

【用法用量】上四味㕮咀,以水 6 升煮取 2 升,分三服,心中热疼懊恼皆主之。

【功能主治】治伤寒饮酒,食少饮多,痰结发黄,酒疸心中懊恼,而不甚热或干呕方。

## 半夏汤

【处方】半夏 1 升,生姜、黄芩、当归、茵陈各 50 克,前胡、枳实、甘草、大戟 100 克,茯苓、白术各 150 克。

【用法用量】上十一味哎咀,以水 10 升煮取 3 升,分作三服。

【功能主治】治酒荫,胸心胀满,骨肉沉重,逆害饮食,乃至小便赤黄,此根本虚劳风冷,饮食冲心,由脾胃内痰所致方。

## 牛胆丸

【处方】牛胆 1 枚,芫花 1 升,莞花 0.5 升,瓜蒂 150 克,大黄 400 克。

【用法用量】上五味四味哎咀,以清酒 10 升渍一宿,煮减半,去滓,纳牛胆微火煎,令可丸,如豆大,服 1 丸,日移六七尺。不知复服 1 丸至 8 丸,膈上吐,膈下下,或不吐而自愈。

【功能主治】治酒疸身黄曲尘出。

## 茵陈丸

【处方】茵陈、天门冬、栀子各 200 克,大黄、桂心各 150 克,通草、石膏各 100 克,半夏 0.5 升。

【用法用量】上八味蒸,大黄、通草、天冬、栀子、半夏曝令干,合捣筛,蜜丸如大豆,服 3 丸,日三。忌生鱼,以豆羹服,不得用酒。

【功能主治】治气淋胪胀腹大,身体面目悉黄,及酒疸短气不得息。

## 硝石矾石散

【处方】硝石、矾石各 25 克。

【用法用量】上二味治下筛,大麦粥汁服方寸匕,日三,重衣覆取汗,病随大小便出,小便正黄,大便正黑。

【功能主治】治女劳疸方。

## 温疟第二十五

### 柴胡栝蒌根汤

【处方】柴胡400克,黄芩、人参、甘草、生姜各150克,大枣12枚,栝楼根200克。

【用法用量】上七味㕮咀,以水12升煮取6升,去滓,煎取3升,温服1升,日三。

【功能主治】治疟而发渴者方。

### 蜀漆散

【处方】蜀漆、云母、龙骨各等分。

【用法用量】上三味治,下筛,先未发一炊顷,以酢浆服半钱,临发服一钱。温疟加蜀漆0.25克。云母烧三昼夜。

【功能主治】多寒者牡疟也,治之。

### 牡蛎汤

【处方】牡蛎、麻黄各200克,甘草100克,蜀漆150克,无以恒山代之。

【用法用量】上四味先洗蜀漆三过去腥,㕮咀,以水8升煮蜀漆、麻黄得6升,去沫,乃纳余药煮取3升,饮1升,即吐出,勿复饮之。有瘅疟者,阴气孤绝,阳气独发而脉微,其候必少气烦满,手足热欲呕,但热而不寒。邪气内藏于心,外舍于分肉之间,令人消烁脱肉也。有温疟者,其脉平无寒时,病六七日,但见热也,其候骨节疼烦时呕,朝发暮解,暮发朝解,名温疟。

【功能主治】牡疟者多寒治之方。

### 麻黄汤

【处方】麻黄、栝楼根、大黄各200克,甘草50克。

【用法用量】上四味㕮咀,以水7升煮取2.5升,分三服,未发前食顷一服,临发一服,服后皆浓覆服汗。

【功能主治】治疟须发汗方。

## 恒山丸

【处方】恒山、知母、甘草、大黄各37克,麻黄50克。

【用法用量】上五味为末,蜜和丸,如梧子大,未食服五丸,日二,不知渐增,以瘥为度。《肘后》无大黄。

【功能主治】治疟说不可具方。

## 栀子汤

【处方】栀子14枚,秫米14粒,恒山150克,车前叶二七枚,炙干。

【用法用量】上四味哎咀,以水9升煮取3升,分三服,未发一服,发时一服,发后一服,以吐利四五行为度,不止,冷饭止之。

【功能主治】治疟说不可具方。

## 蜀漆丸

【处方】蜀漆、麦冬、知母、白薇、地骨皮、升麻各63克,甘草、鳖甲、乌梅肉、葳蕤各50克,恒山75克,石膏100克,豉0.1升。

【用法用量】上十三味为末,蜜和丸,如梧子大,饮服10丸,日再,服之稍稍加至20~30丸,此神验,无不瘥也。

【功能主治】治劳疟并积劳寒热发有时似疟方。

## 乌梅丸

【处方】乌梅肉、豆豉各0.1升升麻、地骨皮、柴胡、前胡、鳖甲、恒山各50克,元参、肉苁蓉、百合、蜀漆、人参、知母、桂心各25克,桃仁81枚。

【用法用量】上十六味为末,蜜丸,空心煎细茶下30丸,日二服,老少孩童量力通用无所忌。

【功能主治】治寒热劳疟,形体羸瘦,痰结胸中,食饮减少,或因行远,久经劳役,患之积年不瘥方。

### 大五补汤

【处方】人参、白术、茯苓、甘草、干地黄、黄芪、当归、芍药各 150 克,芎䓖、远志、桔梗各 100 克,桂心 63 克,竹叶 250 克,大枣 20 枚,生枸杞根、生姜各 500 克,半夏、麦冬各 1 升。

【用法用量】上十八味㕮咀,以水 30 升煮竹叶、枸杞取 20 升,次纳诸药煎取 6 升,分六服,一日一夜令尽。

【功能主治】治时行后变成瘴疟方。

### 鲛鲤汤

【处方】鲛鲤甲 14 枚,鳖甲、乌贼骨各 50 克,恒山 150 克,附子 1 枚。

【用法用量】上五味㕮咀,以酒 3 升渍一夕,发前稍稍啜饮勿绝吐之,兼以涂身,断食,过时乃食饮。

【功能主治】治乍寒乍热,乍有乍无,山瘴疟方。

### 乌梅丸

【处方】乌梅肉、蜀漆、鳖甲、葳蕤、知母、苦参各 50 克,恒山 75 克,石膏 100 克,香豉 0.1 升,甘草、细辛各 37 克。

【用法用量】上十一味为末,蜜丸如梧子大,酒服 10 丸,日再,饮服亦佳。

【功能主治】治肝邪热为疟,令人颜色苍苍,气息喘闷,战掉状如死者,或久热劳微动如疟,积年不瘥。

### 恒山丸

【处方】恒山 150 克,甘草 25 克,知母、鳖甲各 50 克。

【用法用量】上四味为末,蜜丸如梧子,未发前酒服 10 丸,临发时一服,正发时一服。

【功能主治】治脾热为疟,或渴或不渴,热气内伤不泄,令人病寒,腹中痛,肠中鸣,汗出。

## 恒山汤

【处方】恒山 150 克,甘草 25 克,秫米 320 粒。

【用法用量】上三味㕮咀,以水 7 升煮取 3 升,分三服,至发时令三服尽。

【功能主治】治肺热痰聚胸中,来去不定转而为疟其状令人心寒,甚则发热,热间则善惊,如有所见者。

## 藜芦丸

【处方】藜芦、恒山、皂荚、牛膝各 50 克,巴豆 30 枚。

【用法用量】上五味,先熬藜芦、皂荚、色黄合捣为沫,蜜和丸,如小豆大,旦服 1 丸,正发时 1 丸,一日勿饱食。

【功能主治】五脏并有疟候,六腑则无,独胃腑有之。胃腑疟者,令人且病也,善饥而不能食,食而支满腹大治。

药王孙思邈 奇方妙治

# 五、肝脏方

虚实第一

### 前胡汤方

【处方】前胡、秦皮、细辛、栀子仁、黄芩、升麻、薤仁、决明子各150克,苦竹叶切,1升,车前叶切,1升,芒硝150克。

【用法用量】上十一味㕮咀,以水9升,煮取3升,去滓,下芒消,分三服。

【功能主治】治肝实热、目痛、胸满、气急塞,泻肝。

### 防风煮散方

【处方】防风、茯苓、葳蕤、白术、橘皮、丹参各51.5克,细辛100克,甘草50克,升麻、黄芩各75克,大枣三七枚,射干50克,酸枣仁1.5克。

【用法用量】上十三味治下筛,为粗散,以方寸两匕帛裹,以井花水2升煮,时时动裹子,煎取1升,分服之,日二。

【功能主治】治肝实热,梦怒虚惊。

### 地黄煎方

【处方】生地黄、淡竹叶、生姜、车前草、干蓝各切1升,丹参、玄参各200克,茯苓100克,石膏250克,赤蜜1升。

【用法用量】上十味㕮咀,以水9升,煮取3升,去滓停冷。

【功能主治】治邪热伤肝,好生悲怒,所作不定、自惊恐。

### 补肝汤方

【处方】甘草、桂心、山茱萸各50克《千金翼》作乌头,细辛、桃仁《千金翼》作薤

146

仁、柏子仁、茯苓、防风各 100 克,大枣 24 枚。

【用法用量】上九味㕮咀,以水 9 升,煮取 5 升,去滓,分三服。

【功能主治】治肝气不足,两胁下满,筋急不得大息,四肢厥冷,发抢心腹痛,目不明了,及妇人心痛,乳痛,膝热,消渴,爪甲枯,口面青者。

### 补肝散

【处方】山茱萸、桂心、薯蓣、天雄、茯苓、人参各 2.5 克,川芎、白术、独活、五加皮、大黄各 3.5 克,防风、干姜、丹参、浓朴、细辛、桔梗各 75 克,甘菊花、甘草各 50 克,贯众 25 克,橘皮 1.5 克,陈麦曲、大麦各 1 升。

【用法用量】上二十三味治下筛,酒下方寸匕,日二,若食不消,食后服;若止痛,食前服之。

【功能主治】治左胁偏痛久,宿食不消,风泪出,见物不审,而逆风寒偏甚,消食破气止泪。

### 补肝酒

【处方】松脂 5 千克。

【用法用量】细锉,以水淹浸一周日,煮之,细细接取上膏,水竭,更添之,脂尽更水煮如前,烟尽去,火停冷,脂当沉下,取 500 克,酿米 100 升、水 70 升、好曲沫 20 升,如家常酿酒法,仍冷下饭,封一百日,脂、米、曲并消尽,酒香满一室,细细饮之又方取枸杞子捣碎,先纳绢袋中,率 10 升枸杞子、20 升酒渍讫,密封泥瓮勿泄,曝干,天。

【功能主治】治肝虚寒,或高风眼泪等杂病,酿松膏酒方。

### 防风补煎方

【处方】防风、细辛、川芎、白藓皮、独活、甘草各 150 克,橘皮 100 克,大枣三七枚,甘竹叶 10 升,切,蜜 0.5 升。

【用法用量】上十味㕮咀,以水 12 升,先煮九味,取 4 升去滓,下蜜更煎两沸,分四服,日三夜一,若五六月以燥器贮,冷水藏之。

【功能主治】治肝虚寒,目看视物不明,谛视生花。

### 槟榔汤方

【处方】槟榔 24 枚,母姜 350 克,附子 7 枚,茯苓、橘皮、桂心各 150 克,桔梗、白术各 200 克,吴茱萸 250 克。

【用法用量】上九味咬咀,以水 9 升,煮取 3 升,去滓,分温三服。若气喘者,加川芎 150 克,半夏 200 克,甘草 100 克。肝虚目不明,灸肝俞 200 壮,小儿斟酌可灸三七壮。

【功能主治】治肝虚寒,胁下痛、胀满气急,目昏浊、视物不明。

## 肝劳第二

### 猪膏酒方

【处方】猪膏、姜汁各 4 升。

【用法用量】上二味,以微火煎取 3 升,下酒 0.5 升和煎,分为三服。

【功能主治】治肝劳虚寒,关格劳涩,闭塞不通,毛悴色夭。

### 虎骨酒补方

【处方】虎骨 1 升,炙焦,碎如雀头,丹参 400 克,干地黄 350 克,地骨皮、干姜、川芎各 200 克,猪椒根、白术、五加皮、枳实各 250 克。

【用法用量】上十味咬咀,绢袋盛,以酒 40 升浸四日,初服 0.6~0.7 升,渐加至 1 升,日再服。

【功能主治】治肝虚寒劳损,口苦,关节骨疼痛,筋挛缩,烦闷。

## 坚症积聚第三

### 三台丸

【处方】大黄熬、前胡各 100 克,硝石、葶苈、杏仁各 1 升,浓朴、附子、细辛、半夏各 50 克,茯苓 25 克。

【用法用量】上十味,末之,蜜和,捣 5 000 杵,服如梧子 5 丸,稍加至 10 丸,以知为度。

【功能主治】治五脏寒热积聚,胪胀肠鸣而噫,食不生肌肤,甚者呕逆,若伤寒寒疟已愈,令不复发。

## 五石乌头丸方

【处方】钟乳炼、紫石英、硫黄、赤石脂、矾石、枳实、甘草、白术、紫菀、山茱萸、防风、白薇、桔梗、天雄、皂荚、细辛、苁蓉、人参、附子、藜芦各 63 克,干姜、吴茱萸、蜀椒、桂心、麦门冬各 125 克,乌头 150 克,浓朴、远志、茯苓各 75 克,当归 100 克,枣膏 0.5 升。

【用法用量】上三十一味沫之,蜜和,捣 5 000 杵,酒服如梧子 10 丸,日三,稍加之。

【功能主治】治男子女人百病虚弱劳冷,宿寒久癖,及症瘕积聚,或呕逆不下食,并风湿诸病,无不治之者。

## 乌头丸方

【处方】乌头 15 枚,吴茱萸、蜀椒、干姜、桂心各 125 克,前胡、细辛、人参、川芎、白术各 63 克,皂荚、紫菀、白薇、芍药各 37 克,干地黄 75 克。

【用法用量】上十五味末之,蜜丸,酒下如梧子 10 丸,日三,稍加之,以知为度。

【功能主治】治男子女人寒冷,腹内积聚,邪气往来,厥逆抢心,心痛痹闷。吐下不止,妇人产后羸瘦。

## 恒山丸

【处方】恒山、蜀漆、白薇、桂心、鮀甲、白术、附子、鳖甲、䗪虫、贝齿各 75 克,蜚虻 13 克。

【用法用量】上十一味,末之,蜜丸如梧子,以米汁服 5 丸,日三。

【功能主治】治胁下邪气积聚,往来寒热如温疟方。

## 神明度命丸

【处方】大黄、芍药各 100 克。

【用法用量】上二味,末之,蜜丸,服如梧子 4 丸,日三,不知,可加至 6~7 丸,以知为度。

【功能主治】治久患腹内积聚,大小便不通,气上抢心,腹中胀满,逆害饮食。

## 陷胸汤方

【处方】大黄、栝楼实、黄连各 100 克,甘遂 50 克。

【用法用量】上四味咬咀,以水 5 升,煮取 2.5 升,分三服。

【功能主治】治胸中心下结积,食饮不消。

## 太一神明陷冰丸

【处方】雄黄油煮一日,丹砂、礜石、当归、大黄各 100 克,巴豆 50 克,芫青 5 枚,桂心 150 克,真珠、附子各 75 克,蜈蚣 1 枚,乌头 8 枚,犀角、鬼臼、射罔、黎芦各 50 克,麝香、牛黄、人参各 25 克,杏仁 40 枚,蜥蜴 1 枚,斑蝥 7 枚,樗鸡三七枚,地胆三七枚。

【用法用量】上二十四味,末之,蜜和,捣 30 000 杵,丸如小豆先食饮,服 2 丸,日二,不知,稍加之,以药 2 丸安门户上,令众恶不近,伤寒服之无不即瘥。若至病家及视病患,夜行独宿,服 2 丸,众恶不敢近。

【功能主治】治诸疾,破积聚,心下支满,寒热鬼注,长病咳逆唾噫,辟除众恶,杀鬼逐邪气,鬼击客忤中恶,胸中结气,咽中闭塞,有进有退,绕脐恻恻,随上下按之挑手,心中愠愠,如有虫状,毒注相染灭门。

## 蜥蜴丸

【处方】蜥蜴 2 枚,蜈蚣 2 枚,地胆 50 枚,䗪虫 30 枚,杏仁 30 枚,蜣螂 14 枚,虻虫 30 枚,朴硝 87 克,泽漆、桃奴、犀角、鬼督邮、桑赤鸡各 37 克,芍药、虎骨各 75 克,甘草 50 克,巴豆 87 克,款冬花 37 克,甘遂 63 克,干姜 50 克。

【用法用量】上二十味,末之,别制巴豆、杏仁如膏,纳药末研调,下蜜,捣 20 000 杵,丸如麻子。先食饮,服 3 丸,日一,不知加之。不敢吐下者,1 丸,日一服。

【功能主治】治症坚水肿、蜚尸、遁尸、百注、尸注、骨血相注。恶气鬼忤,蛊毒、邪气往来,梦寤亡亡,留饮结积,虎野狼所啮,犬所咋,鸩毒入人五脏,服药已消杀其毒,食不消,妇人邪鬼忤,亦能遣之方。

## 野狼毒丸

【处方】野狼毒 250 克,半夏、杏仁各 150 克,桂心 200 克,附子、蜀椒、细辛各 100 克。

【用法用量】上七味,末之,别捣杏仁蜜和饮服,如大豆 2 丸。

【功能主治】治坚癖方。

## 甘遂汤方

【处方】甘遂、黄芩、芒硝、桂心、细辛各 50 克,大黄 150 克。

【用法用量】上六味㕮咀,以水 8 升,煮取 2.5 升,分三服。

【功能主治】治暴坚久痞腹有坚。

## 野葛膏

【处方】野葛一尺,当归、附子、雄黄油煮一日、细辛各 50 克,乌头 100 克,巴豆 100 枚,蜀椒 25 克。

【用法用量】上八味㕮咀,以大醋浸一宿,猪膏 1 千克煎附子色黄,去滓,纳雄黄粉,搅至凝,敷布上,以掩症上,复以油重布上,复安十重纸。

【功能主治】治暴症方。

## 硝石大丸

【处方】硝石 300 克,朴硝亦得,大黄 400 克,人参、甘草各 100 克。

【用法用量】上四味,末之,以三年苦酒 3 升,置铜器中,以竹箸柱器中。1 升作一刻,凡 3 升作三刻,以置火上,先纳大黄,常搅不息,使微沸尽一刻,乃纳余药,又尽一刻,有余一刻,极微火使可丸,如鸡子中黄。

【功能主治】治十二症瘕,及妇人带下,绝产无子,并欲服寒食散而腹中有症瘕实者。

## 土瓜丸

【处方】土瓜根末、桔梗末各 0.5 升,大黄 500 克蒸 2 升米下,曝干,杏仁 1 升。

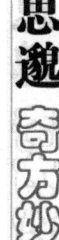

【用法用量】上四味,末之,蜜丸如梧子。空腹饮服3丸,日三,不知加之,以知为度。治凡所食不消方取其余类烧作末,酒服方寸匕,便吐去宿食即瘥。

【功能主治】治诸脏寒气积聚,烦满热饮食,中蛊毒,或食生物,及水中蛊卵生,入腹而成虫蛇,若为鱼鳖留饮宿食;妇人产瘕,带下百病,阴阳不通利,大小便不节,绝伤堕落,寒热交结,唇口焦黑,身体消瘦,嗜卧少食、多魇,产乳胞中余疾,股里热,心腹中急结,痛引阴中方。

## 大黄汤方

【处方】大黄、茯苓各25克一本作黄芩,乌贼骨2枚,皂荚6枚如猪牙者,甘草如指大者一尺,芒硝如鸡子1枚。

【用法用量】上六味㕮咀。以水6升煮三沸,去滓,纳硝,适寒温,尽服之,十日一剂,作如上法,欲服之,宿无食,平旦服,当下病根也。

【功能主治】治蛇症。

# 六、胆腑方

## 胆虚实第一

### 半夏汤

【处方】半夏、宿姜各 150 克,黄芩 50 克,生地黄 250 克,远志、茯苓各 100 克,秫米 1 升,酸枣仁 0.5 升。

【用法用量】上八味㕮咀,以千里长流水 50 升煮秫米,令蟹目沸扬之千余遍,澄清,取 9 升煮药,取 3.5 升分三服。

【功能主治】治胆腑实热精神不守泻热方。

### 温胆汤

【处方】半夏、竹茹、枳实各 100 克,橘皮 150 克,甘草 50 克,生姜 200 克。

【用法用量】上六味㕮咀,以水 8 升煮取 2 升,分三服。一本有茯苓 100 克、红枣 12 枚。

【功能主治】治大病后虚烦不得眠,此胆寒故也,宜服之方。

### 千里流水汤

【处方】麦门冬、半夏各 150 克,茯苓 200 克,酸枣仁 2 升,甘草、桂心、黄芩、远志、萆薢、人参、生姜、秫米。

【用法用量】上十二味㕮咀,以千里流水一斛煮米,令蟹目沸扬万遍澄清,取 10 升煮药取 2.5 升,分三服。

【功能主治】治虚烦不得眠方。

### 酸枣汤

【处方】酸枣仁 3 升,人参、桂心、生姜各 100 克,石膏 200 克,茯苓、知母各 150 克,甘草 75 克。

153

【用法用量】上八味㕮咀,以水 10 升先煮枣仁取 7 升,去滓,下药煮取 3 升,分三服,日三。

【功能主治】治虚劳烦搅,奔气在胸中,不得眠方。

## 栀子汤

【处方】大栀子 14 枚,豉 0.7 升。

【用法用量】上二味,以水 4 升先煮栀子取 2.5 升,纳豉更煮三沸,去滓。每服 1 升,安者勿更服。若上气呕逆,加橘皮 100 克,亦可加生姜 100 克。

【功能主治】治大下后虚劳不得眠,剧者颠倒懊恼欲死方。

## 髓虚实第二

## 羌活补髓丸

【处方】羌活、川芎、当归各 150 克,桂心 100 克,人参 200 克,枣肉研如脂、羊髓、酥各 1 升,牛髓、大麻仁各 2 升熬研如脂。

【用法用量】上十味先捣五种干药为末,下枣膏,麻仁又捣,相濡为一家,下二髓并酥,纳铜钵中,重汤煎取为丸如梧子大,酒服 30 丸,日二服,稍加至 40 丸。

【功能主治】治髓虚脑痛不安胆腑中寒方。

## 柴胡发泄汤

【处方】柴胡、升麻、黄芩、细辛、枳实、栀子仁、芒硝各 150 克,淡竹叶、生地黄各 1 升,泽泻 200 克。

【用法用量】上十味㕮咀,以水 9 升煮取 3 升,去滓,下硝,分三服。

【功能主治】治体实勇悍惊热主肝热方。

## 风虚杂补酒煎第三

## 巴戟天酒

【处方】巴戟天、牛膝各 3 升,枸杞根白皮、麦门冬、地黄、防风各 1 千克。

【用法用量】上六味并生用,如无生者用干者,亦得㕮咀,以酒140升浸七日,去滓,温服,常令酒气相续,勿至醉吐,慎生冷,猪、鱼、油、蒜。春七日,秋冬二七日,夏勿服。先患冷者,加干姜、桂心各500克。好忘加远志500克,大虚劳加五味子,苁蓉各500克。

【功能主治】治虚羸阳道不举,五劳七伤,百病能食下气方。

### 五加酒

【处方】五加皮、枸杞根白皮各10升。

【用法用量】上二味㕮咀,以水150升煮取汁7升,分取40升浸曲10,余30升用拌饭下米,多少如常酿法,熟压取服之,多少任性,禁如药法,倍日将息。

【功能主治】治虚劳不足方。

### 天门冬大煎

【处方】天门冬、生地黄切各35升捣压尽取汁,白蜜3升,炼,酥3升,炼,枸杞根切,30升,洗净,以水150升煮取13升澄清,獐骨1具,捣碎。以水100升煮取10升澄清。

【用法用量】上六味并大斗铜器中,微火先煎门冬,地黄减半乃合,煎取大斗二斗,下后件散药,煎取10升,纳铜器,重釜煎令隐掌,可丸如梧子大。

【功能主治】治男子五劳七伤八风十二痹伤中六极。一气极则多寒痹腹痛,喘息惊恐头痛。二肺极则寒痹腰痛,心下坚有积聚,小便不利,手足不仁。三脉极则颜色苦青逆意,喜恍惚失气,状似悲泣之后。苦舌强咽喉干,寒热恶风不可动,不嗜食,苦眩喜怒妄言。四筋极则拘挛小腹坚胀,心痛膝寒冷,四肢骨节皆疼痛。五骨极则肢节厥逆,黄疸消渴,痈疽妄发,重病浮肿如水病状。六肉极则发疰如得击,不复言,甚者至死复生,众医所不能治。此皆六极七伤所致,非独房室之为也。忧患积,思喜怒悲欢,复随风湿结气,咳时呕吐食已变,大小便不利,时泄利重下,溺血上气吐下,乍寒乍热,卧不安席,小便赤黄,时时恶梦,梦与死人共饮食,入冢神室魂飞魄散。筋极则伤肝,伤肝则腰背相引难以俯仰。气极则伤肺,伤肺则小便有血,目不明。髓极则阴痿不起,住而不交。骨极则伤肾,伤肾则短气不可久立,阴疼恶寒,甚者卵缩阴下生疮湿痒,手搔不欲住汁出,此皆为肾病,甚者多遭风毒,四肢顽痹,手足浮肿,名曰脚弱,一名香港脚,医所不治,此悉主之方。

### 填骨万金煎

【处方】生地黄 15 千克取汁,甘草、阿胶、肉苁蓉 500 克,桑根白皮切、干姜、茯苓、桂心、麦门冬 400 克、干地黄 1 千克,石斛 750 克,牛髓 1.5 千克,白蜜 5 千克,清酒 40 升,麻子仁 3 升,大枣 150 枚,当归 700 克,干漆 1 千克,蜀椒 200 克,桔梗、五味子、附子、人参 250 克。

【用法用量】上二十三味,先以清酒 26 升,纳桑根白皮、麻子仁、枣、胶为刻识之。

【功能主治】治内劳少气,寒疝里急,腹中喘逆,腰脊痛方。

### 小鹿骨煎

【处方】鹿骨 1 具,碎,枸杞根切,2 升。

【用法用量】上二味各以水 10 升,别器各煎汁 5 升,去滓澄清,乃合一器同煎,取 5 升,日二服尽,好将慎,皆用大斗。

【功能主治】治一切虚羸皆服之方。

### 地黄小煎

【处方】干地黄末,1 升,胡麻油 0.5 升,蜜 2 升,猪脂 500 克。

【用法用量】上四味铜器中煎,令可丸如梧子大,饮服 3 丸,日二,稍加至 10 丸。

【功能主治】治五劳七伤羸瘦干削方。

### 陆抗膏

【处方】牛髓、羊脂各 2 升,酥《经心录》用猪脂、生姜汁、白蜜各 3 升。

【用法用量】上五味先煎酥令熟,次纳姜汁,次纳蜜,次纳羊脂、牛髓,后微火煎三上三下,令姜汁水气尽即膏成,搅令凝止,温酒服,随人能否,不限多少,令人肥健发热也。

【功能主治】治虚冷枯瘦身无精光虚损诸不足方。

药王孙思邈 奇方妙治

## 枸杞煎

【处方】九月十日取生湿枸杞子1升,清酒6升。

【用法用量】煮五六沸取出熟研,滤取汁。令其子极净曝令干,捣末,和前汁微火煎,令可丸,酒服二方寸匕,日二,加至三匕,亦可丸,服30丸。

【功能主治】补虚羸,久服轻身不老神验方。

## 夏姬杏仁煎方

【处方】杏仁3升。

【用法用量】纳汤中,去皮尖双仁,熟捣,盆中水研,取7~8升汁,以铁釜置火上,取羊脂2千克就釜内磨消,纳杏仁汁温之四五日,色如金状,饵如弹子,日三服,百日肥白,易容人不又方杏仁去皮尖熬黄捣,服如梧子,日三。

【功能主治】治枯瘦令人润泽无所禁。咳逆上气喉中百病,心下烦不得咽物者,得茯苓、款冬、紫菀并力大良。其药生热熟冷,喉中如有息肉者亦服之。

## 膏 煎

【处方】不中水猪肪煎取1升,纳葱白一握。

【用法用量】煎令黄,出纳盆中,平旦空腹服讫,暖覆卧至晡时,食白粥,粥不得稀,过三日服补方如下。羊肝一具、羊脊膂肉一条、曲沫250克,枸杞根5千克,上四味以水30升煮枸杞,取10升去滓,细切肝等纳汁中,着葱豉盐如羹法合煎,看如稠糖即好,食之七日,禁如药法。

【功能主治】治虚羸瘦方。

## 吐血第四

## 黄土汤

【处方】伏龙肝鸡子大,2枚,桂心、干姜、当归、芍药、白芷、甘草、阿胶、芎劳各50克,生地黄100克,细辛25克,吴茱萸2升。

【用法用量】上十二味㕮咀,以酒7升、水3升合煮,取3.5升,去滓,纳胶,煮取

3升,分三服。亦治血衄。

【功能主治】治吐血方。

### 生地黄汤

【处方】生地黄 500 克,大枣 50 枚,阿胶、甘草各 150 克。

【用法用量】上四味哎咀,以水 10 升煮取 4 升,分四服,日三夜一。

【功能主治】治忧恚呕血烦满少气胸中痛方。

### 坚中汤

【处方】糖 150 克,芍药、半夏、生姜、甘草各 150 克,桂心 100 克,大枣 50 枚。

【用法用量】上七味哎咀,以水 20 升煮取 7 升,分七服,日五夜二。

【功能主治】治虚劳内伤,寒热呕逆吐血方。

### 柏叶汤

【处方】干姜、阿胶、柏叶各 100 克,艾一把。

【用法用量】上四味哎咀,以水 5 升煮取 1 升,纳马通汁 1 升,煮取 1 升,顿服。

【功能主治】治吐血内崩上气面色如土方。

### 泽兰汤

【处方】泽兰、糖各 500 克,桂心、桑根白皮、人参各 100 克,远志 100 克,生姜 250 克,麻仁 1 升。

【用法用量】上八味哎咀,以醇酒 15 升,煮取 7 升,去滓,纳糖,食前服 1 升,日三夜一,勿劳动。

【功能主治】治伤中里急,胸胁挛痛欲呕血,时寒时热,小便赤黄,此皆伤于房劳故也。

### 犀角地黄汤

【处方】犀角 50 克,生地黄 400 克,芍药 150 克,牡丹皮 100 克。

【用法用量】上四味哎咀,以水 9 升煮取 3 升,分三服。喜妄如狂者加大黄 100

克,黄芩 150 克。其人脉大来迟,腹不满自言满者,为无热,但根据方不须有所增加。

【功能主治】治伤寒及温病应发汗而不汗之内蓄血、及鼻衄、吐血不尽,内余瘀血,大便黑、面黄,消瘀血方。

### 当归汤

【处方】当归、干姜、芍药、阿胶各 100 克,黄芩 150 克。

【用法用量】上五味㕮咀,以水 6 升煮取 2 升,分三服。

【功能主治】治衄血吐血方。

### 竹茹汤

【处方】竹茹 2 升,甘草、川芎、黄芩、当归各 3 克,芍药、白术、人参、桂心各 50 克。

【用法用量】上九味㕮咀,以水 10 升煮取 3 升,分四服,日三夜一。

【功能主治】治吐血,衄血,大小便下血方。

### 干地黄丸

【处方】干地黄 150 克,当归、干姜、麦门冬、甘草、黄芩各 100 克,浓朴、干漆、枳实、防风、大黄、细辛、白术 50 克,茯苓 250 克,前胡 3 克,人参 2.5 克,䗪虫、虻虫各 50 枚。

【用法用量】上十八味为末,蜜丸如梧子大,先食服 10 丸,日三,稍加。

【功能主治】治虚劳,胸腹烦满疼痛瘀血往来,脏虚不受谷,气逆不得食,补中。

### 麦门冬汤

【处方】麦门冬、白术各 200 克,甘草 50 克,牡蛎、芍药、阿胶各 150 克,大枣 20 枚。

【用法用量】上七味㕮咀,以水 8 升煮取 2 升,分再服。

【功能主治】治凡下血虚极方。

药王孙思邈 奇方妙治

## 万病丸散第五

### 芫花散

【处方】芫花、桔梗、紫菀、大戟、王不留行、乌头、附子、天雄、白术、五加皮、荛花、野狼毒、荞草俗名鱼药，又名鼠药、栾荆、栝楼根、蹋蹋、麻黄、白芷、荆芥、茵芋各5克，车前子、石斛、人参、石南、石长生各3.5克，蛇床子、萆薢、牛膝、狗脊、菟丝子、苁蓉、秦艽各2.5克，藜芦、薯蓣、薏苡仁、巴戟天、细辛、当归、川芎、干地黄、食茱萸、杜仲、浓朴、黄芪、山茱萸、干姜、芍药、桂心、黄芩、吴茱萸、防己、远志、蜀椒、独活、五味子、牡丹、橘皮、通草、柴胡、柏子仁、藁本、菖蒲、茯苓、续断各1克。

【用法用量】上六十四味，凡是猪、鸡、五辛、生冷、酢滑任意食之，无所忌。惟诸豆皆杀药不得食。药散150克细曲沫2升糯米3升真酒5升先以三大斗水煮米作粥，须极熟。冬月扬去火气。春月稍凉，夏月扬绝火气令极冷。秋稍温。次下曲沫，搦使和柔相得，重下药末，搦使突突然好熟，乃下真酒重搦使散，盛不津器中，以净杖搅散，经宿即饮，直以布盖，不须密封。凡服药平旦空心服之，以知为度。微觉发动流入四肢，头面习习然为定。勿更加之，如法服之。

【功能主治】治一切风冷痰饮症癖疟，万医所不治者皆治之。

### 仙人玉壶丸方

【处方】雄黄、藜芦、丹砂石、巴豆、八角、附子各100克。

【用法用量】上六味，先捣巴豆3 000杵，次纳石又捣3 000杵，次纳藜芦3 000杵，次纳附子3 000杵，辄治500杵，纳少蜜恐药飞扬。治药用王相吉日良时，童子斋戒为良，天晴明无云雾，白昼药成封密器中，勿泄气，着清洁处。大人服丸如小豆。欲下病者，宿勿食，平旦服2丸。不知者，以粥暖饮发之，令下。下不止，饮冷水以止之。病在膈上吐，膈下利，或噫气即已。若欲渐渐除及将服消病者，服如麻子大2丸。卒中恶欲死不知人，以酒若汤和2丸，强开口灌喉中。鬼疰病百种不可名，浆水服2丸，日再。男女与鬼交通，歌哭无常，或腹大经绝，状如妊娠，浆水服2丸如胡豆大，日三夜一。又苦酒和，令如饴，每旦敷手间，使心主。心主在手腕后第1约横纹当中指，至暮，又敷足三阴三阳及鼻孔，七日愈。又浆水服麻子大1丸，日三服，三十日止，恶风逆心不得气息，服1丸。腹中如有虫欲钻胁出状，急痛，一止一作，是恶风，服2丸。忧恚气结在胸心，苦连噫及咳，胸中刺痛，服如麻子大3丸，日三。腹痛胀满不食,服2丸。心腹切痛及心中热,服1丸如麻子大,日三服,五日瘥。风疝、寒疝、心疝、弦疝,每发腹中急痛,服2丸。卒上气,气但出不入,并逆气冲喉,胃中暴积聚者,服2丸,日再。饮痰饮,平旦服1丸。腹中三虫,宿勿食,明旦炙牛羊肉三脔食之,须臾进3丸如胡豆大,日中当下,过日中不下,更进2丸,烂虫必下。卒关格不得大小便欲死,服2丸。卒霍乱心腹痛,烦满吐下,手足逆冷,服2丸。伤寒敕涩,时气热病,温酒服1丸,浓覆取汗,不汗更服。寒热往来,服1丸。疟未发1丸,已发2丸便断。积寒热老痞,服2丸。症坚结痞1丸,日三取愈。下痢重者,1丸取断。食肉不消,腹坚胀,1丸立愈。若淋沥瘦瘠,百节酸痛,服1丸,日三。头卒风肿,以苦酒若膏和,敷之,絮裹之。痈疽痤疖瘰及欲作,以苦酒和,敷之。若恶疮不可名疥疽,以膏若苦酒和,先以盐汤洗疮去痂,拭干敷之。齿痛绵裹塞孔中。鼠以猪脂和,敷疮,取驳舌狗子舐之。中水毒,服2丸。若已有疮,苦酒和3丸敷之。耳聋脓血汁出及卒聋,以赤谷皮裹2丸纳之。风目赤或痒,视物漠漠,泪出烂,蜜解如饴,涂注目。若为蛊毒所中,吐血,腹内如刺,服1丸如麻子,有加大如胡豆,亦以涂鼻孔中。又以膏和,通涂腹背上。亦可烧之,熏口及鼻。若为蛇蝮诸毒所中,及犬狂马所咋,苦酒和敷,又水服2丸。妇人产后余疾,及月水不通,往来不时服2丸,日再。妇人胸中苦滞气,气息不利,小腹坚急,绕脐绞痛,浆水服如麻子1丸,稍加之,如小豆大。小儿百病惊痫,瘛塞及有热,百日、半岁者,以1丸如黍米大置乳头饮之,一岁以上如麻子1丸,日三,饮送下。小儿大腹,及中热恶毒,食物不化,结成积聚,服1丸。小儿寒热头痛,身热,及吐,服1丸如麻子大。小儿赢瘦丁奚,不能食,食不能化,浆水服2丸,日三。又苦酒和,如梧子大敷腹上良。一切万病量之不过,1~2丸莫不立效。

## 张仲景三物备急丸

【处方】大黄、干姜、巴豆各等份。

【用法用量】上皆须精新。多少随意。先捣大黄、干姜下筛为散,别研巴豆如脂,纳散中合捣千杵,即尔用之为散,亦好用蜜为丸,贮密器中,莫令泄气,若中恶客忤,心腹胀满、刺痛,口噤气急,停尸卒死者,以暖水若酒服大豆许3枚,老小量与。

【功能主治】司空裴秀为散用治心腹卒暴百病方。

## 大理气丸

【处方】牛膝、甘草、人参、茯苓、远志、恒山、苦参、丹参、沙参、龙胆、龙骨、牡蒙、半夏、杏仁、紫菀、芍药、天雄、附子、葛根、橘皮、巴豆、野狼牙各100克大黄、牡蛎、白术各150克,生姜末250克,白薇3克,元参3.5克,藜芦大者1枚。

【用法用量】上二十九味，先捣筛二十七味，令熟，次捣巴豆、杏仁如膏，然后和，使相得，加白蜜更捣五千余杵，丸如梧子大，空腹酒服 7 丸，日三。疝瘕症结五十日服永瘥。

【功能主治】治万病方。

## 大麝香丸

【处方】麝香 1.5 克，牛黄、附子、鬼臼、真珠、莽草、犀角、矾石、细辛、桂心、獭肝、藜芦各 1 克，蜈蚣、蜥蜴各 1 枚，丹砂 100 克，雄黄 50 克，巴豆、杏仁各 50 枚，地胆、元青、亭长、斑蝥各 7 枚，礜石 4 克。

【用法用量】上二十三味为末，蜜和合，更捣 3 000 杵，丸如小豆大，饮服 1 丸，日再，渐加至 3 丸，虫毒所螫，摩之以知为度。若欲入毒疫疠乡死丧病处，及恶鬼冢墓间，盛绛囊中，男左女右，肘后系之，又以少许敷鼻下人中，及卧不魇。

【功能主治】治鬼疰飞尸病方。

## 小麝香丸

【处方】麝香、莽草、犀角、栀子仁各 1.5 克，雄黄、当归《外台》不用、丹砂各 2 克，干姜、桂心、芍药、细辛各 2.5 克，附子、乌头各 5 枚，蜈蚣 1 枚，巴豆 50 枚。

【用法用量】上十五味为末，蜜和合，捣千杵，丸如小豆大，服 3 丸，日三，可加至 5 丸，一切尸疰痛悉皆主之。

【功能主治】治鬼疰飞尸病方。

## 紫葛丸

【处方】紫葛、石膏、人参、丹参、紫参、苦参、元参、细辛、齐盐、代赭、苁蓉、巴豆、乌头各 1.5 克，干姜、桂心、独活各 2.5 克。

【用法用量】上十六味为末，蜜和，更捣万余杵，丸如小豆，服 6 丸，食前 3 丸，食后 3 丸，忌五辛猪鸡鱼蒜，余不在禁限。若觉体中大热各减 1 丸服之，令人肥悦，好颜色，强阳道，能食，服药后十日得利黄白汁大佳，妇人食前、食后只服 2 丸。

【功能主治】治绪热不调方。

## 太乙神精丹

【处方】丹砂、曾青、雌黄、雄黄、磁石各200克,金牙125克。

【用法用量】上六味,各捣,绢下筛,其丹砂、雌黄、雄黄三味,以醋浸之,曾青好酒于铜器中渍,纸密封讫,日中曝百日,经夏急五日,亦得无日,以火暖之。然后各研,令如细粉,以醋拌,使干湿得所,纳土釜中,以六一泥固济,勿令泄气。干后安铁环施脚高一尺五寸置釜上,以渐放火,初放火取熟两秤,炭各长四寸置釜上,待三分二分尽,即益。如此三度尽用熟火,然后用益生炭其过三上熟火以外,皆须加火渐多,及至一伏时,其火已欲近釜,即便满,就釜下益炭,经两度即罢,火尽极冷,然后出之,其药精飞化凝着釜上五色者上,三色者次,一色者下。虽无五色,但色光明皎洁如雪最佳。若飞上不尽,更令与火如前,以雄鸡翼扫取,或多或少不定,研如枣膏,丸如黍粒。

【功能主治】治客忤霍乱腹痛胀满,尸疰恶气,癫狂鬼语,蛊毒妖魅,温疟,但是一切恶毒无所不治方。

## 仓公散

【处方】特生石、皂荚、雄黄、藜芦各等分。

【用法用量】上四味治,下筛,取如大豆许,纳管中,吹入病患鼻,得嚏则气通便活,若未嚏,复更吹之,以得嚏为度,此药起死回生。

【功能主治】治卒鬼击鬼疰鬼刺心腹痛如刺,下血便死,不知人,及卧魇啮,脚踵不觉者,诸恶毒瓦斯病方。

## 大金牙散

【处方】金牙、鹤骨、石膏4克,大黄、鳖甲、栀子仁、鬼督邮、龟甲、桃白皮、铜镜鼻、干膝2克,桂心、芍药、射干、升麻、徐长卿、鸢尾、蜂房、细辛、干姜、芒消、由跋、马目毒公、羚羊角、犀角、甘草、狼毒、蜣螂、龙胆、狼牙、雄黄、真珠1.5克,地胆、樗鸡、芫青7枚,桃奴、巴豆27枚,雷丸、龙牙、白术、胡燕矢、活草子3克、铁精、赤小豆0.2升,芫花、莽草、射罔、乌梅0.5克,蛇蜕皮一尺,斑猫3.5克。一本有麝香,无白术;《千金翼》有杏仁,无芫花。

【用法用量】上五十味治,下筛,服一刀圭,稍加至二刀圭,带之辟百邪,治99种疰。

【功能主治】治一切蛊毒百疰不祥医所不治方。

# 七、心脏方

## 心虚实第一

### 石膏汤

【处方】石膏 500 克,淡竹叶、香豉各 1 升,小麦 3 升,地骨皮 250 克,茯苓 150 克,栀子仁 30 枚。

【用法用量】上七味㕮咀,先以水 15 升煮小麦、竹叶、取 8 升澄清,下诸药,煮取 3 升去滓,分三服。《外台》名泻心汤。

【功能主治】治心热实或欲吐,吐而不出,烦闷,喘急,头痛方。

### 泻心汤

【处方】人参、黄芩、甘草各 50 克,干姜 75 克,黄连 100 克,半夏 150 克,大枣 12 枚。

【用法用量】上七味㕮咀,以水 8 升,煮取 2.5 升,分三服。并治霍乱。若寒加附子 1 枚,渴加栝楼根 100 克,呕加橘皮 50 克,痛加当归 50 克。客热以生姜代干姜。

【功能主治】治老小下痢水谷不消,肠中雷鸣,心下痞满,干呕不安方。

### 大黄黄连泻心汤

【处方】大黄 100 克,黄连、黄芩各 50 克。

【用法用量】上三味㕮咀,以水 3 升煮取 1 升,顿服。

【处方】治心气不足,吐血衄血方。

### 竹沥汤

【处方】淡竹沥 1 升,生地黄汁 1 升,石膏 400 克,芍药、白术、栀子仁、人参各 150 克,赤石脂、紫菀、知母、茯神各 100 克。

【用法用量】上十一味㕮咀,以水 9 升煮十味至 2.7 升,去滓,下竹沥更煎,取 3 升。若须利入芒硝 100 克,去芍药,分三服。

【功能主治】治心实热,惊梦喜笑恐畏悸惧不安方。

## 茯神煮散

【处方】茯神、麦门冬各 75 克,通草、升麻各 63 克,紫菀、桂心各 37 克,知母 50 克,赤石脂 88 克,大枣 20 枚,淡竹茹鸡子大 1 枚。

【用法用量】上十味治,下筛为粗散,以绵裹方寸匕,井花水 2.5 升,煮取 0.9 升,时动裹子,为一服。日再。

【功能主治】治心实热,口干烦渴,眠卧不安方。

## 安心煮散

【处方】白芍药、远志、宿姜各 100 克,茯苓、知母、赤石脂、麦门冬、紫菀、石膏各 88 克,人参 50 克,桂心、麻黄、黄芩各 63 克,葳蕤 75 克,甘草 21 克。

【用法用量】上十五味治,下筛为粗散,先以水 5 升,淡竹叶 1 升,煮取 3 升,去滓,煮散一方寸匕,牢以绢裹煮时动之,煎取 0.8 升,为一服。日再。

【功能主治】治心热满烦闷惊恐方。

## 半夏补心汤

【处方】半夏 300 克,宿姜 250 克,茯苓、桂心、枳实、橘皮各 150 克,白术 200 克,防风、远志各 100 克。

【用法用量】上九味㕮咀,以水 10 升煮取 3 升,分三服。

【功能主治】治心虚寒,心中胀满悲忧,或梦山丘平泽者方。

## 大补心汤

【处方】黄芩、附子各 50 克,甘草、茯苓、麦门冬、干地黄、桂心、阿胶各 150 克,半夏、远志、石膏各 200 克,生姜 300 克、饴糖 500 克,大枣 20 枚。

【用法用量】上十四味,取十三味㕮咀,以水 15 升煮取 5 升,汤成下糖,分四服。

【功能主治】治虚损不足,心气弱悸或时妄语,四肢损变。

药王孙思邈 奇方妙治

### 补心丸

【处方】当归、防风、芎䓖、附子、芍药、甘草、蜀椒、干姜、细辛、桂心、半夏、浓朴、大黄、猪苓各 50 克,茯苓一作茯神、远志各 100 克。

【用法用量】上十六味为末,蜜丸如梧子大,酒服 5 丸,日三,不知加至 10 丸,冷加热药。

【功能主治】治脏虚善恐怖如魔状及妇人产后余疾,月经不调方。

## 脉虚实第二

### 防风丸

【处方】防风、桂心、通草、茯神、远志、麦门冬、甘草、人参、白石英各 150 克。

【用法用量】上九味为末,白蜜和丸,如梧子大,酒服 30 丸,日再,加至 40 丸。

【功能主治】补虚调中,治脉虚惊跳不定,乍来乍去,主小肠腑寒方。

### 升麻汤

【处方】升麻、子芩、泽泻、栀子仁、淡竹叶、芒硝各 150 克,生地黄切,1 升。

【用法用量】上七味㕮咀,以水 9 升煮取 3 升,去滓,下芒硝,分三服。

【功能主治】治脉实洪满,主心热病方。

### 麻黄调心泄热汤

【处方】麻黄、生姜各 200 克,细辛、子芩、茯苓、芍药各 250 克,白术 100 克,桂心 50 克,生地黄切 1 升。

【用法用量】上九味㕮咀,以水 9 升煮取 3 升,去滓,分三服,须利加芒硝 150 克。

【功能主治】调心泄热,治心脉厥大,寸口小肠热,齿龋嗌痛方。

### 心腹痛第三

#### 九痛丸

【处方】附子、干姜各 100 克,吴茱萸、人参、巴豆各 50 克,生野狼毒 200 克。

【用法用量】上六味为末,蜜和丸,如梧子大,空腹服 3 丸。猝中恶腹胀痛口不能言者服 5 丸,日一服。连年积冷流注心胸者,亦服之,好好将息神验。

【功能主治】治九种心痛,并疗冷冲上气落马堕车,血疾等方。

#### 桂心三物汤

【处方】桂心、生姜各 100 克,胶饴 250 克。

【用法用量】上三味,取二味㕮咀,以水 6 升煮取 3 升,去滓,纳饴,分三服。

【功能主治】治心中痞诸逆悬痛方。

#### 乌头丸

【处方】乌头 13 克,附子、蜀椒各 25 克,干姜、赤石脂各 50 克。

【用法用量】上五味为末,蜜丸,如梧子大,先食服 3 丸,日三,不知少增之。

【功能主治】治心痛彻背,背痛彻心方。

#### 犀角丸

【处方】犀角、麝香、雄黄、桔梗、莽草、鬼臼、桂心、芫花各 25 克,甘遂 75 克,附子、光明砂各 13 克,贝齿 5 枚,巴豆 20 枚,赤足蜈蚣 2 枚。

【用法用量】上十四味为末,蜜丸,如梧子,饮服 1 丸,日二,渐加至 3 丸,以微利为度。《古今录验》无雄黄。

【功能主治】治心腹久痛积年不定,不过一时间还发,甚则数日不能食,又便出干血,穷天下方不能瘥,甄立言处此方,数日即愈。

## 高良姜汤

【处方】高良姜 250 克,浓朴 100 克,当归、桂心各 150 克。

【用法用量】上四味㕮咀,以水 8 升煮取 10.8 升,分二服,日三。若一服痛止便停,不须更服,强者作二服,弱者分三服。

【功能主治】治卒心腹绞痛如刺,两胁支满,烦闷不可忍方。

## 当 归 汤

【处方】当归、芍药、浓朴、半夏各 100 克,桂心、甘草、黄芪、人参各 150 克,干姜 200 克,蜀椒 50 克。

【用法用量】上十味㕮咀,以水 10 升煮取 3.2 升,分四服,羸弱人分六服。

【功能主治】治心腹绞痛诸虚冷气满痛方。

## 温中当归汤

【处方】当归、人参、干姜、茯苓、浓朴、木香、桂心、桔梗、芍药、甘草各 100 克。

【用法用量】上十味㕮咀,以水 8 升煮取 3 升,分温五服,日三。不耐木香者,以犀角 50 克代之。

【功能主治】治心腹中痛发作肿聚,往来上下,痛有休止,多热,喜涎出,是蛔虫咬也,二三剂后若不效有异,宜改方增损之。

## 羊肉当归汤

【处方】羊肉 250 克,当归 200 克,干姜、橘皮、黄芪、芍药、川芎、桂心、独活、防风各 0.5 克,吴茱萸、人参、甘草、干地黄、茯苓各 0.5 克,生姜 3 克,大枣 30 枚。

【用法用量】上十七味㕮咀,以水 15 升先煮羊肉,取 10 升出肉,纳诸药煮取 3 升,分三服,日三,覆取温暖。

【功能主治】治腹冷绞痛方。

## 温脾汤

【处方】甘草、附子、人参、芒硝各50克,当归、干姜各150克,大黄250克。

【用法用量】上七味呚咀,以水7升煮取3升,分服,日三。

【功能主治】治腹痛脐下绞结绕脐不止方。

## 生姜汤

【处方】生姜500克取汁,食蜜250克,醒醐200克。

【用法用量】上三味微火上耗,令相得适寒,温服三合,日三。

【功能主治】治胸腹中猝痛方。

### 胸痹第四

## 栝楼汤

【处方】栝楼实1枚,半夏250克,薤白250克,枳实100克,生姜200克。

【用法用量】上五味呚咀,以白浆10升煮取4升,服1升,日三。

【功能主治】治胸痹病喘息咳唾,胸背痛短气,寸脉沉而迟关上小紧数方。

## 枳实薤白桂枝汤

【处方】枳实4枚,薤白500克,桂枝50克,浓朴150克,栝楼实1枚。

【用法用量】上五味呚咀,以水7升煮取2升,半分再服,仲景方用浓朴200克,薤白250克,水5升煮取2升,分三服。

【功能主治】治胸痹心中痞气,气结在胸,胸满胁下逆抢心方。

## 茯苓汤

【处方】茯苓150克,甘草50克,杏仁50枚。

【用法用量】上三味呚咀,以水13升煮取6升,去滓,为六服,日三,未瘥更合服。

【功能主治】治胸中气塞短气方。

## 通气汤

【处方】半夏400克,生姜300克,橘皮150克,吴茱萸40枚。
【用法用量】上四味㕮咀,以水8升煮取3升,分三服。
【功能主治】治胸满短气噎塞方。

## 细辛散

【处方】细辛、甘草各100克,枳实、生姜、栝楼实、干地黄、白术各150克,桂心、茯苓各150克。
【用法用量】上九味治,下筛,酒服方寸匕,日三。
【功能主治】治胸痹达背痛短气方。

## 蜀椒散

【处方】蜀椒、食茱萸各50克,桂心、桔梗各150克,乌头25克,豉300克。
【用法用量】上六味治,下筛,食后酒服方寸匕,日三。
【功能主治】治胸痹达背方。

## 前胡汤

【处方】前胡、甘草、半夏、芍药各100克,黄芩、当归、人参、桂心各50克,生姜150克,大枣30枚,竹叶1升。
【用法用量】上十一味㕮咀,以水9升煮取3升,分四服。
【功能主治】治胸中逆气,心痛彻背,少气不食方。

## 熨背散

【处方】乌头、细辛、附子、羌活、蜀椒、桂心各250克,川芎63克。
【用法用量】上七味治,下筛,帛裹微火炙令暖,熨背上,取瘥乃止,慎生冷,如常法。
【功能主治】治胸背疼痛而闷方。

## 下气汤

【处方】杏仁四七枚,大腹槟榔二七枚。

【用法用量】上二味㕮咀,以童子小便 3 升煎取 1.5 升,分再服,曾患气发辄合服之。

【功能主治】治胸腹背闭满上气喘息方。

## 槟榔汤

【处方】槟榔极大者 4 枚,小者 8 枚。

【用法用量】上一味二品㕮咀,以小儿尿 3 升煮减 1 升,去滓,分三服,频与五剂永定。

【功能主治】主破胸背恶气声音塞闭方。

### 头面风第五

## 芎䓖酒

【处方】川芎、辛夷、天雄、人参、天门冬、柏子仁、磁石、石膏、茵芋、山茱萸、白头翁、桂心、秦艽各 150 克,松萝、羚羊角、细辛、薯蓣、菖蒲、甘草各 100 克,云母 50 克,烧令赤研为粉,防风 200 克。

【用法用量】上二十一味㕮咀,以酒 20 升渍七日,初服 0.2 升,渐加至 0.5 升,日三。有女人少时患风眩发则倒地,为妇积年无儿,服此酒并将紫石英门冬丸服之,眩瘥,生儿平复。

【功能主治】治脑风头重颈项强,泪出,善久目欲眠睡,憎风,剧者耳鸣,满眉眼疼闷,吐逆眩倒不自禁,诸风乘虚经五脏六腑皆为癫狂,诸邪病悉主之方。

## 人参汤

【处方】人参、当归、防风、黄芪、芍药、麦门冬各 50 克,独活、白术、桂心各 150 克。

【用法用量】上九味㕮咀,以水 10 升煮取 3 升,分三服。

药王孙思邈 奇方妙治

【功能主治】治头眩屋转眼不得开方。

## 防风汤

【处方】防风、防己、附子、干姜、甘草各 50 克,蜀椒、桂心各 100 克。
【用法用量】上七味㕮咀,以水 4 升煮取 2 升,分三服,日三。
【功能主治】治风眩呕逆,水浆不下,食辄呕,起即眩倒,发有时,手足厥冷方。

## 茵芋汤

【处方】茵芋 0.5 克,人参、甘草、苁蓉、黄芪、茯苓、秦艽、浓朴、乌喙各 50 克,防风 500 克,山茱萸、松实各 150 克。
【用法用量】上十二味㕮咀,以水 10 升煮取 2.5 升,分五服,强者一日夜尽,嬴劣者二日尽。
【功能主治】治风虚眩眼暗方。

## 大三五七散

【处方】天雄《局方》用附子、细辛各 150 克,山茱萸、干姜各 250 克,薯蓣、防风各 350 克。
【用法用量】上六味治下筛,以清酒服五分匕,日再,不知稍加。
【功能主治】治头风眩口目斜耳聋方。

## 小三五七散

【处方】天雄 150 克,山茱萸 250 克,薯蓣 500 克。
【用法用量】上三味治,下筛,以清酒服五分匕,日再,不知稍增,以知为度。
【功能主治】治头风目眩耳聋方。

## 茯神汤

【处方】茯神、独活各 200 克,黄芪、远志、防风各 250 克,生姜 150 克,人参、白术、甘草、附子、苁蓉、当归、牡蛎各 100 克。
【用法用量】上十三味㕮咀,以劳水 12 升煮取 3 升,服 0.5 升,一日夜尽。

【功能主治】治风眩倒屋转吐逆恶闻人声方。

## 防风散

【处方】防风 250 克,桂心、天雄、细辛、人参、附子、乌头、干姜、朱砂各 100 克,莽草、茯苓、当归各 100 克。

【用法用量】上十二味治,下筛,酒服方寸匕,日三。

【功能主治】治头面风在眉间得热如虫行或头眩目中泪出方。

## 摩头散

【处方】菵茹、半夏、蜀椒各 3 克,乌头 4 克,桂心 3.5 克,莽草 2 克,附子、细辛各 50 克。

【用法用量】上八味治,下筛,以大酢和摩头记日数,三日头肤痛,四五日后一着药如前,十日以酢浆洗头复摩药即愈。若生息肉并咽喉中息肉大如枣欲塞,以药摩之即愈。耳鼻齿有疾并用之良。

【功能主治】治头面风在眉间得热如虫行或头眩目中泪出方。

## 杏仁膏

【处方】杏仁 1 升。

【用法用量】上一味捣研,以水 10 升滤取汁令尽,以铜器火上从旦煮至日入,当熟如脂膏下之,空腹,酒服一方寸匕,日三。不饮酒者以饮服之,慎猪鱼蒜酢。

【功能主治】治上气头面风,头痛,胸中气满奔豚,气上下往来,心下烦热。

## 大豆酒

【处方】大豆 3 升,炒令无声。

【用法用量】上一味,以 12 升瓶盛清酒 9 升,乘豆热即倾着酒中,密泥头七日,温服之。

【功能主治】治头风方。

### 薯蓣散

【处方】薯蓣 150 克,细辛 125 克,秦艽、天雄各 100 克,独活、桂心、山茱萸各 125 克。

【用法用量】上七味治,下筛,酒服方寸匕,日三。

【功能主治】治头目有风,牵引目睛疼痛,偏视不明方。

### 菊花散

【处方】菊花 50 克,细辛、附子、桂心、干姜、巴戟、人参、石南、天雄、茯苓、秦艽、防己各 100 克,防风、白术、山茱萸、薯蓣各 150 克,蜀椒 0.5 升。

【用法用量】上十七味治,下筛,酒服方寸匕,日三。

【功能主治】治头面游风方。

### 沐头汤

【处方】大麻子、秦椒各 3 升,皂荚屑 0.5 升,《肘后》无。

【用法用量】上三味熟研,纳泔中一宿渍去滓,木篦搅百遍,取乃用沐头发际,更别作皂荚汤濯之。

【功能主治】治肺劳热,不问冬夏老少,头生白屑瘙痒不堪,然肺为五脏之盖,其劳损伤肺,气冲头顶,致使头痒,多生白屑,搔之随手起,人多患此,皆从肺来方。

### 犀角汤

【处方】犀角、生姜各 100 克,苦参、栝楼根、防风各 50 克,石膏 300 克,青木香、黄芩、升麻各 150 克,防己 75 克,竹叶二握。

【用法用量】上十一味哎咀,以水 7 升煮取 2 升,分三服,相去十里久,内消不利。

【功能主治】治风毒热头面肿方。

### 防风散

【处方】防风 100 克,白芷 50 克,白术 150 克。

【用法用量】上三味治下筛,酒服方寸匕,日三。

【功能主治】治头面遍身风肿方。

## 沐头汤

【处方】桑根白皮3升。

【用法用量】以水5升淹渍,煮五六沸,去滓,洗沐发数数为之自不复落。

【功能主治】治脉极虚寒,须发落堕,令发润泽方。

## 摩 膏

【处方】蜀椒、莽草各100克,桂心、蔄茹、附子、细辛各75克,半夏、干姜各50克。

【用法用量】上八味㕮咀,以生猪肪1千克合捣,令肪消尽药成。先沐头令净,后以药摩囟上,日一,如非十二月合,则用生乌麻油和,涂头皮沐头令净,乃用之一次生发如昔。

【功能主治】治头中二十种病,头眩发秃落,面中风者方。

## 生发膏

【处方】蔓荆子、附子、细辛、续断、皂荚、泽兰、零陵香、防风、杏仁、藿香、白芷各60克,松叶、石南各90克,莽草30克,松膏、马鬐膏、猪脂各1.5升,熊脂1升。

【用法用量】上十八味㕮咀,以清醋3升渍药一宿,明旦以马鬐膏等微火煎三上三下,以白芷色黄膏成,用以泽发。

【功能主治】治头中风痒白屑方。

## 松沥煎

【处方】松沥0.7升,丹砂、雄黄、水银研各100克,黄连150克,矾石50克。

【用法用量】上六味治,下筛,纳沥中搅研,令调以涂之,先以泔清洗发及疮,令无痂,然后敷药,二日一敷。三敷后当更作脓,脓讫更洗。凡经三度脓出讫,以甘草汤洗去药毒,前后洗十度即瘥。

【功能主治】治头疮及白秃方。

### 王不留行汤

【处方】王不留行、东南桃枝、东引茱萸根皮各 250 克，蛇床子、牡荆子、蒺藜子、苦竹叶各 3 升，大麻仁 1 升。

【用法用量】上八味㕮咀，以水 25 升煮取 10 升洗疮，日再，并疗痈疽妒乳月蚀疮烂。

【功能主治】治白秃及头面久疮去虫止痛方。

### 松脂膏

【处方】松脂 300 克，矾石、杜蘅一作牡荆、雄黄、真珠、水银、苦参、大黄、木兰、石南、秦艽、附子各 50 克。

【用法用量】上十二味㕮咀，以醋渍一宿，猪膏 750 克煎之，以附子色黄去滓，矾石、雄黄、水银更着火三沸，安湿地待凝敷上，日三。

【功能主治】治白秃及痈疽百疮方。

# 八、小肠腑方

## 小肠虚实第一

### 柴胡泽泻汤

【处方】柴胡、泽泻、橘皮一作桔梗、黄芩、枳实、旋复花、升麻、芒硝各100克，生地黄切，1升。

【用法用量】上九味㕮咀，以水10升煮取3升，去滓，纳硝，分二服。

【功能主治】治小肠热胀口疮方。

### 大黄丸

【处方】大黄、芍药、葶苈各100克，大戟、朴硝各150克，巴豆7枚，杏仁50枚。

【用法用量】上七味为末，蜜和丸如梧子，饮服7丸，小儿服二三丸，日二。热去，日一服。

【功能主治】治小肠热结满不通方。

## 风眩第二

### 续命汤

【处方】竹沥1.2升，生地黄汁1升，龙齿、生姜、防风、麻黄各200克，防己150克，石膏350克，桂心100克，附子1.5克。

【用法用量】上十味㕮咀，以水10升煮取3升，分三服。有气加附子作50克，紫苏子0.5升，橘皮25克。

【功能主治】治风眩发则烦闷无知，口沫出，四体角弓，目反上，口噤不得言方。

### 奔豚汤

【处方】吴茱萸 1 升,石膏、人参、半夏、芎䓖各 1.5 克,桂心、芍药、生姜各 2 克,生葛根、茯苓各 3 克,当归 200 克,李根皮 500 克。

【用法用量】上十二味㕮咀,以水 7 升,清酒 8 升,煮取 3 升,分三服。

【处方】治气奔急欲绝方。

### 防己地黄汤

【处方】防己、甘草各 100 克,桂心、防风各 150 克,生地黄 2.5 千克,别切,勿合药渍,疾小轻 1 千克。

【用法用量】上五味㕮咀,以水 1 升渍一宿,绞汁,着一面取滓着竹箦上,以地黄着药滓上。于五斗米下蒸之,以铜器承取汁,饭熟以向前药汁合绞取之,分再服。

【功能主治】治言语狂错,眼目霍霍或言见鬼,精神昏乱方。

### 天雄散

【处方】天雄、防风、川芎、人参、独活、桂心、葛根各 1.5 克,莽草 2 克,白术、远志、薯蓣、茯神、山茱萸各 3 克。

【用法用量】上十三味治,下筛,先食以菊花酒服方寸匕,日三,渐加至三匕,以知为度。

【功能主治】治头目眩晕屋转旋倒方。

### 人参丸

【处方】上党人参、鬼臼、铁精、牛黄、雄黄、大黄、丹砂、菖蒲、防风各 50 克,蜥蜴、赤足蜈蚣各 1 枚。

【用法用量】上十一味为末,蜜丸如梧子大,用前菊花酒服 7 丸,日三夜一,稍加之。合药勿用青纸,忌见妇人、青衣人、丧孝不具足人及浊秽六畜鸡犬等。

【功能主治】治心中恍惚不定方。

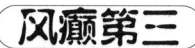

## 风癫第三

### 雄雌丸

【处方】雄黄、雌黄、真珠各 50 克,铅 100 克,熬令成屑,丹砂 0.5 克,水银 4 克。

【用法用量】上六味为末,末蜜和捣 30 000 杵,丸如胡豆,先食服 3 丸,日二,稍加,以知为度。

【功能主治】治风癫失性,颠倒欲死,五癫惊痫方。

### 续命风引汤

【处方】麻黄、芎䓖、石膏、人参、防风各 9 克,甘草、桂心,独活各 6 克,防己、附子、当归各 3 克,杏仁 30 枚,陈姜 15 克。

【用法用量】上十三味呋咀,以酒 3 升,水 10 升合煎取 4 升,分四服,日三夜一。

【功能主治】治中风癫眩不知人,狂言舌肿出方。

### 川芎汤

【处方】鸱头 1 枚,葶苈子、铅丹、虎掌、乌头、栝楼根各 1.5 克,甘遂、天雄、蜀椒、大戟各 1 克,白术 0.5 克,菌茹、铁精各 50 克。

【用法用量】上十三味为末,蜜丸如梧子,酒下 2 丸,日三服。

【功能主治】治风癫方。

### 地黄门冬酒

【处方】地黄 15 千克,天门冬 5 千克。

【用法用量】上二味捣取汁,作煎服之瘥。

【功能主治】治阴虚痫妄方。

## 鼍甲汤

【处方】鼍甲 7 枚，甘草、白薇一作白芷、贝母、黄芩各 100 克，麻黄、白术、芍药各 125 克，防风 150 克，凝水石、桂心、茯苓、知母各 200 克，石膏 300 克。

【用法用量】上十四味哎咀，以水 20 升煮取 4 升，温服 1 升，日三，夜一。

【功能主治】治邪气，梦寐寤时涕泣不欲闻人声，体中酸削，乍寒乍热，腰脊强痛，腹中拘急不欲饮食，或因疾病之后，劳动疲极，或触犯忌讳，众诸不节，妇人产生之后月经不利，时下青赤白，肌体不生肉虚羸瘦，小便不利，或头身发热旋复解散，或一度交接，弥日困极，皆主之方。

## 十黄散

【处方】雄黄、人参各 2.5 克，黄芩、大黄、黄柏、黄芪、细辛、桂心各 1.5 克，黄连、黄昏、蒲黄、麻黄 0.5 克，黄环、泽泻、山茱萸 1 克。

【用法用量】上十五味治，下筛，未食温酒服方寸匕，日三，不知加至二匕。羸劣者更加人参 2.5 克。一方有生黄 1.5 克。

【功能主治】治五脏六腑血气少，亡魂失魄，五脏觉不安，忽忽喜悲，心中善恐怖，如有鬼物，此皆发于大惊及当风从高坠下落水所致悉主之方。

## 别离散

【处方】桂心、茵芋、天雄、菖蒲、细辛、茜根、附子、干姜各 50 克，白术桑、寄生各 150 克。

【用法用量】上十味治，下筛，酒服方寸匕，日三。凡修合，勿令妇人鸡犬及病者、病者家人知见，令邪气。

【功能主治】治男女风邪，男梦见女，女梦见男，悲愁忧恚怒喜无常，或半年数月一发动。

## 四物鸢头散

【处方】东海鸢头即由跋根、黄牙石一名金牙、莨菪子、防葵各 0.5 克。

【用法用量】上四味治，下筛，酒服方寸匕。欲令病患见鬼加防葵 0.5 克。

【功能主治】治鬼魅方。

## 五邪汤

【处方】禹余粮研、防风、桂心、芍药、远志去心、独活、甘草炙、人参、石膏碎,绵裹、牡蛎熬、秦艽、白术、防己、菖蒲、黄丹、蛇蜕皮炙、茯神各50克。

【用法用量】十七味哎咀,以水20升煮取4升,分四服,亦可如煮散法服之。

【功能主治】治邪气啼泣或歌或哭方。

## 茯神汤

【处方】茯神、茯苓、菖蒲、人参各150克,赤小豆0.4升。

【用法用量】上五味哎咀,以水10升煮取2.5升,分三服。

【功能主治】治五邪气入人体中,见鬼妄语,有所见闻,心悸跳动,恍惚不定方。

## 虎睛汤

【处方】虎睛、鸱头、露蜂房各1具,茯苓、桂心、防风各150克,人参、甘草、天雄、独活各50克,石长生3克,枫上寄生2.5克。

【用法用量】上十二味哎咀,以水12升煮取3升,分四服,日三夜一。

【功能主治】治狂邪发无常,披发大叫唤,欲杀人,不避水火方。

## 远志汤

【处方】远志、干姜、白术、桂心、黄芪、紫石英各150克,人参、茯苓、甘草、芎劳、茯神、当归、羌活、防风各100克,麦门冬、半夏各200克,五味子0.2升,大枣12枚。

【用法用量】上十八味哎咀,以水13升煮取3.5升,分五服,日三夜二。

【功能主治】治心气虚惊悸善忘不进食补心方。

## 茯神汤

【处方】茯神、防风各150克,人参、远志、甘草、龙骨、桂心、独活各100克,白术50克,酸枣1升,细辛、干姜各300克。

【用法用量】上十二味哎咀,以水9升煮取3升,分三服。

药王孙思邈 奇方妙治

【功能主治】治风经五脏大虚惊悸安神定志方。

## 补心汤

【处方】紫石英、人参、茯苓、远志、当归、茯神深师作桂、紫菀、甘草各 100 克，麦门冬 1 升，赤小豆 0.3 升，大枣 30 枚。

【用法用量】上十一味哎咀，以水 12 升煮取 3 升，分三服。

【功能主治】治心气不足，病苦惊悸汗出心中烦闷短气，喜怒悲忧悉不自知，常苦咽喉痛，口唇黑，呕吐血，舌本强，不通水浆方。

## 小定心汤

【处方】茯苓 200 克，桂心 150 克，甘草、芍药、干姜、人参、远志各 100 克，大枣 15 枚。

【用法用量】上八味哎咀，以水 8 升煮取 3 升，分四服，日三夜一。

【功能主治】治虚羸心气惊弱多魇方。

## 大定心汤

【处方】人参、茯苓、茯神、远志、赤石脂、龙骨、干姜、当归、甘草、白术、芍药、桂心、紫菀、防风各 100 克，大枣 20 枚。

【用法用量】上十五味哎咀，以水 12 升煮取 3.5 升，分五服，日三夜二。

【功能主治】治心气虚悸，恍惚多忘，或梦惊魇志少不足方。

## 荆沥汤

【处方】荆沥 3 升，茯神、白藓皮各 150 克，人参 100 克，白银 500 克，以水 10 升煮取 2 升。

【用法用量】上五味哎咀，以荆沥银汁中煮取 1.4 升，分三服，相去如人行十里久进一服。

【功能主治】治心虚惊悸不定羸瘦病方。

### 镇心汤

【处方】防风、当归、大黄各1.5克，麦门冬250克，泽泻、大豆黄卷、白蔹各2克，菖蒲、人参、桔梗、远志、桂心、薯蓣、石膏各1.5克，干姜、茯苓、紫菀各50克，甘草、白术各5克，附子、茯神各100克，秦艽3克，粳米0.5升，大枣15枚。

【用法用量】上二十四味㕮咀，以水12升先煮粳米令熟去滓，纳诸药，煮取4升分服，日三夜一。

【功能主治】治风虚劳冷，心气不足，善忘恐怖，神志不定方。

### 大镇心散

【处方】紫石英、茯苓、防风、人参、甘草、泽泻各4克，黄芪、白术、薯蓣、秦艽、白蔹各3克，麦门冬、当归各2.5克，桔梗、大豆黄卷、柏子仁、桂心、远志、大黄、石膏各2克，干姜、蜀椒、芍药、细辛各1.5克。

【用法用量】上二十四味治，下筛，酒服三方寸匕，日三。

【功能主治】治心虚惊悸，梦寐恐畏方。

### 小镇心散

【处方】人参、白术、远志、附子、桂心、黄耆、细辛、干姜、干地黄、赤小豆、龙齿、防风、菖蒲各100克，茯苓200克。

【用法用量】上十四味治，下筛，酒服二方寸匕，日三。

【功能主治】治心气不足，虚悸恐畏，悲思恍惚，心神不定惕惕然惊者方。

### 镇心丸

【处方】紫石英、茯苓、菖蒲、肉苁蓉、麦门冬、远志、大黄、当归、细辛、大豆黄卷、卷柏、干姜各2.5克，人参、丹参、防风、秦艽、泽泻各六分，柏子仁、芍药、石膏各1.5克，乌头、桂心、桔梗、甘草、薯蓣、前胡、白蔹、铁精、银屑、牛黄各1克，白术、半夏各1.5克，䗪虫12枚，干地黄6克，大枣50枚。

【用法用量】上三十五味为末，蜜枣和捣5 000杵，丸如梧子，酒服5丸，日三，加至20丸。

【功能主治】治男子妇人虚损，梦寤惊悸或失精神，妇人赤白注漏或月水不利，风邪鬼疰,寒热往来,腹中积聚,忧恚结气诸病方。

### 大镇心丸

【处方】干地黄 3 克,牛黄 2.5 克,一用牛膝,羌活、桂心、秦艽、芎䓖、人参、远志、麦门冬、丹砂、阿胶、甘草、大黄、紫石英、银屑、白蔹、当归、干姜、防风各 4 克,杏仁、蜀椒各 2.5 克,泽泻、黄芪、大豆黄卷、茯苓、薯蓣、茯神、前胡、柏子仁、铁精各 2.5 克,桑螵蛸 12 枚,大枣 40 枚。

【用法用量】上三十二味为末,白蜜枣和丸,酒服 7 丸,日三,加至 20 丸。

【功能主治】治男子妇人虚损,梦寤惊悸或失精神,妇人赤白注漏或月水不利,风邪鬼疰,寒热往来,腹中积聚,忧恚结气诸病方。

### 小镇心丸

【处方】紫石英、朱砂、茯神、银屑、雄黄、菖蒲、人参、桔梗、干姜、远志、甘草、当归、桂心各 100 克,防风、防己、细辛、铁精各 50 克。

【用法用量】上十七味为末,蜜丸,如大豆,饮服 10 丸,日三,加至 20 丸。

【功能主治】治心气少弱,惊虚振悸,胸中逆气,魇梦参错谬忘恍惚方。

### 定志小丸

【处方】人参、茯苓各 150 克,菖蒲、远志各 100 克。

【用法用量】上四味为末,蜜丸,如梧子大,饮服 7 丸,日三。加茯神为茯神丸散,服之亦佳。

【功能主治】治心气不定,五脏不足,甚者忧愁悲伤不乐,忽忽善忘,朝瘥暮剧,暮瘥朝发狂眩方。

### 紫石英酒

【处方】紫石英 500 克,钟乳、防风、远志、桂心各 200 克,麻黄、茯苓、白术、甘草各 150 克。

【用法用量】上九味㕮咀,以酒 30 升春渍三日,每服 0.4 升,日三,亦可至醉,常令有酒气。

【功能主治】治久风虚冷,心气不足,或时惊怖方。

## 好忘第四

### 枕中方

【处方】龟甲、龙骨、菖蒲、远志各等份。

【用法用量】上四味,下筛,酒服方寸匕,日三。治多忘,令人不忘方,菖蒲1克,远志3.5克,茯苓、茯神、人参各2.5克,上五味治,下筛,酒服方寸匕,日二夜一,五日后智神良。

【功能主治】常服令人大聪。

### 开心散

【处方】菖蒲50克,远志、人参各5克,茯苓100克。

【用法用量】上四味治,下筛,饮服方寸匕,日三。

【功能主治】治好忘方。

### 菖蒲益智丸

【处方】菖蒲、附子、远志、人参、桔梗、牛膝各2.5克,茯苓3.5克,桂心1.5克。

【用法用量】上八味为末,蜜丸如梧子,一服7丸,加至20丸,日二夜一,禁如药法。

【功能主治】治善忘恍惚,破积聚,止痛安神定志,聪耳明目方。

### 八味散方

【处方】天门冬3克,桂心、茯苓各50克,干地黄2克,菖蒲、远志、石苇、五味子各1.5克。

【用法用量】上八味治,下筛,后食酒或水服方寸匕,三十日力倍,六十日气力强志意足。

【功能主治】治好忘方。

# 九、脾 脏 方

## 射干煎方

【处方】射干400克,大青150克,石膏500克,一作1升,赤蜜1升。
【用法用量】上四味哎咀,以水5升煮取1.5升,去滓,下蜜煎取2升,分三服。
【功能主治】治舌本强直,或梦歌乐而体重不能行方。

## 大黄泻热汤

【处方】大黄切,水1.5升,渍一宿、甘草各150克,泽泻、茯苓、黄芩、细辛、芒硝、橘皮各6克。
【用法用量】上八味哎咀,以水7升煮取3.3升,去滓,下大黄更煎二沸,去滓,下芒硝,分三服。
【功能主治】治脾脉厥逆大腹中热切痛,舌强腹胀,身重食不下,心注脾急痛方。

## 温脾丸

【处方】法曲、大麦蘖、吴茱萸各0.5升,枳实3枚,炙,干姜、细辛、桔梗、甘草、炙人参各150克,桂心250克,附子100克,炮,去皮。
【用法用量】上十一味为末,蜜丸如梧子大,每服15丸,空腹酒服,日三。
【功能主治】治久病虚羸脾气弱,食不消喜噫方。

## 麻豆散

【处方】大豆黄卷2升,大麻子3升,熬令香。
【用法用量】上二味治,下筛,饮和服0.1升,日四五,任意多少。
【功能主治】主脾气弱不下食饵,此以当食方。

## 平胃丸

【处方】杏仁 50 枚,丹参 150 克,苦参、元参、葶苈各 100 克,芎䓖、桂心各 50 克。

【用法用量】上七味为末,蜜丸如梧子大,酒服五丸,日三,以知为度。

【功能主治】凡身重不得食,食无味,心下虚满,时时欲下,喜卧者,皆针胃脘、太仓宜,服建中汤及此方。

## 大曲丸

【处方】大麦、曲各 1 升附子、干姜、当归、人参各 150 克,赤石脂 50 克,桔梗、女萎各 100 克,吴茱萸、皂荚各 250 克,蜀椒 125 克,乌梅 50 枚。

【用法用量】上十三味为末,蜜酢中半渍梅一宿,蒸 30 升米下,去核捣如泥,和药蜜,和捣 2 000 杵,服 10 丸,日三。下甚者,加龙骨、阿胶、艾各 150 克。

【功能主治】主消谷断下温和又寒冷者,常服不患霍乱方。

## 干姜散

【处方】干姜、法曲、蜀椒、豉、大麦各 1 升。

【用法用量】上五味合治,下筛,食后服三方寸匕,日三,以能食为度。

【功能主治】治不能食,心意冥然忘食方。

## 消食丸

【处方】小麦、曲各 1 升,干姜、乌梅各 200 克。

【用法用量】上四味为末蜜和服 15 丸,日再加至 40 丸。寒在胸中及反胃翻心者皆瘥。

【功能主治】治数年不能食方。

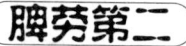

### 脾劳第二

**消食膏酒**

【处方】猪膏 3 升,宿姜汁,5 升,吴茱萸 1 升,白术 500 克。

【用法用量】上四味捣茱萸、白术等二味细细下筛为散,纳膏汁中煎取 6 升,温清酒 1 升,进方寸匕,日再。

【功能主治】治脾虚寒劳损气胀噫满食不下通噫方。

### 肉极第三

**解风痹汤**

【处方】麻黄、防己一作防风、枳实、细辛、白术各 150 克,生姜、附子各 200 克,甘草、桂心各 100 克,石膏 400 克。

【用法用量】上十味㕮咀,以水 9 升煮麻黄,去末,下诸药,煎取 3 升,分三服。

【功能主治】治肉热极肌痹淫淫如鼠走,身上津液脱,腠理开,汗大泄,为脾风。风气藏于皮肤,肉色败,鼻见黄色,麻黄止汗通肉方。

**西州续命汤**

【处方】麻黄、生姜各 150 克,当归、石膏各 100 克,芎䓖、桂心、甘草、黄芩、防风、芍药各 50 克,杏仁 40 枚。

【用法用量】上十一味㕮咀,以水 9 升先煮麻黄去沫,下诸药煮取 3 升,去滓,分四服,日再。

【功能主治】治肉极虚热肌痹淫淫如鼠走,身上津液开泄,或痹不仁,四肢急痛方。

**石南散**

【处方】石南 63 克,薯蓣、芍药一作甘草、天雄、桃花一作桃仁、甘菊花各 50

克,黄芪、真珠各 37 克,山茱萸 87 克、石膏 100 克,升麻、葳蕤各 75 克。

【用法用量】上十二味治,下筛,酒下方寸匕,日再食后服。

【功能主治】治肉热极则体上如鼠走,或如风痹,唇口坏,皮肤色变,主诸风大病方。

## 大黄酒

【处方】黄芪、桂心、巴戟天、石斛、柏子仁、泽泻、茯苓、干姜、蜀椒各 150 克,防风、独活、人参各 100 克,天雄、芍药、附子、乌头、茵芋、半夏、细辛、栝楼根、白术、黄芩、山茱萸各 50 克。

【用法用量】上二十三味㕮咀,绢袋贮,以清酒 30 升渍之,秋冬七日,春夏三日,初服 0.3 升,渐渐加,微微醉为度,日再。

【功能主治】治肉极虚寒为脾风阴动伤寒,体重怠堕,四肢不举,关节疼痛,不嗜饮食虚。

### 肉虚实第四

## 五加酒

【处方】五加皮、枸杞皮各 2 升,干地黄、丹参各 400 克,石膏一作石床、杜仲各 500 克,干姜 200 克,附子 100 克。

【用法用量】上八味㕮咀,以清酒 30 升渍三宿,一服 0.7 升,日再。

【功能主治】治肉虚坐不安席好动,主脾病寒气所伤方。

## 半夏汤

【处方】半夏、宿姜各 400 克,杏仁 250 克,细辛、橘皮各 200 克,麻黄 50 克,石膏 350 克,射干 100 克。

【用法用量】上八味㕮咀,以水 9 升煮取 3 升,分三服,须利下加芒硝 150 克。

【功能主治】治肉实坐安席,不能动作喘气,主脾病热气所加关格除喘方。

药王孙思邈 奇方妙治

## 秘涩第五

### 麻子仁丸

【处方】麻子仁 2 升,枳实、芍药各 400 克,杏仁 1 升,大黄 500 克,浓朴一尺。

【用法用量】上六味为末,蜜丸如梧子大,饮服 5 丸,日三,渐加至 10 丸,《肘后》、《外台》无杏仁。

【功能主治】跌阳脉浮而涩,浮则胃气强,涩则小便数,浮涩相搏,大便则坚,其脾为约,脾约者,其人大便坚,小便利而不渴也。

### 三黄汤

【处方】大黄 150 克,黄芩 150 克,甘草 50 克,栀子 20 枚。

【用法用量】上四味㕮咀,以水 5 升煮取 1.8 升,分三服。若大闭,加芒硝 100 克。

【功能主治】治下焦热结不得大便方。

### 五柔丸

【处方】大黄 1 升,蒸 30 升米下,前胡 150 克,半夏、肉苁蓉、芍药、茯苓、当归、葶苈、细辛各 50 克。

【用法用量】上九味为末,蜜和合捣万杵,为丸如梧子大,食后服 15 丸,后稍增之,日再。崔氏云,令人喜饭消谷益气。有忧者,加松实,闾子各 25 克,服之缓中不如意,便服之,又加黄芩 50 克。

【功能主治】治肠腑闭塞及虚损不足,饮食不生肌肤,三焦不调营卫不和方。

### 大五柔丸

【处方】大黄、苁蓉、芍药、葶苈、枳实、甘草、黄芩、牛膝各 100 克,桃仁 100 枚,杏仁 40 枚。

【用法用量】上十味为末,蜜和丸如梧子,一服三 3 丸,日三,加至 29 丸,酒下。

【功能主治】主脏气不调,大便难通,和营卫,利九窍消谷益气方。

## 濡脏汤

【处方】生葛根、猪膏各 2 升,大黄 50 克。

【用法用量】上三味㕮咀,以水 7 升煮取 5 升,去滓,纳膏,煎取 3 升,澄清。强人顿服,羸人再服。亦治大小便不通。

【功能主治】主大便不通六七日,腹中有燥屎,寒热烦迫,短气汗出胀满方。

## 芒硝丸

【处方】芒硝、芍药各 75 克,杏仁、大黄各 150 克,黄芩 63 克。

【用法用量】上五味为末,蜜丸如梧子大,饮服 15 丸加至 20 丸,取通利为度,日三。

【功能主治】治胀满不通方。

## 走马汤

【处方】巴豆 2 枚,去皮心熬,杏仁 2 枚。

【用法用量】上二味以绵缠捶令碎,热汤 0.2 升捻取白汁,饮之当下,老小量之,通治飞尸鬼击病。

【功能主治】一切猝中恶心痛腹胀大便不通方。

## 巴豆丸

【处方】巴豆仁 1 升,清酒 5 升。

【用法用量】煮三日三夕碎,大熟,合酒微火煎令可丸如胡豆,欲取吐下者,服 2 丸。

【功能主治】主寒癖宿食,久饮饱不消,大便不通方。

## 练中丸

【处方】大黄 400 克,葶苈、杏仁熬、芒硝各 200 克。

【用法用量】上四味为末,蜜丸如梧子大,食后服 7 丸,日三,后稍加之。

【功能主治】主宿食不消,大便难方,《肘后》名承气丸。

## 热痢第六

### 陟厘丸

【处方】水中陟厘 250 克，紫石英 150 克，汉中木防己 300 克，陇西当归 200 克，浓朴 50 克，黄连 100 克，三岁醇苦酒 5 升，上好豉 3 升。

【用法用量】上八味以苦酒 2 升渍防己极令润，出之切，以板瓦覆着炭火上，以浓纸藉瓦上令色槁燥有余，苦酒复渍之，更出熬尽苦酒止，勿令火猛，徐徐熬令极燥，各捣为末。

【功能主治】治百病下痢及伤寒身热，头痛目赤，四肢烦疼不解，协热下利，或医已吐下之，腹内虚烦，欲得冷冻饮料，不能消，腹中急痛，温食则吐，乍热乍冷，状如温疟；或小便不利，气满呕逆，下痢不止方。

### 乌梅丸

【处方】乌梅 1 升，黄连 500 克，金色者。

【用法用量】上二味蜜丸如梧子，服 20 丸，日三夜二。

【功能主治】下痢热诸治不瘥方。

### 苦参橘皮丸

【处方】苦参、橘皮、黄连、黄柏、鬼臼一作鬼箭羽、蓝青、独活、阿胶、甘草各等分。

【用法用量】上九味等分为末，以蜜烊胶和，并手丸之如梧子，候干，饮服 10 丸，日三，后稍加猝下痢者大良。

【功能主治】治热毒痢方。

### 三黄白头翁汤

【处方】黄连 100 克，黄芩、黄柏、升麻、石榴皮各 3 克，艾叶 1.5 克，白头翁、桑寄生、当归、牡蛎、犀角、甘草各 50 克。

【用法用量】上十二味㕮咀，以水 6 升煮取 3 升，分三服。

【功能主治】治诸热毒下黄汁,赤如烂血,滞如鱼脑,腹痛壮热方。

## 龙骨丸

【处方】龙骨、龙胆、羚羊角、当归、附子、干姜、黄连各 63 克,赤石脂、矾石各 75 克,犀角、甘草、熟艾各 37 克。

【用法用量】上十二味为末,蜜丸如小豆,先食服 15 丸,日三,加至 20 丸。

【功能主治】治下血痢腹痛方。

## 白头翁汤

【处方】白头翁、浓朴、阿胶、黄连、秦皮、附子、黄柏、茯苓、芍药各 100 克,干姜、当归、赤石脂、甘草、龙骨各 150 克,大枣 30 枚,粳米 1 升。

【用法用量】上十六味㕮咀,以水 12 升先煮米令熟,出米纳药,煮取 3 升,分四服。

【功能主治】治赤滞下血连月不瘥方。

## 茯苓汤

【处方】茯苓、黄芩、黄连、黄柏、龙骨、人参、干姜、桂心、当归、芍药、甘草、栀子仁各 25 克,赤石脂 50 克,大枣 12 枚。

【用法用量】上十四味㕮咀,以水 5 升煮取 2 升,分再服。不瘥满三剂。此方主风虚冷痢最佳。

【功能主治】治因下空竭欲死,滞下脓血,日数十行,羸笃垂死,老少并宜服之方。

## 温脾汤

【处方】大黄 200 克,人参、甘草、干姜各 100 克,附子 1 枚,大者。

【用法用量】上五味㕮咀,以水 8 升煮取 2.5 升,分三服,临熟下大黄,与后温脾汤小异,须大转泻者当用此方神效。

【功能主治】治下久赤白连年不止,及霍乱,脾胃冷实不消方。

### 黄连汤

【处方】黄连、黄柏、干姜、石榴皮、阿胶各 150 克,当归 100 克,甘草 50 克。

【用法用量】上七味㕮咀,以水 7 升煮取 3 升,分三服。

【功能主治】治赤白痢方。

### 女萎丸

【处方】女萎、藜芦各 1.5 克,乌头、桂心各 2 克,黄连、云实各 1.5 克,代赭 0.5 克。

【用法用量】上七味为末,蜜和丸如梧子大,服 2 丸。大下痢宿勿食,清旦以冷水服之。勿饮食。至日中过后乃饮食,若得药力,明旦更服如前。亦可长服。虚羸昼夜百行脓血亦瘥。

【功能主治】治热病时气下赤白痢遂成方。

### 圣 汤

【处方】鼠尾草 100 克,豉 1 升,栀子仁、生姜各 300 克,桃皮一握。

【用法用量】上五味㕮咀,以水 7 升煮 2 升,分三服。

【功能主治】治下赤白痢,大孔虫生悉皆瘥方。

## 冷痢第七

### 温脾汤

【处方】大黄、桂心各 150 克,附子、干姜、人参各 50 克。

【用法用量】上五味㕮咀,以水 7 升煮取 2.5 升,分三服。

【功能主治】治积久冷热赤白痢方。

### 建脾丸

【处方】钟乳粉 150 克,赤石脂、好曲、大麦、当归、黄连、人参、细辛、龙骨、干姜、茯苓、石斛、桂心各 100 克,附子 50 克,蜀椒 300 克。

【用法用量】上十五味为末,白蜜丸如梧子大,酒服 10 丸,日三,加至 30 丸。弱者饮服此方,男女通治。

【功能主治】治虚劳羸瘦身体重,脾胃冷,饮食不消,雷鸣腹胀,泄痢不止方。

### 增损建脾丸

【处方】钟乳粉、赤石脂各 150 克,矾石、干姜、苁蓉、桂心、石斛、五味子、泽泻、远志、寄生、柏子仁、人参、白头翁、天雄、当归、石榴皮、牡蛎、龙骨、甘草各 100 克。

【用法用量】上二十味为末,蜜丸,酒服 20 丸,日三,加至 40 丸。

【功能主治】治丈夫虚劳,五脏六腑伤败受冷,初作滞下,久则变五色赤黑如烂肠。

### 驻车丸

【处方】黄连 300 克,干姜 100 克,当归、阿胶各 150 克。

【用法用量】上四味为末,以大醋 0.8 升烊胶和之,并手丸如大豆,候干。大人饮服 30 丸,小儿以意量减,日三。

【功能主治】治大冷洞痢肠滑,下赤白如鱼脑,日夜无度,腹痛不可忍者方。

### 大桃花汤

【处方】赤石脂、干姜、当归、龙骨、牡蛎各 150 克,附子 100 克,人参 75 克,白术 10 克,甘草、芍药各 3 克。

【用法用量】上十味㕮咀,以水 12 升煮术取 9 升,纳诸药煮取 3 升,分三服,脓者加浓朴 150 克,呕者加橘皮 150 克。

【功能主治】治冷白滞痢腹痛方。

### 仓米汤

【处方】仓粳米 0.5 升净淘干漉,薤白一握,去青细切,羊脂 1 升,熬,香豉 3 升,以水 10 升煎取 5 升澄清。

【用法用量】上四味,先以羊脂煎薤白令黄,并米纳豉汁中,煎取 4 升,旦空腹温服 1 升。

【功能主治】治小腹冷气积聚结成冷痢,日夜三四十行方。

## 附子汤

【处方】附子 1 枚,石榴皮 1 具,阿胶 100 克,龙骨、甘草、芍药、干姜、黄连各 50 克,黄芩 25 克,粳米 0.3 升。

【用法用量】上十味哎咀,以水 8 升煮取 3 升,分三服。

【功能主治】治暴下积日不住及久痢方。

## 浓朴汤

【处方】浓朴、干姜、阿胶各 100 克,黄连 250 克,艾叶、石榴皮各 150 克。

【用法用量】上六味哎咀,以水 7 升煮取 2 升,分再服。

【功能主治】治久痢诸药不瘥数十年者,消谷下气,补虚方。

## 四续丸

【处方】云实(0.5 升,熬香),龙骨 150 克,附子、女萎各 100 克,白术 75 克。

【用法用量】上五味为末,以蜡煎烊以丸,如梧子大,服 5 丸,日三,不过五六服。

【功能主治】治三十年注痢骨立萎黄肠滑不瘥方。

## 椒艾丸

【处方】蜀椒 300 枚,乌梅 100 枚,熟艾 1 升,干姜 150 克,赤石脂 100 克。

【用法用量】上五味,椒、姜艾下筛,梅着 10 升米下蒸,令饭熟,去核,纳姜、椒末、合捣 3 000 杵,蜜和丸,如梧桐子大。每次服 10 丸,每日三服。不愈,加至 20 丸,再加黄连 1 升。

【功能主治】治三十年下痢,所食之物皆不消化,或青或黄,四肢沉重。

## 下痢丸

【处方】大麦、法曲各 1 升 1,乌梅 2.5 升,附子、干姜、黄连、黄柏、桂心各 100 克,蜀椒 25 克,吴茱萸 200 克。

【用法用量】上十味为末,蜜和丸如梧子大,食后服 10 丸,日三,加至 20 丸,亦可至 40 丸。

【功能主治】治数十年痢,下气消谷,令人能食,夏月长将服之不霍乱方。

## 麦 丸

【处方】大麦、好曲各 1 升,附子、当归、桂心 100 克,蜀椒 50 克,吴茱萸、干姜、黄连、乌梅肉 200 克。

【用法用量】上十味为末,蜜和丸如梧子,食后服 20 丸,日三。

【功能主治】治数十年下痢不止,消谷下气,补虚羸方。

## 乌梅丸

【处方】乌梅肉、黄连、干姜、吴茱萸 200 克,桂心 100 克,当归 150 克,蜀椒 75 克。

【用法用量】上七味为末,蜜和丸如梧子,食后服 10 丸,日三。

【功能主治】治久痢诸药不瘥数十年者,消谷下气,补虚方。

## 七味散

【处方】黄连 4 克,龙骨、赤石脂、浓朴、乌梅肉各 1 克,阿胶 1.5 克,甘草 1 克。

【用法用量】上治,下筛,浆水服二方寸匕,日二,小儿一钱匕。

【功能主治】治痢下久不瘥神验方。

## 猪肝丸

【处方】猪肝 500 克,熬令干,黄连、乌梅肉、阿胶各 100 克,胡粉七棋子大。

【用法用量】上五味为末,蜜丸如梧子,酒服 20 丸,日三,亦可散服方寸匕。

【功能主治】治下痢肠滑饮食及服药俱完出者方。

## 羊脂煎

【处方】羊脂一棋子,白蜡二棋子,黄连 1 升,米醋 0.7 升,煎取稠,蜜 0.7 升煎取 0.5 升,乌梅肉 100 克,乱发(灰汁洗去垢腻烧沫,1 升)。

【用法用量】上七味纳铜器中,汤上煎之,搅可丸如梧子,饮服 30 丸,日三。

【功能主治】治久痢不瘥者方。

## 断痢汤

【处方】半夏1升,生姜250克,茯苓、甘草、龙骨各100克,附子50克,人参、黄连各150克,大枣12枚。
【用法用量】上九味㕮咀,以水8升煮取3升,分三服。
【功能主治】治心胸下伏水方。

## 泻心汤

【处方】人参、甘草、黄芩、栝楼根、橘皮各50克,黄连100克,半夏150克,干姜75克。
【用法用量】上八味㕮咀,以水6升煮取2升,分三服。胡洽云治老小利。
【功能主治】治猝大下痢热唇干口燥呕逆引饮方。

## 香苏汤

【处方】生苏一把,冬用苏子150克,香豉250克。
【用法用量】上二味,以水5升煮取2升,顿服之。
【功能主治】治下后烦气暴上方。

## 女曲散

【处方】女曲1升,干姜、细辛、椒目、附子、桂心各50克。
【用法用量】上六味治,下筛,酒服方寸匕,不知加至二三匕,日三,产后虚满者大良。
【功能主治】治利后虚肿水肿者,服此药小便利得止,肿亦消。

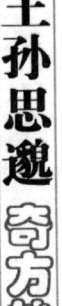

## 小儿痢第八

### 温中汤

【处方】干姜、浓朴各 0.5 克，当归、桂心、甘草各 1.5 克，人参、白术、茯苓、桔梗各 1 克。

【用法用量】上九味㕮咀，以水 2 升煮取 0.9 升，六十日至百日儿一服 0.25 升，余皆随儿大小。

【功能主治】治小儿夏月积冷，洗浴过度，及乳母亦将冷洗浴，以冷乳饮，儿儿壮热忽值豪雨凉加之儿，下如水，胃虚弱，则面青肉冷、目陷、干呕，宜先与此调其胃气下即止方。

### 温中大黄汤

【处方】大黄 3 克，桂心、浓朴、甘草、干姜各 0.5 克，人参、白术、茯苓、当归各 1 克，桔梗 1.5 克。

【用法用量】上十味，以水 2.5 升煮取 0.8 升，凡儿三十日至六十日一服 0.2 升，七十日至百日一服 0.5 升，二百日者服 0.3 升。

【功能主治】治小儿暴冷，水谷下或乳冷下青结不消，或冷实吐下，干呕烦闷，及冷滞赤白下者，若已服诸利汤去实，胃中虚冷，下如水，干呕、目陷、烦扰不宜利者，可除大黄。若中乳，乳母洗浴水气未消，饮儿遂为霍乱，宜利者便用大黄，不须利宜温者除之方。

### 黄柏汤

【处方】黄柏、黄连、黄芩、升麻、当归、白头翁一作白蔹、牡蛎、石榴皮、寄生、甘草各 0.5 克，犀角、艾叶各 0.5 克。

【用法用量】上十二味㕮咀，以水 3 升煮取 1.2 升。百日儿至二百一日，一服 0.3 升。

【功能主治】治小儿夏月伤暴寒，寒折大热，热入胃，下赤白滞如鱼脑，壮热头痛身热手足烦，此太阳之气外伤寒，使热气入胃，服此方良。误以利药下之，或以温脾汤下之，则热痢。以利药下之，便数去赤汁如烂肉者；或下之不瘥，复以涩热之药断之,下既不止,倍增壮热者服之即效。或者温病热盛,复遇暴寒折之,热入腹中,下血如鱼脑者,服之良方。

## 治中结阳丸

【处方】赤石脂2.5克吴茱萸1.5克干姜、附子、当归、浓朴、白术、木兰皮、白头翁、黄连、黄柏、石榴皮各0.5克。

【用法用量】上十二味为末,蜜丸,如大豆,二岁以上服5丸,三岁以上服10丸,十岁以上服20丸。暴下者服少许便瘥;积下者,尽一剂,更合。

【功能主治】断冷滞下,赤白青色如鱼脑,脱肛出,积日腹痛,经时不断者方。

## 栀子丸

【处方】栀子7枚,黄柏1.5克,黄连2.5克,矾石2克,大枣4枚,炙令黑。

【用法用量】上五味为末,蜜丸,如小豆大,服5丸,日三夜二服,不知稍加至10丸。

【功能主治】治少小热痢不止方。

## 藜芦丸

【处方】藜芦1克,黄连1克,附子0.5克。

【用法用量】上三味为末,蜜丸,如麻子,以粥饮服,2丸立验。

【功能主治】治少小泄清痢方。

## 四物粱米汤

【处方】粱米、黍米、稻米各3升,蜡如弹子大。

【用法用量】上四味,以水5升东向灶煮粱米三沸,去滓。复以汁煮稻米三沸,去滓。复以汁煮黍米三沸,去滓。以蜡纳汁中和之,蜡消取饮之,数试有验。

【功能主治】治少小泄注方。

## 龙骨汤

【处方】龙骨、甘草、大黄、赤石脂、栝楼根、石膏、寒水石、桂心各100克。

【用法用量】上八味治，下筛，以酒、水各 0.5 升，煮散 0.2 升二沸，去滓，量儿大小服之。

【功能主治】治少小壮热渴引饮下痢方。

## 大黄汤

【处方】大黄、麦门冬、甘草各 50 克。
【用法用量】上三味㕮咀，以水 2 升煮取 1 升，二三岁儿分三四服。
【功能主治】治少小下痢苦热不食伤饱不乳方。

## 生金牛黄汤

【处方】生金 6 克，一方用 13 克，无生金熟金亦得，牛黄 6 克，麻黄 1.5 克，黄连、干姜、人参、甘草各 0.5 克，细辛 0.25 克。
【用法用量】上八味㕮咀，以水 1.6 升煮取 0.8 升，去滓，临服研牛黄以煮汤中，嫌儿热者用生姜代干姜。今世乏生金，但用成器金亦善，100~150 克皆得用之。
【功能主治】治小儿积下不止因发痫方。

## 泽漆茱萸汤

【处方】泽漆、青木香、海藻各 1 克，吴茱萸、茯苓、白术、桔梗、芍药、当归各 2.5 克，大黄 0.5 克
【用法用量】上十味㕮咀，以水 4 升煮取 1.5 升，二百日至一岁儿，一服 0.25 升，一岁以上至二岁一服 0.4 升。
【功能主治】治小儿夏月暴寒，寒入胃则暴下如水，四肢被寒所折则壮热，经日不除，经月许变，通身虚，满腹痛，其脉微细，服此汤一剂得效后渐安方。

## 枳实散

【处方】枳实 100 克。
【用法用量】治下筛，三岁以上服方寸匕。若儿小，以意斟酌，日三服。
【功能主治】治少小久痢淋沥，水谷不调，形羸不堪大汤药者宜此方。

药王孙思邈 奇方妙治

# 十、胃腑方

## 泻胃热汤方

【处方】栀子仁、射干、升麻、茯苓各 100 克,芍药 200 克,白术 250 克,赤蜜、生地汁各 1 升。

【用法用量】上八味㕮咀,以水 7 升,煮取 1.5 升,去滓,下地黄汁,煮两沸,次下蜜,煮取 3 升,分三服,老少以意加减。

【功能主治】胃中热病,灸三里 30 壮,穴在膝下三寸。胃虚冷右手关上脉阳虚者,足阳明经也。病苦胫寒不得卧,恶风寒洒洒,目急,腹痛虚鸣。

## 补胃汤

【处方】柏子仁、防风、细辛、桂心、橘皮各 100 克,川芎、吴茱萸、人参各 150 克,甘草 50 克。

【用法用量】上九味㕮咀,以水 10 升,煮取 3 升,分为三服。

【功能主治】治少气口苦,身体无泽方。

## 人参散

【处方】人参、甘草、细辛各六分,麦冬、桂心、当归各 3.5 克,干姜 100 克,远志 50 克,吴茱萸 1 克,川椒 1.5 克。

【用法用量】上十味治,下筛,食后,温酒服方寸匕

【功能主治】补胃虚寒,身枯绝,诸骨节皆痛方。

### 反胃第二

**大半夏汤**

【处方】半夏 3 升,白术、白蜜各 1 升,人参 100 克,生姜 150 克。

【用法用量】上五味哎咀,用水 5 升,和蜜扬之 200~300 下,煮取 1.5 升,分三服。

【功能主治】治胃反不受食,食已即呕吐方。

**治中散**

【处方】干姜、食茱萸各 100 克。

【用法用量】上二味治,下筛,酒服方寸匕,日二。胃冷服之验。

【功能主治】食后吐酸水方。

### 呕吐哕逆第三

**半夏汤**

【处方】半夏 1 升,生姜 500 克,茯苓、桂心各 250 克。

【用法用量】上四味哎咀,以水 8 升,煮取 2.5 升,分三服。若少气加甘草 100 克。

【功能主治】治逆气心中烦闷,气满呕吐气上方。

**小麦汤**

【处方】小麦 1 升,人参、浓朴各 200 克,茯苓 150 克,甘草 50 克,青竹茹 100 克,姜汁 0.3 升。

【用法用量】上七味哎咀,以水 8 升,煮取 3 升,去滓,分三服。

【功能主治】治呕吐不止方。

药王孙思邈 奇方妙治

### 猪苓散

【处方】猪苓、茯苓、白术各 150 克。
【用法用量】上三味治下筛,以饮服方寸匕,日三。渴者多饮水。
【功能主治】治呕而膈上寒方。

### 犀角人参饮子

【处方】犀角、人参各 150 克,薤白 250 克,粟米 0.1 升。
【用法用量】上四味㕮咀,以水 5 升,煮至 2 升下米,煮令米熟,分四服,相去人行七里久,进一服。
【功能主治】治呕逆胃气虚邪,风热,不下食并皆治之方。

### 橘皮汤

【处方】橘皮 200 克,生姜 250 克。
【用法用量】上二味㕮咀,以水 7 升,煮取 3 升,分三服,不止,更合服之。
【功能主治】治干呕哕若手足厥冷者方。

### 半夏干姜散

【处方】半夏、干姜等分。
【用法用量】上二味为散,取方寸匕,浆水 1.5 升,煮取 0.7 升,顿温服之,日三。
【功能主治】治干呕吐逆,吐涎沫者方。

### 大黄甘草汤

【处方】大黄 200 克,甘草 100 克。
【用法用量】上二味㕮咀,以水 3 升,煮取 1.5 升,分再服。
【功能主治】治食已即吐方。

## 噎塞第四

### 五噎丸

【处方】干姜、川椒、食茱萸、桂心、人参各五分,细辛、白术、茯苓、附子、橘皮各2克。

【用法用量】上十味为末,蜜丸如梧子大,酒服3丸,日三。不止,稍加至10丸。

【功能主治】治胸中久寒呕逆逆气,饮食不下,结气不消方。

### 竹皮汤

【处方】竹皮一用竹叶、细辛各100克。甘草、生姜、通草、人参、茯苓、桂心、麻黄、五味子各50克。

【用法用量】上十味㕮咀,以水10升,煮竹皮减2升,去竹皮下药,煮取3升,分三服。

【功能主治】治噎声不出方。

### 干姜汤

【处方】干姜、石膏各200克,人参、桂心、栝楼根《集验》作桔梗各100克,甘草50克,半夏、小麦各1升,吴茱萸2升,赤小豆30粒。

【用法用量】上十味㕮咀,以酒5升,水10升,煮枣20枚,去滓合煮,取3升,分三服。

【功能主治】治饮食辄噎方。

### 通气汤

【处方】半夏400克,生姜300克,桂心150克,大枣30枚。

【用法用量】上四味㕮咀,以水8升,煮取3升,分五服,日三,夜二。

【功能主治】治胸满气噎方。

### 羚羊角汤

【处方】羚羊角、通草、橘皮各 100 克,吴茱萸、浓朴、干姜各 150 克,乌头 5 枚。

【用法用量】上七味㕮咀,以水 9 升,煮取 3 升,分三服,日三。

【功能主治】气噎不通,不得食方。

## 胀满第五

### 温胃汤

【处方】附子、当归、浓朴、人参、橘皮、芍药、甘草各 50 克,干姜 2.5 克,川椒 0.3 升。

【用法用量】上九味㕮咀,以水 9 升,煮取 3 升,分三服。

【功能主治】治胃气不平,时胀咳,不能食方。

### 附子粳米汤

【处方】附子 1 枚,半夏、粳米各 0.5 升,甘草 50 克,大枣 10 枚。

【用法用量】上五味㕮咀,以水 8 升煮米,熟去滓,每服 1 升,日三服《集验方》加干姜 100 克。

【功能主治】治腹中寒气胀满,肠鸣切痛,胸胁逆满呕吐方。

### 浓朴三物汤

【处方】浓朴 250 克,大黄 200 克,陈枳实大者 5 枚。

【用法用量】上三味㕮咀,以水 12 升,煮取 5 升纳大黄,煎取 3 升,去滓,服 1 升。腹中转动者勿服,不动者更服。一方加芒硝 100 克。

【功能主治】治腹满发热数十日,脉浮而数,饮食如故方。

### 浓朴七物汤

【处方】浓朴 250 克,甘草、大黄各 150 克,大枣 10 枚,枳实 5 枚,桂心 100 克,生姜250克。

【用法用量】上七味㕮咀,以水10升,煮取5升,去滓,纳大黄,煮取4升,服0.8升,日三。呕逆者加半夏0.5升。利者去大黄。寒多者加生姜至250克。

【功能主治】治腹满气胀方。

## 吴茱萸汤

【处方】吴茱萸、半夏、小麦各1升,甘草、人参、桂心各100克,生姜400克,大枣20枚。

【用法用量】上八味㕮咀,以酒5升,水3升,煮取3升,分三服。

【功能主治】治久寒胸胁逆满,不得食方。

## 大桂汤

【处方】桂心、生姜各500克,半夏1升,黄芪200克。

【用法用量】上四味㕮咀,以水15升,煮取5升,分五服,日三夜二。

【功能主治】治虚羸胸膈满方。

## 痼冷积热第六

### 露宿丸

【处方】礜石、桂心、附子、干姜各100克。

【用法用量】上四味为末,蜜丸如梧子大,每服10丸,日三。后稍加之。又方治遇冷气,心下结紧呕逆,寒食不消,并主伤寒,晨夜触寒冷恶气方。石桂心附子乌头各200克上四味为末,蜜丸如胡豆大,以酒服3丸,日三,加至10丸。药耐寒,忌热食,近火。宜冷冻饮料食。

【功能主治】主寒冷积聚方。

### 赤丸

【处方】茯苓、桂心各200克,细辛50克,乌头、附子各100克,射罔如枣大1枚。

【用法用量】上六味为末,纳真珠为色,蜜丸如麻子,空腹酒服 1 丸,日再夜一。不知,加至 2 丸,以知为度。

【功能主治】治寒气厥逆方。

## 半夏汤

【处方】半夏 1 升,桂心 200 克,生姜 400 克。

【用法用量】上三味㕮咀,以水 7 升,煮取 2 升,一服 0.7 升,日三服。

【功能主治】治胸满有气心腹中冷方。

## 生姜汤

【处方】生姜 500 克,甘草 150 克,桂心 200 克。

【用法用量】上三味㕮咀,以水 6 升,煮取 1.5 升,一服 0.5 升,日三服。

【功能主治】温中下气方。

## 甘草汤

【处方】甘草、五味子、生姜各 100 克,人参 50 克,吴茱萸 1 升。

【用法用量】上五味㕮咀,以水 4 升,煮茱萸令小沸,去滓纳药,煮取 1.6 升,分二服,服数剂。

【功能主治】治虚羸气欲绝方。

## 茱萸硝石汤

【处方】吴茱萸 0.8 升,硝石 1 升,生姜 500 克。

【用法用量】上三味,以酒 10 升水解令得 20 升,煮药,取 4 升,服 2 升,病即下,去勿更服也。初下如泔,后如污泥。若如沫滓,吐者,更可服。养如乳妇法。

【功能主治】治久寒不欲饮食数十年饮方。

## 大建中汤

【处方】川椒 0.2 升,干姜 200 克,人参 100 克,胶饴 1 升。

【用法用量】上四味哎咀,以水 4 升,煮取 2 升,去滓,纳饴,微火煮令得 1.5 升,分三服。服汤如一炊顷,可饮粥约 2 升,更服,当一日食糜,更服之。

【功能主治】治心胸中大寒大痛,呕不能饮食,饮食下咽自知偏从一面,下流有声,决决然。若腹中寒气上冲皮起,出见有头足上下而痛,其头不可触近方。

### 大黄附子汤

【处方】大黄 150 克,附子 3 枚,细辛 100 克。

【用法用量】上三味哎咀,以水 5 升,煮取 2 升,分再服。

【功能主治】治胁下偏痛发热,其脉紧弦,此寒也。当以温药下之之方。

### 大乌头汤

【处方】乌头大者 5 枚熬黑不切。

【用法用量】以水 3 升,煎取 1 升,去滓纳白蜜 1 千克,煎令水气尽得 2 升,强人服 0.7 升,羸人 0.5 升。一服未效,明日更服,每日只一服,不可再也。

【功能主治】主寒疝绕脐苦痛发即自汗出,手足厥寒,其脉沉弦者方。

### 乌头桂枝汤

【处方】秋干乌头实中者五枚除去角,白蜜 500 克。

【用法用量】上二味以蜜煎乌头,减半去滓,以桂枝汤 0.5 升解之,令得约 1 升,初服 0.2 升,不知,更进 0.3 升,复不知,加至 0.5 升。其知者,如醉状,得吐者,为中病也。

【功能主治】治寒疝腹中痛逆冷,手足不仁,若一身尽痛,灸刺诸药不能治方。

### 竹叶汤

【处方】竹叶、小麦各 1 升,知母、石膏各 150 克,茯苓、黄芩、麦冬各 100 克,人参 75 克,栝楼根、半夏、甘草各 50 克,生姜 250 克。

【用法用量】上十二味哎咀,以水 12 升,煮竹叶、小麦,取 8 升,去滓纳药,煮取 3 升,分三服,老少分五服。

【功能主治】治五心热,手足烦疼,口干唇燥,胸中热方。

## 半夏汤

【处方】半夏 1 升,生姜 400 克,前胡 200 克,茯苓、白术各 250 克,杏仁、枳实各 150 克,人参、黄芩各 100 克,甘草 50 克。

【用法用量】上十味㕮咀,以水 9 升,煮取 3 升,分三服。胸中大热者,沉冷服之。大小便涩者,加大黄 150 克。一方用栀子仁 100 克,为十一味。

【功能主治】治胸中客热,心一下烦满气上,大小便难方。

## 承气汤

【处方】前胡、枳实、桂心、大黄、寒水石、知母、甘草各 50 克,硝石、栝楼根、石膏各 100 克。

【用法用量】上十味㕮咀,以水 10 升,煮取 3 升,分三服。

【功能主治】治气结胸中,热在胃脘,饮食呕逆渴方。

## 地黄煎

【处方】地黄汁 4.3 升,茯神、知母、葳蕤各 200 克,栝楼根 250 克,竹沥 0.3 升,一用竹叶、姜汁、白蜜、麦冬汁、鲜骨皮各 2 升,石膏 400 克。

【用法用量】上十一味㕮咀,以水 12 升,先煮诸药,取汁 3 升,去滓,下竹沥、地黄、麦冬汁,微火煎四五沸,下蜜、姜汁,微火煎,取 6 升,初服 0.4 升,日三夜一。加至 0.6~0.7 升。

【功能主治】治热方。

## 细　丸

【处方】大黄、葶苈各 150 克,香豉 0.3 升,杏仁、巴豆各 0.3 升。

【用法用量】上五味为末,蜜丸如梧子大,每日饮服 2 丸,以利为度。

【功能主治】治客热结塞不流利方。

# 十一、肺 脏 方

## 橘皮汤

【处方】橘皮、麻黄、柴胡干、紫苏《删繁》作干兰,各 150 克,杏仁、宿姜各 200 克,石膏 400 克。

【用法用量】上七味咬咀,以水 9 升煮麻黄两沸,去沫,下药,煮取 3 升,去滓,分三服。

【功能主治】治肺热气上咳息奔喘方。

## 酥蜜膏酒

【处方】酥、崖蜜、饴糖、生姜汁、生百部汁、枣肉、杏仁各 1 升研,甘皮五具末。

【用法用量】上八味合和,微火煎常搅三上三下约一炊久,取姜汁等各减半止,温酒 1 升,服方寸匕,细细咽之,日二夜一。

【功能主治】治肺气虚寒,疠风所伤,语声嘶塞,气息喘惫咳唾,止气嗽通声方。

## 补肺汤

【处方】五味子 150 克,干姜、桂心、款冬花各 100 克,麦冬 1 升,桑根白皮 500 克,大枣 100 枚,粳米 0.1 升。

【用法用量】上八味咬咀,以水 10 升,先煮桑白皮五沸下药,煮取 3 升,分三服。

【功能主治】治肺气不足,逆满上气,咽中闷塞短气,寒从背起,口中如含霜雪,言语失声甚者吐血方。

## 麻子汤

【处方】麻子1升,桑皮、饧各500克,桂心、人参各100克,阿胶、紫菀各50克,生姜150克,干地黄200克。

【用法用量】上九味咬咀,以酒15升,水15升,合煮取4升,分五服。

【功能主治】治肺气不足,咳唾脓血,气短不得卧方。

## 小建中汤

【处方】大枣12枚,生姜、桂心各150克,甘草100克,芍药300克。

【用法用量】上五味咬咀,以水8升,煮取3升,去滓,合饴糖400克,煮三沸,分三服。

【功能主治】治肺与大肠俱不足,虚寒乏气,小腹拘急,腰痛羸瘠百病方。

## 肺劳第二

### 麻黄引气汤

【处方】麻黄、杏仁、生姜、半夏各2.5克,紫苏2克,白前、细辛、桂心各1.5克,橘皮1克,石膏400克,竹叶切1升。

【用法用量】上十一味咬咀,以水10升,煮取3升,去滓,分三服。

【功能主治】治肺劳实气喘鼻张,面目苦肿方。

### 半夏汤

【处方】半夏1升,生姜500克,桂心200克,甘草、浓朴各100克,人参、橘皮、麦冬各150克。

【用法用量】上八味咬咀,以水10升,煮取4升,分四服。腹痛加当归100克。

【功能主治】治肺劳虚寒,心腹冷气逆游气,胸胁气满,从胸达背痛,忧气往来,呕逆饮食即吐,虚乏不足方。

## 浓朴汤

【处方】浓朴、麻黄、桂心、黄芩、石膏、大戟、橘皮各 100 克,枳实、甘草、秦艽、杏仁、茯苓各 150 克,细辛 100 克,半夏 1 升,生姜 500 克,大枣 15 枚。

【用法用量】上十六味哎咀,以水 13 升,煮取 4 升,去滓,分五服。

【功能主治】治肺劳风虚冷痰水气,昼夜不得卧,头不得近枕,上气胸满,喘息气绝,此痰水盛溢方。

## 气极第三

### 钟乳散

【处方】钟乳别研、干姜、桔梗、茯苓、细辛、桂心、附子、人参各 63 克,白术 50 克、防风、栝楼根、牡蛎各 125 克。

【用法用量】上十二味治,下筛,酒服方寸匕,日三,渐加至二匕。五十以上可数服,得力乃止《翼方》云:有冷加椒,有热加芩各 150 克。

【功能主治】治气极虚寒,阴畏阳气,昼瘥暮甚,气短息寒,亦治百病,令人力强能饮食。

### 黄芪汤

【处方】黄芪 200 克,人参、白术、桂心各 100 克,生姜 400 克,大枣 10 枚,附子 63 克,一方不用。

【用法用量】上七味哎咀,以水 8 升,煮取 2 升,去滓,分四服。

【功能主治】治气极虚寒皮毛焦,津液不通,虚劳百病,虚损力乏方。

### 大露宿丸

【处方】礜石《肘后》作矾石、干姜、桂心、皂荚、桔梗、附子各 150 克。

【用法用量】上六味为末,蜜丸如梧子大,酒服 10 丸,日三,渐加之。慎热及火等。

【功能主治】治气极虚寒皮痹不已,内舍于肺,寒气入客于六腑,腹胀虚满,寒

药王孙思邈 奇方妙治

冷积聚百病方。

### 硫黄丸

【处方】硫黄、礜石、干姜、附子、乌头、桂心、细辛、白术、桔梗、茯苓各100克。

【用法用量】上十味为末，蜜丸如梧子，酒服10丸，日三。渐加之，以知为度。

【功能主治】治气极虚寒饮，胸中痰满，心腹痛，气急，不下饮食方。

## 积气第四

### 七气丸

【处方】大黄125克，人参、半夏、吴萸、柴胡、干姜、细辛、桔梗、菖蒲各1克，茯苓、川芎、甘草、川椒一用桂心、石膏、桃仁各1.5克。

【用法用量】上十五味为末，蜜丸如梧子大，每服酒下3丸，日三服。渐加至10丸《翼方》无茯苓、川芎、甘草、石膏、桃仁。

【功能主治】主七气。七气者，寒气、热气、怒气、恚气、喜气、忧气、愁气，此之为病皆生积聚，坚牢如杯，心腹绞痛，不能饮食，时去时来，发则欲死。凡寒气状吐逆心满。热气状恍惚眩冒失精。怒气状不可当，热痛上荡心，短气欲绝不得息。恚气状，积聚心满，不得食饮。喜气状，不可疾行久立。忧气状，不可苦作，卧不安席。愁气状，平故如怒喜忘，四肢浮肿不得举止。亦治产后中风余疾方。

### 七气汤

【处方】干姜、黄芩、浓朴深师作桂心、半夏、甘草、地黄、芍药、栝楼根深师作橘皮，各50克，川椒150克，深师作桔梗，枳实5枚，人参50克，吴萸0.5升。

【用法用量】上十二味㕮咀，以水10升，煮取3升，分三服，日三。

【功能主治】治寒气、热气、忧气、劳气、愁气或饮食为膈气，或劳气内伤，五脏不调，气衰少力方。

### 五膈丸

【处方】麦冬、甘草各250克，人参200克，川椒、远志、桂心、细辛各150克，附子 75 克,干姜 100 克。

【用法用量】上九味为末蜜丸,微使淖,先食含如弹丸 1 枚,细细咽之。喉中胸中当热,药力稍尽,复含 1 丸,日三夜二。服药十日愈。

【功能主治】治忧膈、食膈、饮膈、气膈、劳膈五病,同主咸以忧、恚、思、虑、饮食得之,若冷食及生菜便发。其病苦心满,不得气息,引背痛如刺之状,食则心下坚大如粉絮,大痛欲吐,吐即瘥。饮食不得下,甚者及手足冷,上气咳逆喘息短气方。

## 大蒜煎

【处方】蒜 3.2 千克去皮切,水 40 升,煮取 10 升去滓,酥 1 升纳蒜汁中,牛乳 2 升,荜茇、胡椒、干姜各 150 克,石蜜、阿魏、戎盐各 100 克,石菖蒲、木香各 50 克,干蒲桃 200 克。

【用法用量】上十二味为末,纳蒜汁中,以铜器微火煎,取 10 升,空腹酒下 50 克,五日以上稍加至 150 克,二十日觉四体安和,更加至 300 克。此治一切冷气甚良。

【功能主治】治疝瘕积聚,冷癖痰饮,心腹胀满,上气咳嗽刺风,风癫偏风,半身不遂,腰疼膝冷,气息痞塞百病方。

## 桔梗破气丸

【处方】桔梗、橘皮、干姜、浓朴、枳实、细辛、葶苈各 1.5 克,吴萸、白术各 3 克,胡椒、川椒、乌头各 1 克,荜茇 5 克,人参、桂心、附子、茯苓、前胡、防葵、川芎各 2.5 克,甘草、大黄、槟榔、当归各 3 克。

【用法用量】上二十四味为末,蜜丸如梧子大,每服酒下 10 丸,日三。有热者,空腹服之。

【功能主治】治气上下痞塞不能息方。

## 槟榔汤

【处方】槟榔三七枚,附子 1 枚,半夏 1 升,细辛 50 克,生姜 400 克,大黄、紫菀、柴胡各 150 克,橘皮、甘草、紫苏冬用子、茯苓各 100 克。

【用法用量】上十二味㕮咀,以水 10 升,煮取 3 升,分三服,相去如人行十里久。若有症结坚实如石,加鳖甲 100 克,防葵 100 克,气上加桑皮切 2 升,枳实、浓朴各 100 克,消息气力强弱,进二剂后,隔十日,更服前桔梗破气丸。

药王孙思邈 奇方妙治

【功能主治】治气实苦积聚不得食息方。

## 半夏汤

【处方】半夏 1 升,生姜、桂心各 250 克,橘皮 200 克。

【用法用量】上四味哎咀,以水 7 升,煮取 3 升,分四服,日三夜一。人强者作三服。亦治霍乱后,吐逆腹痛。

【功能主治】治逆气心腹满,气上冲胸胁痛,寒冷,心腹痛,呕逆及吐不下食,忧气结聚。

## 贝母汤

【处方】贝母 50 克,生姜 250 克,桂心、麻黄、石膏、甘草各 150 克,杏仁 30 枚,半夏 0.3 升。

【用法用量】上八味哎咀,以水 10 升,煮取 3 升,分三服,日三。

【功能主治】治上气咽喉窒塞,短气不得卧,腰背痛,胸满不得食,面色萎黄方。

## 麻黄汤

【处方】麻黄 400 克,甘草 200 克,大枣 30 枚,射干如博棋子 2 枚。

【用法用量】上四味哎咀,以井华水 10 升,煮麻黄三沸,去沫纳药,煮取 4 升,分四服,日三夜一。

【功能主治】治上气脉浮,咳逆,喉中水鸡声,喘息不通,呼吸欲死方。

## 奔气汤

【处方】生姜 500 克,半夏、吴萸各 1 升,桂心 250 克,人参、甘草各 100 克。

【用法用量】上六味哎咀,以水 10 升,煮取 3 升,分四服。

【功能主治】治大气上奔胸膈中,诸病发时,迫满短气不得卧。剧者便欲死,腹中冷湿气,肠鸣相逐成结气方。

## 枳实汤

【处方】枳实 3 枚,附子 2 枚,大枣 14 枚,半夏 250 克,人参、甘草、白术、干姜、

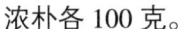 

浓朴各 100 克。

【用法用量】上九味哎咀，以水 7 升，煮取 2.5 升，每服 0.8 升，日三。

【功能主治】下气治胸中满闷方。

### 下气汤

【处方】半夏 1 升，生姜 500 克，人参 75 克，橘皮 150 克。

【用法用量】上四味哎咀，以水 7 升，煮取 3 升，去滓，分三服。日三。

【功能主治】治气满腹胀方。

### 黎勒丸

【处方】诃黎勒 10 枚为末。

【用法用量】蜜丸如梧子大，食后服 3 丸，不忌。得利即止。

【功能主治】治气满闭塞，不能食喘息方。

### 人参汤

【处方】人参、麦冬、干姜、当归、茯苓、甘草、五味子、黄芪、芍药、枳实各 50 克，桂心 150 克，半夏 1 升，大枣 15 枚。

【用法用量】上十三味哎咀，以水 9 升，煮取 3 升，去滓，每服九合，从旦至晡，令尽。皆热服，慎勿冷。

【功能主治】安食下气，理胸胁并治客热方。

### 海藻橘皮丸

【处方】海藻、橘皮、白前各 1.5 克，杏仁、茯苓、芍药、桂心各 2.5 克，苏子 0.5 升，枣肉、桑白皮、昆布各 100 克，吴萸、人参、白术、葶苈各 50 克。

【用法用量】上十五味为末，蜜丸如梧子大，饮服 10 丸，日二，加至 15 丸，以小便利为度。

【功能主治】下气治风虚支满，膀胱虚冷，气上冲肺息奔，令咽喉气闷往来方。

### 白石英散

【处方】炼成白石英 500 克白石英无多少,以锤子砧上细硺向明,选去靥翳、色暗黑黄赤者,唯取白净者为佳,捣筛瓷器中,研令极细熟,以生绢袋于铜器中,水飞如作粉法,如此三度,研讫澄之,渐渐去水,水尽至石英曝干,看中有粗恶不净者,去之。堪用者更研使熟,白绢袋盛着瓷器中,以瓷碗盖之,于 30 升米下蒸之,以饭熟讫出,取悬之使干,更于瓷器中,研之为成,石斛、苁蓉各 3 克,泽泻、茯苓、橘皮各 50 克,菟丝子 150 克。

【用法用量】上七味治,下筛,总于瓷器中研令相得,重筛,酒服方寸匕,日二,不得过服。慎猪、鱼、鹅、鸭、蒜、冷、醋、滑。

【功能主治】明目利小便,治气及补五劳七伤,无所不治方。

### 补伤散

【处方】天冬 1 升,防风、泽泻、人参、阿胶各 75 克,栝楼根、前胡、芍药、石膏、干姜、大豆卷各 100 克,紫菀、白薇各 50 克,桂心、白术各 200 克,地黄、甘草、山药、当归各 125 克。

【用法用量】上十九味治,下筛,食前酒服方寸匕,日三。

【功能主治】治肺伤善泄咳,善惊恐,不能动筋,不可远行,膝不可久立,汗出鼻干,少气喜悲,心下急痛,痛引胸中,卧不安席,忽忽喜梦,寒热小便赤黄,目不能远视,唾血方。

### 理气丸

【处方】杏仁、桂心各 50 克,干姜、益智仁各 100 克。

【用法用量】上四味为末,蜜丸如梧子大,未食服 3 丸,以知为度。

【功能主治】治气不足方。

## 肺痿第五

### 甘草干姜汤

【处方】甘草 200 克,干姜 100 克。

【用法用量】上二味㕮咀,以水 3 升,煮取 1.5 升,去滓,分二服。服此汤已小温覆之。

【功能主治】温脏治肺痿,多涎唾,小便数,肺中冷,必眩不渴若渴者属消渴症,不咳,上虚下不能制溲方。

### 甘草汤

【处方】甘草 100 克㕮咀。

【用法用量】以水 3 升,煮取 1.5 升,去滓,分三服。

【功能主治】治肺痿涎唾多,出血,心中温温液液方《翼方》名温液汤。

### 生姜甘草汤

【处方】生姜 250 克,甘草 200 克,人参 150 克,大枣 12 枚。

【用法用量】上四味㕮咀,以水 7 升,煮取 3 升,去滓,分三服。

【功能主治】治肺痿咳唾涎沫不止,咽燥而渴方。

### 麻黄汤

【处方】麻黄、芍药、生姜仲景用干姜、细辛、桂心各 150 克,半夏、五味子各 250 克,石膏 200 克。

【用法用量】上八味㕮咀,以水 10 升,煮取 3 升,分三服仲景名小青龙加石膏汤,用甘草 100 克,为九味。

【功能主治】治肺胀咳而上气,咽燥而喘,脉浮者,心下有水方。

药王孙思邈 奇方妙治

## 肺痈第六

### 桔梗汤

【处方】桔梗 150 克,《集验方》用 100 克,《古今录验方》用 50 克,甘草 100 克。

【用法用量】上二味哎咀,以水 3 升,煮取 1 升,去滓,分二服,必吐脓血也。一方有款冬花 75 克。

【功能主治】治咳胸中满而振寒,脉数咽干而不渴,时时出浊唾腥臭,久久吐脓如米粥,是为肺痈方。

### 泻肺汤

【处方】葶苈 150 克为末,大枣 20 枚。

【用法用量】上二味哎咀,以水 2 升先煮枣,取 2 升,去枣纳葶苈二方寸匕,煮取 0.7 升,顿服,令尽,三日服一剂,可至三四剂。

【功能主治】治肺痈喘不得卧方。

### 桂枝去芍药加皂荚汤

【处方】桂枝、生姜各 150 克,甘草 100 克,皂荚 50 克,大枣 15 枚。

【用法用量】上五味哎咀,以水 7 升,煮取 3 升,去滓,分三服。

【功能主治】治肺痈吐涎沫不止方。

## 飞尸鬼疰第七

### 五疰汤

【处方】大黄、甘草各 150 克,当归、芍药各 100 克,乌头 10 枚,桂心 200 克,生姜、蜜各 500 克。

【用法用量】上八味哎咀,别渍大黄,以水 9 升,煮取 3 升,乌头别纳蜜中煎,令得 1 升和汤中,去滓,分服 0.3 升,如人行二十里久,更进一服,日三,不知加至

0.4 升。

【功能主治】治卒中贼风,遁尸鬼邪,心腹刺痛大胀急方。

### 蜈蚣汤

【处方】蜈蚣 1 枚,牛黄 0.5 克,丹砂、人参各 1.5 克,大黄 100 克,鬼臼、细辛、当归、桂心、干姜各 50 克,黄芩、麝香各 25 克,附子 4 枚。

【用法用量】上十三味㕮咀,以水 10 升,煮取 3 升,去滓,下牛黄、麝香末,分三服。

【功能主治】治恶疰邪气,往来心痛彻背,或走入皮肤移动不定,苦热,四肢烦痛,羸乏。

### 桃奴汤

【处方】桃奴、人参、当归、干姜各 100 克,川芎、甘草各 150 克,桂心、茯苓、鬼箭羽、犀角、丹砂、麝香各 50 克。

【用法用量】上十二味㕮咀,以水 9 升,煮取 2.5 升,去滓,分三服。

【功能主治】治中恶诸尸蛊疰,心腹卒绞痛方。

### 小附着散

【处方】细辛、天雄、甘草各 0.5 克,一作莽草,桂心 1.5 克,乌头、附子、干姜各 50 克,真珠、雄黄各 25 克。

【用法用量】上九味治下筛,酒服方寸匕,不知稍增,以知为度胡洽不用桂心、附子,有蜀椒 2 克。

【功能主治】治飞尸贼风,发时急痛,不在一处,针之则移,发一日半日乃瘥,须臾复发方。

### 大附着散

【处方】天雄、桂心各 25 克,细辛、干姜、雄黄、黄芩、黄连、由跋、椒目各 50 克,金牙、犀角、麝香、牛黄各 0.5 克,真珠 1.5 克,蜈蚣 1 枚。

【用法用量】上十五味治,下筛,酒服一钱匕,日三服,以知为度。

【功能主治】治五尸疰忤与前状同者方。

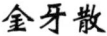

### 金牙散

【处方】金牙、雄黄、铁精、曾青、真珠、丹砂、野葛、川芎、露蜂房、大黄、甘草、蛇蜕皮、茹、干漆各 0.5 克,石长生、狸骨一作鹳骨,鬼臼、鬼箭羽、桔梗、乌头、鬼督邮、椒目、野狼毒、芫荑、藜芦、雷丸、芫菁、滑石各 1 克,一作硝石,毒公、鳖甲、牛黄、人参、胡燕屎、野狼毒、桂心各 2 克,寒水石、蜈蚣、蜥蜴、附子各 1 枚,蜣螂、亭长各 7 枚,石膏 2.5 克,徐长卿、斑蝥各 14 枚,贝母 2 枚。

【用法用量】上四十五味治,下筛,先食,以酒服一刀圭,日二。

【功能主治】治鬼疰风邪,鬼语尸疰,或在腰脊胸胁,流无常处,不喜见人,志意不定,面目脱色,目赤鼻张,唇干甲黄者方。

### 白术散

【处方】白术 14 枚,附子、秦艽、人参、牡蛎、蜀椒、细辛、黄芩、川芎、牛膝各 1.5 克,干姜、桂心、防风各 2.5 克,独活、柴胡、桔梗、茯苓、当归各 2 克,乌头、天雄、甘草、莽草、麻黄、栝楼根、杜仲、石南各 1 克。

【用法用量】上二十六味治下筛,平旦酒服五分匕。讫,如人行七里久,势欲解,更饮酒五合为佳。

【功能主治】治风入脏腑,闷绝,常自躁痛,或风疰入身,令疰鬼疰飞尸恶气肿起,或左或右,或前或后,或内或外,针灸流移无有常处。惊悸,腹胀,气满,心头满,或恍惚悲惧不能饮食,或进或退,阴下湿痒,或大便有血,小便赤黄,房中劳极方。

### 太乙备急散

【处方】雄黄、桂心、芫花各 100 克,丹砂、蜀椒各 50 克,藜芦、巴豆各 0.5 克,野葛 1.5 克,附子 2.5 克。

【用法用量】上九味,巴豆别研如脂,余合治,下筛。以巴豆合和更捣,置铜器中密贮之,勿泄,有急疾,水服钱五匕,可加至半钱匕,老小半之。病在头当鼻衄,在膈上吐,在膈下利,在四肢当汗出,此所谓如汤沃雪,手下皆愈。方宜秘之,非贤不传。

【功能主治】治卒中恶客忤五尸入腹,鬼刺鬼痱,及中蛊疰吐血下血,及心腹卒痛,腹满伤寒热毒病六七日方。

## 龙牙散

【处方】龙牙、茯苓各 125 克,雄黄、芍药、枣膏各 2.5 克,干地黄、石斛、胡燕屎各 1.5 克,鬼箭羽、乌头、羌活、露蜂房、曾青、真珠、桂心、杏仁、防风、桃奴、鬼臼、鹳骨各 50 克,人参、大黄各 75 克,白术 100 克,苏子 0.4 升,橘皮、甘草、川芎、远志、鳖甲、鬼督邮、铜镜鼻各 25 克,狸阴二具,蜈蚣 1 枚。

【用法用量】上三十三味治,下筛,酒服一刀圭,以知为度,当有虫从大便出。

【功能主治】治百疰邪鬼飞尸万病方。

## 墨奴散

【处方】釜下墨 0.1 升,盐 0.2 升。

【用法用量】上二味合治,以水 1.5 升,煮取 0.8 升,一服令尽,须臾吐下即瘥。

【功能主治】治卒得恶疰腹胀方。

## 鹳骨丸

【处方】鹳骨三寸,丹砂一作丹参,牡蛎一作牡丹,雄黄、莽草各 2 克,藜芦、桂心、野葛各 1 克,斑蝥、芫青各 14 枚,蜈蚣 1 枚,巴豆 40 枚。

【用法用量】上十二味为沫,蜜丸如小豆,每服 2 丸,日三,以知为度。

【功能主治】治飞尸遁尸积聚,胸痛连背走无常处,或在脏或肿在腹,或奄奄然而痛者方。

## 桔梗丸

【处方】桔梗、藜芦、皂荚、巴豆、附子各 100 克。

【用法用量】上五味为沫,蜜和捣万杵,丸如梧子大,宿不食,平旦饮服 2 丸,仰卧服,勿眠至食时,膈上吐,膈下下去恶物如蝌蚪虾蟆子,或长一二尺,下后当大虚。口干可作鸡羹饮 0.5 升,太极饮食粥 1 升,三四日病未尽,更服。忌如药法。

【功能主治】治毒疰,鬼疰,食疰,冷疰,痰饮,宿食不消,酒癖诸病方。

## 十疰丸

【处方】雄黄、巴各各100克,人参、甘草、麦门冬、细辛一作蒿本、桔梗、附子、皂荚、蜀椒各50克。

【用法用量】上十味为末,蜜丸如梧子,空心服5丸,日三,稍加,以知为度。

【功能主治】主十种疰,气疰、劳疰、鬼疰、冷疰、生人疰、死人疰、尸疰、食疰、水疰、土疰等方。

## 太乙神明陷冰丸

【处方】雄黄100克,当归150克,丹砂、矾石一作石、桂心、大黄各100克,芫青5枚,藜芦、附子各75克,人参、真珠、麝香、鬼臼、犀角、牛黄各50克,蜈蚣1枚,射罔50克,乌头8枚,杏仁30枚,蜥蜴1枚,樗鸡、地胆各7枚,斑蝥7枚,巴豆0.5克。

【用法用量】上二十四味为末,蜜和捣30 000杵,丸如小豆,先食服2丸,日再。不知稍增。

【功能主治】治诸病破积聚,心下支满,寒热鬼疰长病,咳逆唾噫,辟除众恶鬼逐邪气鬼击客忤,中恶胸中结气,咽喉闭塞,有进有退,绕脐绞痛恻恻,随上下按之挑手,心中愠愠如有虫状,毒疰相染甚至灭门者方。

## 江南度世丸

【处方】蜀椒150克,人参、细辛、甘草各100克,茯苓、真珠、大黄、干姜、丹砂、野葛、桂心、雄黄、麝香、鬼臼各50克,乌头、牛黄各1克,附子、紫菀各3克,巴豆60枚,蜈蚣2枚。

【用法用量】上二十味为末,蜜丸如小豆,饮服2丸,加至4丸,日一服。加獭肝一具更良。

【功能主治】治万病症结积聚,伏尸长病,寒热疰气流行皮中,久病着床肌肉消尽,四肢烦热呕逆不食,伤寒时气恶疰,汗退场门噤不开心痛方。

## 大度世丸

【处方】牛黄、大黄、雄黄、真珠、丹砂、人参、附子、细辛、甘草、射罔、鬼臼、莽草

各 50 克,蜀椒、麝香、鬼箭羽、桂心、茯苓、紫菀各 100 克,干姜 150 克,野葛一尺,蜥蜴、蜈蚣各 1 枚,巴豆仁 80 枚,地胆 50 枚,元青、樗难各 20 枚。

【用法用量】上二十六味为末,蜜丸如小豆大,饮服 2 丸,日二,先食服之。

【功能主治】治万病症结积聚,伏尸长病,寒热痒气流行皮中,久病着床肌肉消尽,四肢烦热呕逆不食,伤寒时气恶痒,汗退场门噤不开心痛方。

## 雷氏千金丸

【处方】硝石 1.5 克,大黄 2.5 克,桂心、干姜各 100 克,巴豆仁 60 枚。

【用法用量】上五味为末,捣 3 000 杵,蜜丸如大豆,服 2 丸,神验无比,已死者折齿灌之。

【功能主治】治行诸气宿食不消,饮食中恶,心腹痛如刺及疟方。

# 十二、大肠腑方

## 大肠虚实第一

**生姜泄肠汤**

【处方】生姜、橘皮、青竹茹、白术、黄芩、栀子仁各150克,桂心50克,茯苓、芒硝各100克,地黄500克,大枣14枚。

【用法用量】上十一味㕮咀,以水7升,煮取3升,去滓,下芒硝,分二服。

【处方】治大肠实热,腹胀不通。口为生疮者方。

**黄连补汤**

【处方】黄连200克,茯苓、川芎各150克,地榆250克,酸石榴皮五片,伏龙肝鸡子大1枚。

【用法用量】上六味㕮咀,以水7升煮取2.5升,去滓下伏龙肝沫,分三服。

【功能主治】治大肠虚冷,痢下青白,肠中雷鸣相逐方。

## 皮虚实第二

**蒴藋蒸汤**

【处方】蒴藋根叶切3升,菖蒲叶切3升,桃叶皮枝3升,细糠10升,秫米3升。

【用法用量】上五味以水150升,煮取米熟为度,大盆器贮,于盆上作小竹床子罩盆,人身坐床中,周围四面将席荐障风,身上以衣被盖覆。若气急时,开孔对中泄气,取通身接汗可得两食久许。如此三日,蒸还温药足汁用之。若盆里不过热,盆下安炭火。非但治寒,但是皮肤一切劳冷悉治之。

【功能主治】治皮虚主大肠病,寒气关格方。

## 栀子煎

【处方】栀子仁、枳实、大青、杏仁、柴胡、芒硝各 100 克,生地黄、淡竹叶切各 1 升,生元参 250 克,石膏 400 克。

【用法用量】上十味以水 9 升煮,取 3 升,去滓,下芒硝,分三服。

【功能主治】治皮实主肺病热气方。

## 咳嗽第三

### 射干麻黄汤

【处方】射干、细辛、款冬花、紫菀各 150 克,麻黄、生姜各 200 克,半夏、五味子各 0.5 升,大枣 3 枚。

【用法用量】上九味㕮咀,以东流水 12 升,先煮麻黄,去上沫,纳药,煮取 3 升,去滓,分三服,日三。

【功能主治】治咳而上气,喉中如水鸡声者方。

### 浓朴麻黄汤

【处方】浓朴 250 克,麻黄 200 克,石膏 150 克,细辛、干姜各 100 克,小麦 1 升,杏仁、半夏、五味子各 0.5 升。

【用法用量】上九味㕮咀,以水 12 升,先煮麦熟,去麦纳药,煮取 3 升,去滓,分三服,日三。

【功能主治】治咳逆上气胸满,喉中不利如水鸡声,其脉浮者方。

### 泽漆汤

【处方】泽漆 1.5 千克细切,以东流水 50 升,煮取 15 升,去滓澄清,半夏 0.5 升,生姜、紫菀一作紫参、白前各 250 克,黄芩、甘草、桂心、人参各 150 克。

【用法用量】上九味纳泽漆汁中,煮取 5 升,每服 0.5 升,日三,夜一。

【功能主治】治上气而脉沉者方。

药王孙思邈 奇方妙治

## 麦门冬汤

【处方】麦门冬汁 3 升，半夏 1 升，粳米 0.2 升，人参、甘草各 150 克，大枣 20 枚。

【用法用量】上六味以水 12 升，煮取 6 升，去滓，分四服，日三夜一。

【功能主治】下气止逆，治大逆上气，咽喉不利方。

## 麻黄石膏汤

【处方】麻黄 200 克，石膏如鸡子大，浓朴 250 克，小麦 1 升，杏仁 0.5 升。

【用法用量】上五味以水 10 升，先煮小麦熟，去麦下药，煮取 3 升，去滓，分三服。

【功能主治】治上气胸满方。

## 十枣汤

【处方】大枣 10 枚，大戟、甘遂、芫花各等分。

【用法用量】上大戟、甘遂、芫花捣为末，以水 10.5 升，煮枣取 0.8 升，去滓，纳药末，强者一钱匕，羸者半匕，顿服。平旦服而不下者，明旦更加半匕。下后自补养。

【功能主治】夫有支饮家，咳烦胸中痛者，不卒死，至一百日一岁可与此方。

## 温脾汤

【处方】甘草 200 克，枣 10 枚。

【用法用量】上二味㕮咀，以水 5 升，煮取 2 升，分三服，若咽中痛而声鸣者，加干姜 50 克。

【功能主治】治食饱而咳者方。

## 百部根汤

【处方】百部根、生姜各 250 克，细辛、甘草各 150 克，贝母、白术、五味子各 50 克，桂心 200 克，麻黄 300 克。

【用法用量】上九味㕮咀,以水 12 升,煮取 3 升,去滓,分三服。《古今录验》有杏仁 200 克,紫菀 150 克。

【功能主治】治嗽不得卧两眼突出方。

### 海藻汤

【处方】海藻 200 克,半夏、五味子各 0.5 升,生姜 50 克,细辛 100 克,茯苓 300 克,杏仁 50 枚。

【用法用量】上七味㕮咀,以水 10 升,煮取 3 升,去滓,分三服,日三。

【功能主治】治咳而下利,胸中痞而短气,心中时悸,四肢不欲动,手足烦不欲食,肩背痛,时恶寒方。

### 白前汤

【处方】白前、紫菀、半夏、大戟各 100 克。

【用法用量】上四味㕮咀,以水 10 升浸一宿,明旦煮取 3 升,分为三服。

【功能主治】治水咳逆上气,身体浮肿,短气胀满,昼夜倚壁不得卧,咽中作水鸡鸣方。

### 麻黄散

【处方】麻黄 250 克,杏仁百枚,甘草 150 克,桂心 50 克。

【用法用量】上四味治,下筛,别研杏仁如脂,纳药末和合,临气上时服一方寸匕。食久气未下,重服。

【功能主治】治上气嗽方。

### 蜀椒丸

【处方】蜀椒 2.5 克,乌头、杏仁、石菖蒲、礜石一云矾石,皂荚各 0.5 克,款冬花、细辛、紫菀、干姜各 1.5 克,麻黄、吴茱萸各 2 克。

【用法用量】上十二味为末,蜜丸如梧子大,暮卧吞 2 丸。治二十年久嗽,不过 20 丸。

【功能主治】治上气咳嗽,太医令王叔和所撰御,服甚良方。

药王孙思邈 奇方妙治

## 通气丸

【处方】蜀椒 2 升,饴糖 1.5 千克,杏仁 1 升,天门冬 5 克,干姜、人参各 2 克,乌头 3.5 克,桂心 3 克,大附子 5 枚,蜈蚣五节。

【用法用量】上十味为末,别治杏仁如脂,稍稍纳药末,捣千杵,烊饴乃纳药末中令调和,含如半枣 1 枚,日六七,夜三四服,以胸中温为度。若梦与鬼交通乃饮食者,全用蜈蚣。

【功能主治】治久上气咳嗽,咽中腥臭,虚气搅心痛眼疼,耳中嘈嘈,风邪毒痓时气,食不生肌肉,胸中膈塞,呕逆多唾,恶心,心下坚满,饮多食少,恶痓淋痛病方。

## 射干煎

【处方】生射干、款冬花各 100 克,紫菀、细辛、桑白皮、附子、甘草各 1 克,白蜜、生姜汁、竹沥 1 升饴糖 250 克。

【用法用量】上十一味,先以射干纳白蜜、竹沥中,煮五六沸去之,㕮咀六物,以水 1 升合浸一宿,煎七上七下,去滓,乃合饴糖、姜汁煎如,服如酸枣 1 丸,日三。剧者,夜二。不止加之,以止为度。

【功能主治】治咳嗽上气方。

## 杏仁煎

【处方】杏仁 0.5 升,五味子、款冬花各 0.3 升,紫菀、干姜各 100 克,桂心 150 克,甘草 200 克,麻黄 500 克。

【用法用量】上八味以水 10 升,煮麻黄取 4 升,治诸药为末,又纳胶饴 250 克,白蜜 500 克,合纳汁中,搅令相得,煎如饴,先食服如半枣许,日三服。不知者加之,以知为度。

【功能主治】治冷嗽上气,鼻中不利方。

## 通声膏方

【处方】五味子、款冬花、通草各 150 克,人参、青竹皮、细辛、桂心、菖蒲各 100 克,杏仁、姜汁各 1 升,白蜜 2 升,枣膏 3 升,酥 5 升。

【用法用量】上十三味㕮咀,以水 5 升,微火煎,三上三下,去滓,纳姜汁、枣膏、酥、蜜,煎令调和,酒服枣大 2 丸。

## 杏仁饮子

【处方】杏仁 40 枚,紫苏子 1 升,橘皮 50 克,柴胡 200 克。

【用法用量】上四味㕮咀,以水 10 升,煮取 3 升,分三服。

【功能主治】治暴热嗽方。

## 苏子煎

【处方】苏子、杏仁、生姜汁、地黄汁、白蜜各 2 升。

【用法用量】上五味,捣苏子,以姜汁,地黄汁浇之,以绢绞取汁浇,又绞令味尽,去滓,熬杏仁令黄黑,治如脂,又以向汁浇之,绢绞往来六七度,令味尽,去滓纳蜜合和,置铜器中,于汤上煎之,令如饴,每服方寸匕,日三夜一。

【功能主治】治上气咳嗽方。

## 芫花煎

【处方】芫花、干姜各 100 克,白蜜 1 升。

【用法用量】上二味为末,纳蜜中令相合,微火煎,令如糜,每服如枣核大 1 枚,日三夜一,以知为度。欲利者多服。

【功能主治】治新久嗽方。

## 款冬煎

【处方】款冬花、干姜、紫菀各 150 克,五味子 100 克,芫花 50 克熬令赤。

【用法用量】上五味㕮咀,以水 10 升煮三味,取 3.5 升,去滓,纳芫花、干姜沫,加蜜 3 升合,投汤中令调,于铜器中,微火煎,令如饴,每服半枣许,日三。

【功能主治】治新久嗽方。

## 紫菀丸

【处方】紫菀、贝母、半夏、桑白皮、百部、射干、五味子各 2.5 克,皂荚、干姜、款冬花、细辛、橘皮、鬼督邮各 2 克,白石英、杏仁各 4 克,蜈蚣 2 枚。

【用法用量】上十六味为末,蜜和丸如梧子大,饮服 10 丸,日再服,稍加至 20 丸。

【功能主治】治积年咳嗽,喉中呀声一发不得坐卧方。

## 款冬丸

【处方】款冬花、干姜、蜀椒、吴茱萸、桂心、菖蒲、人参、细辛、莸花各 2.5 克,紫菀、甘草、桔梗、防风、芫花、茯苓、皂荚各 1.5 克。

【用法用量】上十六味为末,蜜丸如梧子大,酒服 3 丸,日三。

【功能主治】治三十年上气咳嗽唾脓血,喘息不得卧方。

## 五味子汤

【处方】五味子、桔梗、紫菀、甘草、川断各 150 克,桑皮、地黄、赤小豆各 250 克,竹茹 150 克。

【用法用量】上九味㕮咀,以水 9 升,煮取 2.7 升,分三服。

【功能主治】治唾中有脓血,牵胸胁痛方。

## 竹皮汤

【处方】生竹皮 150 克,紫菀 100 克,饴糖 500 克,生地黄切 500 克。

【用法用量】上四味㕮咀,以水 6 升,煮取 3 升,去滓,分三服。

【功能主治】治咳逆下血不息方。

## 百部丸

【处方】百部根 150 克,升麻 25 克,桂心、五味子、甘草、干姜、紫菀各 50 克。

【用法用量】上七味为末,蜜丸如梧子大,每服 3 丸,日三,以知为度。

【功能主治】治诸嗽不得气息,唾脓血方。

## 钟乳七星散

【处方】钟乳、矾石、款冬花、桂心等分。

【用法用量】上四味治,下筛,作如大豆七,聚七星形,以小筒吸取酒送下,先食

服,日三,不止加之。

【功能主治】治寒冷咳嗽上气,胸满唾脓血方。

### 七星散

【处方】款冬花、紫菀、桑白皮、代赭、细辛、伏龙肝各50克。

【用法用量】上六味治,下筛,作七星聚如扁豆者,以竹筒口当药上,一一吸咽之,令药入腹中,先食日3丸,凡服四日,日复作七星聚,以一脔肉炙令熟,以展转药聚上,令药悉遍肉上,仰卧咀嚼肉,细细咽汁,令药力歊歊割割然毒瓦斯入咽中,药力尽,总咽即取瘥止。

【功能主治】治三十年咳嗽方。

## 痰饮第四

### 小半夏汤

【处方】半夏1升,生姜500克,橘皮200克。

【用法用量】上三味㕮咀,以水10升,煮取3升,分三服。若心中急及心痛,纳桂心200克。若腹满痛,纳当归150克,羸弱及老人尤宜服之。

【功能主治】病心腹虚冷游痰气上胸胁满,不下食呕逆者方。

### 甘草汤

【处方】甘草100克,桂心、白术各150克,茯苓200克。

【用法用量】上四味㕮咀,以水6升宿渍,煮取3升,去滓,服1升,日三,小盒饭利。

【功能主治】治心下痰饮,胸胁支满目眩方。

### 木防己汤

【处方】木防己150克,桂心100克,人参200克,石膏鸡子大12枚。

【用法用量】上四味㕮咀,以水6升,煮取2升,分二服,虚者即愈。实者三日复发,发则复与,若不愈去石膏加茯苓200克,芒硝0.3升,微下利即愈。一方不加茯苓。

【功能主治】治膈间有支饮,其人喘满,心下痞坚,面色黧黑,其脉沉紧,得之数十日,医吐下之不愈者,用此方。

### 浓朴大黄汤

【处方】浓朴一尺,大黄 300 克,枳实 200 克。

【用法用量】上三味㕮咀,以水 5 升,煮取 2 升,温服,分二服。

【功能主治】夫酒客咳者,必致吐血,此坐久饮过度所致。其脉虚者必胸满,胸中有支饮,此方主之。

### 小半夏加茯苓汤

【处方】半夏 1 升,生姜 250 克,茯苓 150 克。

【用法用量】上三味㕮咀,以水 7 升,煮取 1.5 升,去滓,温分再服。胡洽不用茯苓,用桂心 200 克。

【功能主治】治卒呕吐心下痞,膈间有水,目眩悸方。

### 椒目丸

【处方】椒目、木防己、大黄各 50 克,葶苈 100 克。

【用法用量】上四味为末,蜜丸如梧子大,先食饮服 1 丸,日三,后稍增,口中有津液止。渴者,加芒硝 25 克。

【功能主治】治腹满,口干燥,此肠间有水气,此方主之。

### 甘遂半夏汤

【处方】甘遂大者 3 枚,半夏 12 枚,以水 1 升,煮取 0.5 升,芍药 3 枚,甘草 1 枚,如指大。

【用法用量】上四味以蜜 0.5 升,纳二药汁合 1.5 升,煎取 0.8 升,顿服之。

【功能主治】病者脉伏,其人欲自利,利者反快,虽利心下续坚满,此为留饮,欲去故之。

## 大茯苓汤

【处方】茯苓、白术各 150 克,半夏、桂心、细辛一作人参、生姜各 200 克,橘皮、附子、当归各 100 克。

【用法用量】上九味㕮咀,以水 10 升,煮取 3 升,去滓,分三服,服三剂,良。

【功能主治】主胸中结痰饮结,脐下弦满,呕逆不得食,亦主风水方。

## 茯苓汤

【处方】茯苓 200 克,半夏 1 升,生姜 500 克,桂心 400 克。

【用法用量】上四味㕮咀,以水 8 升,煮取 2.5 升,分四服。冷极者加大附子 200 克,若气满者加槟榔三七枚。

【功能主治】主胸膈痰满方。

## 大半夏汤

【处方】半夏 1 升,白术 150 克,茯苓、人参、甘草、桂心、附子各 100 克,生姜 400 克。

【用法用量】上八味㕮咀,以水 8 升,煮取 3 升,分三服。

【功能主治】治冷痰饮胸膈,中气不运方。

## 半夏汤

【处方】半夏、吴茱萸各 150 克,生姜 300 克,附子 1 枚。

【用法用量】上四味,以水 5 升,煮取 2.5 升,分三服,老少各半,日三。

【功能主治】治痰饮气吞酸方。

## 干枣汤

【处方】大枣 10 枚,大戟、大黄、甘草、甘遂、黄芩各 50 克,芫花、荛花各 25 克。

【用法用量】上八味㕮咀,以水 5 升,煮取 1.6 升,分四服。空心服,以快下为度。

【功能主治】治肿及支满饮方。

药王孙思邈 奇方妙治

## 当归汤

【处方】当归、人参、桂心、黄芩、甘草、芍药、芒硝各 100 克,大黄 200 克,泽泻、生姜各 150 克。

【用法用量】上十味哎咀,以水 10 升,煮取 3 升,分三服。

【功能主治】治留饮宿食不消,腹中积聚转下方。

## 吴茱萸汤

【处方】吴萸 150 克,半夏 200 克,人参、桂心各 100 克,甘草 50 克,生姜 150 克,大枣 20 枚。

【用法用量】上七味哎咀,以水 9 升,煮取 3 升,去滓,分三服,日三。

【功能主治】治胸中积冷,心嘈烦满汪汪。不下饮食,心胸应背痛方。

## 前胡汤

【处方】前胡 150 克,人参、当归、半夏、甘草各 100 克,大黄、防风、麦冬、吴萸、黄芩各 50 克,生姜 200 克,杏仁 40 枚。

【用法用量】上十二味哎咀,以水 10 升,煮取 3 升,去滓,分三服。

【功能主治】治胸中久寒实,隔塞胸痛,气不通利,三焦冷热不调,饮食减少无味,或寒热身重卧不欲起方。

## 旋复花汤

【处方】旋复花、细辛、前胡、茯苓、甘草各 100 克,生姜 400 克,桂心 200 克,半夏 1 升,乌头 3 枚。

【用法用量】上九味哎咀,以水 9 升,煮取 3 升,去滓,分三服。

【功能主治】治胸膈痰结唾如胶,不下食者方。

## 姜椒汤

【处方】姜汁 3.5 克,川椒 0.3 升,桂心、附子、甘草各 50 克,橘皮、桔梗、茯苓各 100 克,半夏 150 克。

【用法用量】上九味㕮咀,以水 9 升,煮取 2.5 升,去滓纳姜汁,煮取 2 升,分三服,服三剂止。若饮服大散诸五石丸,必先服此汤,及进黄丸,佳。

【功能主治】治胸中积聚痰饮,饮食减少,胃气不足,咳逆呕吐方。

## 姜附汤

【处方】生姜 400 克,附子 200 克,生用四破。

【用法用量】上二味㕮咀,以水 8 升,煮取 2 升,分四服。亦主卒风。

【功能主治】治痰冷气呕沫,胸满短气,头痛,饮食不消化方。

## 搽膈散

【处方】瓜丁 28 枚,赤小豆二七枚,人参、甘草各 0.5 克。

【用法用量】上四味治,下筛为末,酒服方寸匕,日二。亦治诸黄。

【功能主治】治心上结痰饮实寒冷心闷方。

## 松萝汤

【处方】松萝 100 克,乌梅、栀子各 14 枚,恒山、甘草各 150 克。

【用法用量】上五味㕮咀,以酒 3 升浸一宿,平旦以水 3 升,煮取 1.5 升,去滓,顿服之。亦可分二服。一服得快吐,即止。

【功能主治】治胸中痰积热皆除方。

## 杜蘅汤

【处方】杜衡、松萝各 150 克,瓜丁二七枚。

【用法用量】上三味㕮咀,以酒 1.2 升渍二宿,去滓,分二服。若一服即吐者,止。未吐者,重服,相去如人行十里久,令药力尽,服稀糜 1 升即定。老小用之,亦佳。

【功能主治】治吐百病方。

## 蜜煎

【处方】蜜 0.5 升,恒山、甘草各 50 克,一方用 25 克。

【用法用量】上三味取二味㕮咀,以水 10 升,煮取 2 升,去滓纳蜜,温服 0.7 升,吐即止。不吐,更服 0.7 升,勿与冷水。

【功能主治】主寒热方。

## 葱白汤

【处方】葱白二七茎,桃叶一握,一作枇杷叶,真珠、恒山、乌头、甘草各 25 克。

【用法用量】上六味㕮咀,以酒水各 4 升和煮,取 3 升,去滓纳珠沫,每服 1 升,吐即止。

【功能主治】治冷热膈痰,发时头痛闷乱,欲吐不得者方。

## 旋覆花丸

【处方】旋覆花、桂心、枳实、人参各 2.5 克,甘遂 1.5 克,吴茱萸、细辛、大黄、黄芩、葶苈、浓朴、芫花、橘皮各 2 克,干姜、芍药、白术各 3 克,茯苓、野狼毒、乌头、礜石各 4 克。

【用法用量】上二十味为末,蜜丸如梧子大,酒服 5 丸,日二。后加以知为度。《延年方》无白术、野狼毒蜀椒、杏仁、防葵各 1.5 克,地黄 2 克。

【功能主治】治停痰饮结在两胁,腹胀满,羸瘦不能食,食不消化,喜唾干呕,大小便或涩或利,腹中摇动作水声,腹内热,口干好饮水浆,卒起头眩欲倒,胁下痛方。

## 中军候黑丸

【处方】芫花 150 克,巴豆 4 克,杏仁 2.5 克,桂心、桔梗各 2 克。

【用法用量】上五味为末,蜜丸如胡豆,每服 3 丸,稍增得快下止。

【功能主治】治饮停结,满闷目暗方。

## 顺流紫丸

【处方】石膏 2.5 克,桂心 2 克,巴豆 7 枚,代赭、乌贼骨、半夏各 1.5 克。

【用法用量】上六味为末,蜜丸如胡豆,平旦服 1 丸,加至 2 丸。

【功能主治】治心腹积聚,两胁胀满,留饮痰癖,大小便不利,小腹切痛膈上塞方。

## 九虫第五

### 蘼芜丸

【处方】蘼芜、贯众、雷丸、山茱萸、天冬、野狼牙各 4 克,芦甘、菊各 2 克。

【用法用量】上八味为末,蜜丸如大豆,三岁饮服 5 丸,五岁以上以意加之,渐至 10 丸。加芦六分名芦丸,治老小及妇人等万病。腹内冷热不通,急满痛,胸膈坚满,手足烦热上气,不得饮食,身体气肿腰脚不遂,腹内状如水鸡鸣,女人月经不调,无所不治。

【功能主治】治少小有蛔虫,结在腹中,数发腹痛,微下白汁,吐闷寒热,饮食不生肌皮,肉痿黄四肢不相胜举。

### 青葙散

【处方】青葙子 50 克,橘皮、扁竹各 100 克,芦 200 克,甘草 0.5 克,野狼牙 1.5 克。

【用法用量】上六味治,下筛,米饮和,每服 0.1 升,日三。不知,稍加之。《短剧》无甘草。

【功能主治】治热病有,下部生疮方。

### 姜蜜汤

【处方】生姜汁 0.5 升,白蜜 0.3 升,黄连 150 克。

【用法用量】上三味以水 2 升,别煮黄连,取 1 升,去滓纳姜、蜜更煎,取 1.2 升,五岁儿平旦空腹服 0.4 升,日二。

【功能主治】治湿方。

### 桃皮汤

【处方】桃皮、艾叶各 50 克,槐子 150 克,大枣 30 枚。

【用法用量】上四味㕮咀,以水 3 升,煮取 0.5 升,顿服之,良。

【功能主治】治蛲虫、蛔虫及痔,虫食下部生疮方。

猪胆苦酒汤

【处方】猪胆 1 具,苦酒 0.5 升和之。

【用法用量】火煎令沸,三上三下,药成放温,空腹饮三满口,虫死便愈治温病下部有疮,虫蚀人五脏方:雄黄、皂荚各 0.5 克麝香、朱砂各 1 克。上四味为沫,蜜和捣万杵,初得病,酒服如梧子大 1 丸,日二。若下部有疮,取梧子大沫纳下部,日二。

【功能主治】治热病有,上下攻移杀人方。

雄黄兑散

【处方】雄黄 25 克,桃仁 50 克,青葙子、黄连、苦参各 150 克。

【用法用量】上五味为末,绵裹如枣核大,纳下部。亦可枣汁服方寸匕,日三。

【功能主治】治时气病,下部生疮方。

# 十三、肾 脏 方

## 泻肾汤

【处方】芒硝、茯苓、黄芩各 150 克,生地汁、菖蒲各 250 克,磁石 400 克,碎如雀头,大黄 1 升,玄参、细辛各 200 克、甘草 100 克。

【用法用量】上十味㕮咀,以水 9 升,煮七味取 2.5 升,去滓,下大黄纳药汁中更煮,减 0.2~0.3 升,去大黄,纳生地汁,微煎一二沸,下芒硝,分为三服。

【功能主治】治肾实热小腹胀满,四肢正黑,耳聋,梦腰脊离解及伏水等气急方。

## 栀子汤

【处方】栀子仁、芍药、通草、石苇各 150 克,石膏 250 克,滑石 400 克,子芩 200 克,生地榆、白皮、淡竹叶切各 1 升。

【用法用量】上十味㕮咀,以水 10 升,煮取 3 升,去滓,分三服。

【功能主治】治肾劳实热,小腹胀满,小便黄赤,未有余沥,数而少,茎中痛,阴囊生疮。

## 麻黄根粉

【处方】麻黄根、石硫黄各 150 克,米粉 0.5 升。

【用法用量】上三味治下筛,安絮如常用粉法搭疮上,粉湿更搭之。

【功能主治】治肾劳热,阴囊生疮方。

## 精极第四

### 竹叶黄芩汤

【处方】竹叶切 2 升,黄芩、茯苓各 150 克,甘草、麦冬、大黄各 100 克,生姜 300 克,芍药 200 克,生地黄切 1 升。

【用法用量】上九味咬咀,以水 9 升,煮取 3 升,去滓,分三服。

【功能主治】治精极实热,眼视无明,齿焦发落,形衰体痛,通身虚热方。

### 棘刺丸

【处方】棘刺、干姜、菟丝子各 100 克,天门冬、乌头、小草、防葵、山药、萆薢、细辛、石龙芮、枸杞子、巴戟天、葳蕤、石斛、浓朴、牛膝、桂心各 50 克。

【用法用量】上十八味为末,蜜丸如梧子大,酒服 5 丸,日二服。

【功能主治】治虚劳,诸气不足,梦泄失精方。

### 韭子丸

【处方】韭子 1 升,甘草、桂心、紫石英、禹余粮、远志、山萸肉、当归、天雄、紫菀、山药、细辛、茯苓、僵蚕、菖蒲、人参、杜仲、白术、干姜、川芎、附子、石斛、天冬各 75 克,苁蓉、黄耆、菟丝子、干地黄、蛇床子各 100 克,大枣 50 枚,牛髓、干漆各 200 克。

【用法用量】上三十一味为末,牛髓合白蜜、枣膏合捣 3 000 杵,丸如梧子大,空腹服 15 丸,日再,加至 20 丸。

【功能主治】治房室过度,精泄自出不禁,腰背不得屈伸,食不生肌,两脚苦弱方。

### 韭子散

【处方】韭子、麦冬各 1 升,菟丝子、车前子各 0.2 升,川芎 150 克,白龙骨 150 克。

【用法用量】上六味治下筛,酒服方寸匕,日三。不止,稍增。甚者,夜一服。《肘后》用泽泻 75 克。

【功能主治】治小便失精及梦泄精方。

## 枣仁汤

【处方】小酸枣仁 0.2 升,泽泻、人参、芍药、桂心、泽泻各 50 克,黄芪、甘草、茯苓、白龙骨、牡蛎各 100 克,生姜 1 千克。

【用法用量】上十二味哎咀,以水 9 升,煮取 4 升,一服 0.7 升,日三。若不能食,小腹急,加桂心 300 克。

【功能主治】治大虚劳,梦泄精,茎核微弱,气血枯竭,或醉饱伤于房室,惊惕忪悸。

## 禁精汤

【处方】韭子 2 升,粳米 0.1 升。

【用法用量】上二味于铜器中合熬,米黄黑乘热,以好酒 1 升投之,绞取汁 7 升,每服 1 升,日三服,尽二剂。

【功能主治】治失精羸瘦,酸削少气,目视不明,恶闻人声方。

## 羊骨汤

【处方】羊骨1 具,饴糖 250 克,生地黄、白术各 1.5 千克,大枣 20 枚,桑皮、浓朴、阿胶各 50 克,桂心 400 克,麦门冬、人参、芍药、生姜、甘草各 150 克,茯苓 200 克。

【用法用量】上十五味哎咀,以水 50 升,煮羊骨,取汁 30 升,去骨,煮药约取 5 升,下饴令烊,平旦服 1 升,后旦服 1 升。

【功能主治】虚劳失精,神疲多睡,视力减退。

## 骨极第三

### 三黄汤

【处方】大黄切,别渍水 1 升,黄芩各 150 克,栀子 14 枚,甘草 50 克,芒硝

100 克。

【用法用量】上五味㕮咀,以水 4 升,先煮黄芩、栀子、甘草,取 1.5 升,去滓,下大黄,又煮两沸,下芒硝,分三服。

【功能主治】治骨极,主肾热病,则膀胱不通,大小便闭塞,颜焦枯黑,耳鸣虚热方。

## 骨虚实第四

### 虎骨酒

【处方】虎骨 1 具。

【用法用量】通炙令黄焦,碎如雀头大,酿米 300 升,曲 40 升,水 300 升,如常酿酒法,所以加水曲者,其骨消曲而饮水,所以加之也。

【功能主治】治骨虚酸疼不安好倦,主膀胱寒方。

## 腰痛第五

### 杜仲酒

【处方】杜仲、干姜各 200 克,一作干地黄,萆薢、羌活、细辛、防风、川芎、秦艽、乌头、天雄、桂心、川椒各 150 克,五加皮、石斛各 250 克,栝楼根、地骨皮、续断、桔梗、甘草各 50 克。

【用法用量】上十九味㕮咀,以酒 40 升,渍四宿,初服 0.5 升,加至 0.7~0.8 升,日再。通治五种腰痛。

【功能主治】治肾脉逆小于寸口,膀胱虚寒,腰痛胸中动,四时通用之方。

### 肾着汤

【处方】甘草 100 克,干姜 150 克,茯苓、白术各 200 克。

【用法用量】上四味㕮咀,以水 5 升,煮取 3 升,分三服。腰中即温。

【功能主治】肾着之为病,其人身体重,腰冷如坐水中,形如水状,反不渴,小便自利,食饮如故,是其证也。从作劳汗出,衣里冷湿,久久得之,腰以下冷痛,腰重如带五千钱者方。

### 丹参丸

【处方】凡参、杜仲、牛膝、续断各 150 克,桂心、干姜各 100 克。

【用法用量】上六味为末,蜜丸如梧子大,每服 20 丸,日再夜一,禁如药法。

【功能主治】治腰痛并冷痹方。

## 补肾第六

### 建中汤

【处方】胶饴 400 克,黄芪、干姜、当归各 150 克,人参、半夏、橘皮、芍药、甘草各 100 克,附子 50 克,大枣 15 枚。

【用法用量】上十一味㕮咀,以水 10 升,煮取 3.5 升,去滓,下胶饴,烊沸,分四服。

【功能主治】治五劳七伤,小腹急痛,膀胱虚满,手足逆冷,食饮苦吐酸痰,呕逆,泄下少气,目眩耳袭,口焦,小便自利方。

### 小建中汤

【处方】甘草 50 克,桂心、生姜各 150 克,芍药 300 克,胶饴 1 升,大枣 12 枚。

【用法用量】上六味㕮咀,以水 9 升,煮取 3 升,去滓,纳胶饴,每服 1 升,日三服,间三日,复作一剂,后可与诸丸散。

【功能主治】治男女因积劳虚损,或大病后不复常苦四肢沉滞,骨肉酸疼,吸吸少气,行动喘,或小腹拘急,腰背强痛,心中虚悸,咽干唇燥,面体少色,或饮食无味,阴阳废弱,悲忧惨戚,多卧少起,久者积年,轻者百日,渐至瘦削,五脏气竭,则难可复振治之之方。

### 黄芪建中汤

【处方】黄芪、生姜、桂心各 150 克,甘草 100 克,芍药 300 克,大枣 12 枚,饴糖 1 升。

【用法用量】上七味㕮咀,以水 1 升,煮取 3 升,去滓,纳饴,温服 1 升,日三。间日再作呕者,加生姜。腹满者,去枣加茯苓 200 克,佳。

【功能主治】治虚劳里急诸不足方。

### 前胡建中汤

【处方】前胡 100 克,黄芪、白芍、当归、茯苓、桂心各 100 克,甘草 50 克,人参、半夏、白糖各 300 克,生姜 400 克。

【用法用量】上十一味㕮咀,以水 12 升,煮取 4 升,去滓,纳糖,分四服。

【功能主治】治大劳虚羸劣,寒热呕逆,下焦虚热,小便赤痛,客热上熏头痛目疼及骨肉痛口干方。

### 乐令建中汤

【处方】黄芪、人参、橘皮、当归、桂心、细辛、前胡、芍药、甘草、茯苓、麦冬各 50 克,半夏 125 克,生姜 250 克,大枣 20 枚。

【用法用量】上十四味㕮咀,以水 20 升,煮取 4 升,每服 0.5 升,日三夜一。

【功能主治】治虚劳少气,心胸淡冷,时惊惕,心中悸动,手足逆冷,体常自汗,五脏六腑虚损,肠鸣风湿,营卫不调百病,补诸不足,又治风里急方。

### 黄芪汤

【处方】黄芪、麦冬、桂心、白芍各 150 克,人参、当归、细辛、甘草、五味子各 50 克,前胡 300 克、茯苓 200 克、生姜、半夏各 400 克,大枣 20 枚。

【用法用量】上十四味㕮咀,以水 14 升,煮取 3 升,每服 0.8 升,日二服。

【功能主治】治虚劳不足,四肢烦疼,不欲食,食即胀,汗出方。

### 大建中汤

【处方】川椒 0.2 升,半夏 1 升,生姜 500 克,甘草 100 克,人参 150 克,饴糖 400 克。

【用法用量】上六味㕮咀,以水 10 升,煮取 3 升,去滓,纳饴,温服 0.7 升。里急拘引加芍药、桂心各 150 克。手足厥,腰背冷加附子 1 枚。劳者加黄芪 50 克。

【功能主治】治虚劳寒,饮在胁下,决决有声,饮已如从一边下决决然也,有头并冲皮起,引两乳内痛,里急,善梦失精,忽忽多忘方。

### 肾沥汤

【处方】羊肾 1 具,桂心 50 克,人参、泽泻、五味子、甘草、防风、川芎、地骨皮、黄芪、当归各 100 克,茯苓、玄参、芍药、生姜各 200 克、磁石 250 克。

【用法用量】上十六味哎咀,以水 15 升,先煮肾,取 10 升,去肾入药,煎取 3 升,分三服。可常服之。

【功能主治】治虚劳损羸乏,咳逆短气,四肢烦疼,腰背相引痛,耳鸣面黧黯,骨间热,小便赤黄,心悸目眩,诸虚乏方。

### 增损肾沥汤

【处方】羊肾 1 具,麦门冬、地骨皮、人参、石斛、栝楼根、干地黄、泽泻各 200 克、远志、生姜、甘草、当归、桂心、五味子、桑白皮一作桑寄生、茯苓各 100 克、大枣 30 枚。

【用法用量】上十七味哎咀,以水 15 升,先煮肾,取 12 升,去肾纳药,煮取 3 升,去滓,分三服。

【功能主治】治大虚不足,小便数,嘘吸焦引饮,膀胱满急,每年三伏中常服三剂,于方中商量用之。

### 五补汤

【处方】五味子、桂心、人参、甘草各 50 克,麦冬、小麦各 1 升,生姜 400 克,粳米 0.3 升,薤白、枸杞根、白皮各 500 克。

【用法用量】上十一味哎咀,以水 12 升,煮取 3 升,每服 1 升,日三。口燥先煮竹叶一把,水减 1 升,去叶纳诸药,煮之。《翼方》无生姜。

【功能主治】治五脏虚竭短气,咳逆伤损,悒郁不足,下气通津液方。

### 凝唾汤

【处方】麦冬 250 克,人参、茯苓各 25 克,前胡 150 克,芍药、甘草、地黄、桂心各 50 克,大枣 30 枚。

【用法用量】上九味哎咀,以水 9 升,煮取 3 升,分温三服。

药王孙思邈 奇方妙治

【功能主治】治虚损短气,咽喉凝唾不出如胶塞喉方。

## 人参汤

【处方】人参、当归、白芍、甘草、桂心、麦冬、白糖、生姜各 100 克,前胡、橘皮、川椒、茯苓、五味子各 50 克,枳实 150 克,大枣 15 枚。

【用法用量】上十五味㕮咀,以东流水 15 升,渍药半日,用三年陈芦梢煎,取 4 升,纳糖复煎数沸,服 1 升。二十以下,六十以上者,服 0.7~0.8 升。虽年盛而久羸者,亦服 0.7~0.8 升,日三夜一。不尔,药力不接,则不能救病,要用劳水陈芦,不则,水强火盛猛,则药力不出也。贞观初有人患羸瘦殆死,余处此方一剂,即瘥。如汤沃雪,所以记录之。

【功能主治】治男子五劳七伤,胸中逆满,害食乏气呕逆,两胁下胀,小腹急痛,宛转欲死,调中平脏理绝伤方。

## 内补散

【处方】地黄、菟丝子、山萸肉、地麦各 250 克,远志、巴戟天各 25 克,麦冬、五味子、甘草、人参、苁蓉、石斛、茯苓、桂心、附子各 75 克。

【用法用量】上十五味治下筛,酒服方寸匕,日三,加至三匕。

【功能主治】治男子五劳六绝。其心伤者,令人善惊,妄怒无常。其脾伤者,令人腹满喜噫,食竟欲卧,面目萎黄。其肺伤者,令人少精,腰背痛,四肢厥逆。其肝伤者,令人少血,面黑。其肾伤者,有积聚,小腹腰背满痹,咳唾,小便难。六绝之为病,皆起于大劳脉虚,外受风邪,内受寒热,令人手足疼痛,膝以下冷,腹中雷鸣,时时泄痢,或闭或利,面目肿,心下愦愦,不欲语,憎闻人声方。

## 石斛散

【处方】石斛 5 克,牛膝 1 克,杜仲、附子各 2 克,柏子仁、松脂、石龙芮、云母粉、芍药、泽泻、萆薢、防风、山茱萸、菟丝子、细辛、桂心各 1.5 克。

【用法用量】上十六味治下筛,酒服方寸匕,日二。阴不起倍菟丝子、杜仲。腹中痛倍芍药。膝中痛倍牛膝。背痛倍草。腰中风倍防风。少气倍柏子仁。蹶不能行倍泽泻。随病所在倍三分,亦可。

【功能主治】治大风,四肢不收不能自反复,两肩疼痛,身重胫急筋肿不能行,时寒时热,足如刀刺,身不能自任,此皆得之饮酒。中大风露,卧湿地,寒从下入,腰以下冷,不足无气。子精虚,脉寒,阴下湿茎消,令人不乐恍惚时悲,此方除风轻身益气,明目强阴,令人有子补不足方。

## 肾沥散

【处方】羊肾 1 具阴干,茯苓 75 克,五味子、巴戟、山茱萸、石龙芮、桂心、牛膝、甘草、防风、干姜、细辛各 50 克,干地黄 100 克,人参、钟乳粉、菟丝子、石斛、丹参、肉苁蓉、附子各 2.5 克。

【用法用量】上二十味治下筛,合钟乳粉和搅,更筛令匀,平旦以清酒服方寸匕,稍加至二匕,日再又方治男子五劳七伤,八风十二痹,无有冬夏,悲忧憔悴,凡是病皆须服之方。

【功能主治】治虚劳百病方。

## 薯蓣散

【处方】山药、荆实一方用枸杞子、续断一方用远志、茯苓一方用茯神、牛膝、菟丝子、巴戟、杜仲各 50 克,苁蓉 50 克,五味子、山萸肉一方用防风、蛇床子 1 克。

【用法用量】上十二味治下筛,酒服方寸匕,日三夜二。唯禁酸、蒜,自外无所忌。服后五夜知觉,十夜力生,十五夜力壮如盛年,二十夜力倍。若多忘,加远志、茯苓。体涩,加柏子仁服三剂,益肌肉。亦可为丸,服 30 丸,日二夜一,以头面身体暖为度。

【功能主治】补丈夫一切病,不能具述方。

## 钟乳散

【处方】钟乳 300 克,无论粗细,以白净无赤黄黑为上,铜铛中可盛 150 克汁,并取粟粗糠 0.2 升许,纳铛中煮五六沸,乃纳乳煮,水欲减又添如故。一时出,以暖水净淘之,曝干,玉研不作声止重密绢水下澄取之用,鹿角白者、白马茎别研、硫黄别研、铁精、石斛、人参、磁石、桂心、僵蚕各 50 克,蛇床子 150 克。

【用法用量】上十一味为末,以枣膏和捣 3 000 杵,酒服 30 丸如梧子,日再。慎房室及生冷醋滑鸡猪陈败。

【功能主治】治五劳七伤,虚羸无气力伤极方。

**药王孙思邈 奇方妙治**

### 地黄散

【处方】生地黄 15 千克。

【用法用量】细切曝干,又取生者 15 千克,捣汁渍之,令相得,出曝干,复如是九番曝,捣末,食后酒服方寸匕,勿令绝。

【功能主治】主益气调中补绝,令人嗜饮食除热方。

### 三石散

【处方】钟乳、紫石英、白石英、白术、桔梗、防风各 2.5 克,栝楼根、人参、蜀椒、干姜、附子、牡蛎、桂心、杜仲、细辛、茯苓各 5 克。

【用法用量】上十六味治下筛,酒服方寸匕,日三。行十数步至五十步以上,服此大佳。少年勿用。自余补方通用,老少皆宜,冬日服之。《翼方》名更生散,不用紫石英、川椒、杜仲、茯苓,用赤石脂,为十三味。

【功能主治】治风劳毒冷,百治不瘥补虚方。

### 石苇丸

【处方】石苇、细辛、礜石、远志、茯苓、泽泻、菖蒲、杜仲、蛇床子、苁蓉、桔梗、牛膝、天雄、山茱肉、柏子仁、续断、山药各 100 克,防风、赤石脂各 150 克。

【用法用量】上十九味为末,取枣膏如蜜,和丸如梧子,酒服 30 丸,日三。七日愈,二十日百病除,常服良。崔氏无石,茯苓、泽泻、桔梗、山药,有栝楼根 125 克。

【功能主治】五劳七伤。

### 五补丸

【处方】杜仲、巴戟各 3 克,人参、五加皮、五味子、天雄、牛膝、防风、远志、石斛、山药、狗脊各 2 克,地黄、苁蓉各 6 克,鹿茸 7.5 克,菟丝子、茯苓各 2.5 克,覆盆子、石龙芮各 4 克,萆薢、蛇床子、石南各 1.5 克,白术 1.5 克,天冬 3.5 克。

【用法用量】上二十四味为末,蜜和丸如梧子,酒服 10 丸,日三。有风加芎䓖、当归、黄芪、五加皮、石南、独活、天雄、茯神、白术、柏子仁各 1.5 克。

【功能主治】治肾气虚损,五劳七伤,腰脚酸疼,肢节苦痛,心中喜忘,恍惚不定,夜卧多梦,觉则口干,食不得味,心常不乐,多有恚怒,房室不举,心腹胀满,四体疼痹,口吐酸水,小腹冷气,尿有余沥,大便不利方悉主之,人服延年不老,四时勿绝,一年万病除愈方。

## 无比薯蓣丸

【处方】山药 100 克,苁蓉 200 克,五味子、菟丝子、杜仲各 150 克,牛膝、山萸肉、地黄、泽泻、茯神一作茯苓、巴戟、赤石脂各 50 克。

【用法用量】上十二味为末,蜜丸如梧子,食前酒服 20 丸,加至 30 丸,日再。无所忌,唯禁醋蒜陈臭等物。服七日后,令人健,四肢润泽,唇口赤,手足暖,面有光彩,消食,身体安和,音声清朗,是其验也。十日后长肌肉,其药通中入脑鼻,必酸疼,勿怪。若求大肥,加炖煌石膏 100 克。失性健忘加远志 50 克。体少润泽加柏子仁50 克。

【功能主治】治诸虚劳百损方。

## 大薯蓣丸

【处方】山药、附子《古今录验》作茯苓、人参、泽泻各 4 克,天冬、地黄、黄芩、当归各 5 克,干漆、杏仁、阿胶各 1 克,白术、白蔹《古今录验》作防风、芍药、石膏、前胡各 1.5 克,桔梗、干姜、桂心各 2 克,大黄 3 克,五味子 8 克,甘草 10 克,大豆卷 2.5克,大枣 100 枚。

【用法用量】上二十四味为末,蜜和枣膏,捣 3,000 杵,丸如梧子,酒服 5 丸,日三。渐增至 10 丸。仲景无丸如弹丸,每服 1 丸,以 100 丸为剂。

【功能主治】治男子女人虚损伤绝,头目眩,骨节烦疼,饮食减少,羸瘦百病方。

## 八味肾气丸

【处方】地黄 400 克,萸肉、山药各 200 克,丹皮、茯苓、泽泻各 150 克,桂心、附子各 100 克。

【用法用量】上八味为末,蜜丸如梧子大,酒服 15 丸,日三。加至 25 丸。仲景云:常服去附子,加五味子。姚公云:加五味子 150 克,苁蓉 200 克。张文仲加五味子、苁蓉各 200 克。《肘后方》用地黄 200 克,泽泻、附子各 50 克,余各 100 克。

【功能主治】治虚劳不足,大渴欲饮水,腰痛,小腹拘急,小便不利方。

## 肾气丸

【处方】地黄 4 克,远志、防风、干姜、牛膝、麦冬、葳蕤、山药、石斛、细辛、骨皮、甘草、附子、桂心、茯苓、山萸肉各 2 克,苁蓉 3 克,钟乳粉 5 克,羊肾 1 具。

【用法用量】上十九味为末,蜜丸如梧子,酒服 15 丸,日三。

【功能主治】治虚劳肾气不足,腰疼阴寒,小便数,囊冷湿,尿有余沥,精自出,阴痿不起,忽忽喜悲方。

## 黄芪汤

【处方】黄芪、干姜、当归、羌活一作白术、川芎、甘草、茯苓、细辛、桂心、乌头、附子、防风、人参、芍药、石斛、干地黄、苁蓉各 100 克,羊肾 1 具,枣膏 0.5 升。

【用法用量】上十九味为末,以枣膏与蜜为丸如梧子大,酒服 15 丸,日二,加至 30 丸。一方无川芎、干姜、当归、羌活,为十五味。《古今录验》无羊肾,有羌活、钟乳、紫石英、石硫黄、赤石脂、白石脂、矾石各 1 克,名五石黄丸。

【功能主治】治五劳七伤,诸虚不足,肾气虚损,耳无所闻方。

## 神化丸

【处方】苁蓉、牛膝、山药各 3 克,续断、萸肉、大黄各 2.5 克,远志、泽泻、天雄、柏子仁、菟丝、人参、防风、栝楼根、杜仲、石斛、川连、白术、甘草、礜石、当归各 50 克,桂心、石南、干姜、萆薢、茯苓、蛇床子、细辛、赤石脂、昌蒲、芎䓖各 1 克。

【用法用量】上三十一味为末,蜜丸如梧子,酒服 5 丸,日三,加至 20 丸。

【功能主治】治五劳七伤,气不足,阴下湿痒或生疮,小便数,有余沥,阴头冷疼,精自出,小腹急,绕脐痛,膝重不能久立,目视漠漠,见风泪出,胫酸精气衰微,卧不欲起,手足厥冷,调中利食方。

## 三仁九子丸

【处方】酸枣仁、柏子仁、薏苡仁、菟丝子、枸杞子、蛇床子、子地肤、子乌、麻子、牡荆子、地黄、山药、桂心各 100 克,苁蓉、菊花各 150 克,五味子 100 克。

【用法用量】上十六味为末,蜜丸如梧子,酒服 20 丸,日三夜一。

【功能主治】治五劳七伤补益方。

## 填骨丸

【处方】人参、石斛、当归、杜蒙、石长生、石苇、白术、远志、苁蓉、巴戟、紫菀、茯苓、天雄、附子、干姜、蛇床子、牛膝、牡蛎、牡丹、甘草、柏子仁、山药、阿胶、地黄、五味子各100克,蜀椒150克。

【用法用量】上二十六味为末,蜜丸如梧子,酒服3丸,日三。

【功能主治】治五劳七伤,补五脏除万病方。

## 通明丸

【处方】麦冬1.5千克,地黄、石苇各500克,紫菀、五味子、苁蓉、甘草、阿胶、杜仲、远志、茯苓、天雄各250克。

【用法用量】上十二味为末,蜜丸如梧子,食上饮若酒服10丸,日三,加至20丸。

【功能主治】治五劳七伤六极,强力行事举重,重病后骨髓未满房室,所食不消胃气不平。

## 补虚益精大通丸

【处方】地黄400克,干姜、当归、石斛、苁蓉、天冬、白术、甘草、人参、芍药各300克,紫菀、大黄、黄芩各250克,防风200克,杏仁、茯苓各150克,白芷50克,麻仁25克,川椒3升。

【用法用量】上十九味为末,白蜜、枣膏和丸如弹子,空腹服1丸,日三十日效。

【功能主治】治五劳七伤百病方。

## 赤石脂丸

【处方】赤石脂、山萸肉各3.5克,防风、远志、栝楼根、牛膝、杜仲、山药各2克,菖蒲、续断、天雄、柏子仁、苁蓉1克,石苇1克,蛇床子3克。

【用法用量】上十五味为沫,蜜、枣膏和丸如梧子大,空腹服5丸,日三服,十日知。久服不老。加菟丝子2克佳。

【功能主治】治五劳七伤,每事不如意,男子诸疾方。

## 鹿角丸

【处方】鹿角、白马茎一作鹿茎、石斛、山药、地黄、人参、菟丝子、防风、蛇床子各 2.5 克，山萸肉、杜仲、赤石脂、泽泻、干姜各 2 克，石龙芮、远志各 1.5 克，苁蓉 3.5 克，天雄 1 克。五味子、巴戟天、牛膝各分。

【用法用量】上二十一味为末，蜜丸如梧子，酒服 30 丸，日二。忌米醋。一方无干姜、五味子。

【功能主治】补益方。

## 苁蓉丸

【处方】苁蓉、山药各 2.5 克，远志 2 克，菟丝子、蛇床子各 3 克，天雄 4 克，五味子、山萸各 3.5 克，巴戟天 5 克。

【用法用量】上九味为末，蜜丸如梧子，酒服 20 丸，日二，加至 25 丸。

【功能主治】补虚益气，治五脏虚劳损伤阴痹，阴下湿痒或生疮，茎中痛，小便余沥，四肢嘘吸，阳气绝，阳脉伤方。

## 干地黄丸

【处方】地黄、茯苓、天雄各 3.5 克，蛇床子 3 克，桂心、麦冬各 2.5 克，远志、苁蓉、杜仲、甘草各 5 克，五味子 2 克，阿胶、枣肉各 4 克。

【用法用量】上十三味为末，蜜丸如梧子，酒服 20 丸，日再，加至 30 丸。常服弥佳。

【功能主治】治五劳七伤六极，脏腑虚弱，饮食不下，颜色黧黯，八风所伤，补虚益气，进食资颜色长阳方。

## 覆盆子丸

【处方】覆盆子、菟丝子各 6 克，苁蓉、鹿茸、巴戟、白龙骨、茯苓、天雄、白石英、五味子、续断、山药各 5 克，地黄 4 克，远志、干姜各 3 克，蛇床子 2.5 克。

【用法用量】上十六味为末，蜜丸如梧子，酒服 15 丸，日再。细细加至 30 丸。慎生冷陈臭。

【功能主治】治五劳七伤羸瘦，补益，令人充健方。

### 曲囊丸

【处方】地黄、山药、牡蛎、天雄、蛇床子、远志、杜仲、鹿茸、桂心、五味子、鹿衔草、石斛、车前子、菟丝子、苁蓉、雄鸡肝、末连蚕蛾等分。

【用法用量】上十七味合捣为沫，蜜丸如小豆大，酒服3丸，加至7丸，日三夜一。

【功能主治】治风冷，补虚弱，亦主百病方。

### 磁石酒

【处方】磁石、石斛、泽泻、防风各250克，杜仲、桂心各200克，天雄、桑寄生、天冬、黄芪各150克，石南100克，狗脊400克。

【用法用量】上十二味呋咀，以酒40升浸渍，服0.3升，渐加至0.5升，日再服。亦可单渍磁石服之。

【功能主治】疗丈夫虚劳冷骨中疼痛，阳气不足，阴下疥一作痛热方。

### 石英煎

【处方】白石英碎如米，以醇酒9升，铜器中微火煎，取3升，以竹篦搅勿住手，去滓澄清、紫石英制同上，各500克，地黄500克，白蜜1.5千克，酥500克，桃仁1.5千克，石斛250克，柏子仁、远志、茯苓、山萸肉、人参、麦冬、桂心、干姜、五味子、白术、苁蓉、甘草、天雄、白芷、细辛、川芎、黄耆、防风、山药各100克。

【用法用量】上二十四味治下筛，纳煎中，如不足加酒取足为限，煎令可丸，丸如梧子大，酒服20丸，日三，稍加至40丸为度。无药者，可单服煎。令人肥白充实。

【功能主治】治男女五劳七伤，消枯羸瘦，风虚痼冷，少气力，无颜色，不能动作，口苦咽燥，眠中不安，恶梦惊惧百病方。

# 十四、膀胱腑方

## 膀胱虚实第一

### 龙骨丸

【处方】龙骨、柏子仁、地黄、甘草、防风各 2.5 克，黄耆、禹余粮、白石英、桂心、茯苓各 3.5 克，五味子、羌活、人参、附子各 3 克，山萸肉、元参、川芎各 2 克，磁石、杜仲、干姜各 4 克。

【用法用量】上二十味为末，蜜丸如梧子大，空腹酒服 30 丸，日二，加至 40 丸。

【功能主治】治膀胱肾冷，坐起欲倒，气不足骨痿方。

## 胞囊论第二

### 榆皮通滑泄热煎

【处方】榆白皮、赤蜜、葵子各 1 升，滑石、通草各 150 克，车前子 250 克。

【用法用量】上六味㕮咀，以水 30 升，煮取 7 升，去滓，下蜜更煎，取 3 升，分三服。妇人难产亦同此方。

【功能主治】治肾热应胞囊涩热，小便黄赤，苦不通方。

### 滑石汤

【处方】滑石 400 克，子芩 150 克，车前子、冬葵子各 1 升，榆白皮 200 克。

【用法用量】上五味㕮咀，以水 7 升，煮取 3 升，分三服。

【功能主治】治膀胱急热，小便黄赤方。

药王孙思邈 奇方妙治

## 三焦虚实第三

### 泽泻汤

【处方】泽泻、半夏、柴胡、生姜各 150 克,桂心、甘草各 50 克,人参、茯苓各 100 克,骨皮 250 克,石膏 400 克,竹叶 0.5 升,莼心 1 升。

【用法用量】上十二味㕮咀,以水 20 升,煮取 6 升,分五服。

【功能主治】通脉泻热治上焦,饮食下胃,胃气未定汗出,面背身中皆热。

### 麦门冬理中汤

【处方】麦冬、生芦根、竹茹、廪米各 1 升,莼心 0.5 升,甘草、茯苓各 100 克,橘皮、人参、葳蕤各 150 克,生姜 200 克,白术 250 克。

【用法用量】上十二味㕮咀,以水 1.5 升,煮取 3 升,分三服。

【功能主治】治上焦热腹满,不欲饮食,或食先吐而后下,肘挛痛方。

### 浓朴汤

【处方】浓朴、茯苓、川芎、白术、元参各 200 克,桔梗、附子、人参、橘皮各 150 克,生姜 400 克,吴茱萸 0.8 升。

【用法用量】上十一味㕮咀,以水 20 升,煮取 5 升,分为五服。

【功能主治】治上焦闭塞干呕,呕而不出,热少冷多,好吐白沫清涎吞酸方。

### 大黄泻热汤

【处方】川大黄切,以水 1 升浸,黄芩、泽泻、升麻、芒硝各 150 克,羚羊角、栀子各 200 克,元参 400 克,地黄汁 1 升。

【用法用量】上九味㕮咀,以水 7 升,煮取 2.3 升,下大黄更煮两沸,去滓,下硝,分三服。

【功能主治】开关格通隔绝,治中焦实热闭塞,上下不通,不吐不下,腹满膨膨喘急方。

药王孙思邈 奇方妙治

药王孙思邈
奇方妙治

### 蓝青丸

【处方】蓝青汁 3 升,川连 400 克,黄柏 200 克,乌梅肉、地肤子、地榆、白术各 100 克,阿胶 250 克。

【用法用量】上八味为末,以蓝青汁和微火煎,丸如杏仁大,饮服 3 丸,日二。以七月七日合大良,当并手丸之。

【功能主治】治中焦热下痢水谷方。

### 黄连煎

【处方】黄连、酸石榴皮、地榆、阿胶各 200 克,黄柏、当归、浓朴、干姜各 150 克。

【用法用量】上八味㕮咀,以水 9 升,煮取 3 升,去滓,下阿胶更煎取烊,分三服。

【功能主治】治中焦寒洞泄下痢,或因霍乱后泻黄白无度,腹中虚痛方。

### 柴胡通塞汤

【处方】柴胡、羚羊角、黄芩、橘皮、泽泻各 150 克,香豉 1 升别盛,生地 1 升,芒硝 50 克,栀子 200 克,石膏 300 克。

【用法用量】上十味㕮咀,以水 10 升,煮取 3 升,去滓,纳芒硝,分为三服。

【功能主治】治下焦热大小便不通方。

### 赤石脂汤

【处方】赤石脂 400 克,乌梅 20 枚,栀子 14 枚,廪米 1 升,白术、升麻各 150 克,干姜 100 克。

【用法用量】上七味㕮咀,以水 10 升煮米,取熟去米下药,煮取 2.5 升,分为三服。

【功能主治】治下焦热或下痢脓血,烦闷恍惚方。

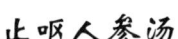

## 止呕人参汤

【处方】人参、葳蕤、黄芩、知母、茯苓各 150 克。生芦根、栀子仁、白术、橘皮各 200 克,石膏 400 克。

【用法用量】上十味㕮咀,以水 9 升,煮取 3 升,去滓,分三服。

【功能主治】治下焦热盛,气逆不续,呕吐不禁,名走哺方。

## 香豉汤

【处方】香豉、薤白各 1 升,川连、黄柏、白术、茜根各 150 克,栀子、黄芩、地榆各 200 克。

【用法用量】上九味㕮咀,以水 9 升,煮取 3 升,分三服。

【功能主治】治下焦热毒痢,鱼脑杂痢赤血,脐下小腹绞痛不可忍,欲痢不出方。

## 黄柏止泄汤

【处方】黄柏、人参、地榆、阿胶各 150 克,川连 250 克,茯苓、榉皮各 200 克,艾叶 1 升。

【用法用量】上八味㕮咀,以水 10 升,煮取 3 升,去滓,下胶,消尽,分三服。

【功能主治】治下焦虚冷,大小便洞泄不止方。

## 人参续气汤

【处方】人参、橘皮、茯苓、乌梅、麦冬、黄芪、干姜、川芎各 150 克,吴茱萸 0.3 升,桂心 100 克,白术、浓朴各 200 克。

【用法用量】上十二味㕮咀,以水 12 升,煮取 3 升,分为三服。

【功能主治】治下焦虚寒,津液不止,短气欲绝方。

## 茯苓丸

【处方】茯苓、地黄、当归各 4 克,甘草、干姜、人参各 3.5 克,黄芪 3 克,川芎 2.5 克,桂心 2 克,浓朴 1.5 克,杏仁 50 枚。

【用法用量】上十一味为末,蜜丸如梧子大,初服 20 丸,加至 30 丸为度,日二,清饮汤下。

【功能主治】治下焦虚寒损,腹中瘀血,令人喜忘,不欲闻人语,胸中噎塞而短气方。

## 伏龙肝汤

【处方】伏龙肝 0.5 升末,地黄 250 克,一方用黄柏,阿胶、牛膝一作牛蒡根、甘草、地榆、干姜、黄芩各 150 克,发灰 0.2 升。

【用法用量】上九味㕮咀,以水 9 升,煮取 3 升,去滓,下胶煮消,下发灰,分为三服。

【功能主治】治下焦虚寒损,或先见血后便转,此为近血,或利不利方。

## 当归汤

【处方】当归、干姜、小蓟、阿胶、羚羊角、地黄、柏枝皮各 150 克,芍药、白术各 200 克,蒲黄 0.5 升,青竹茹 0.5 升,伏龙肝 1 升,发灰鸡子大 1 枚,黄芩、甘草各 100 克。

【用法用量】上十五味㕮咀,以水 12 升,煮取 3.5 升,去滓,下胶取烊,次下发灰,蒲黄,分为三服。

【功能主治】治三焦虚损,或上下发泄吐唾血,皆从三焦起,或热损发,或因酒发宜此方。

## 霍乱第四

## 治中汤

【处方】人参、干姜、白术、甘草各 150 克。

【用法用量】上四味㕮咀,以水 8 升,煮取 3 升,分三服。不瘥,顿服三剂。远行防霍乱,根据前作丸如梧子大,服 30 丸。如作散,服方寸匕。酒服亦得。若转筋者,加石膏 150 克。

【功能主治】治霍乱吐下胀满,食不消化,心腹痛方。

## 当归四逆加吴茱萸生姜汤

【处方】生姜250克,当归、芍药、细辛、桂心各150克,甘草、通草各100克,吴茱萸2升,大枣25枚。

【用法用量】上九味㕮咀,以水6升,酒6升合煮,取5升,分五服。旧方用枣30枚,今以霍乱病法多疮,故除之,如退枣入葛根100克佳。霍乱,四逆加半夏0.1升,附子小者1枚。若恶寒乃与大附子。

【功能主治】治多寒,手足厥冷,脉细欲绝方。

## 四逆汤

【处方】甘草50克,干姜75克,附子1枚。

【用法用量】上三味㕮咀,以水3升,煮取1.2升,温分再服。强者可与大附子1枚,干姜至150克。

【功能主治】治吐下而汗出,小便复利,或下利清谷,里寒外热,脉微欲绝,或发热恶寒,四肢拘急,手足厥冷方。

## 通脉四逆汤

【处方】大附子1枚,甘草75克,干姜150克,强者200克。

【用法用量】上三味㕮咀,以水3升,煮取2.2升,分二服,脉出即愈。若面色赤者,加葱白九茎。腹中痛者,去葱加芍药100克。呕逆,加生姜150克。咽痛,去芍药加桔梗50克。利止脉不出者,去桔梗加人参100克。皆与方相应,乃服之。仲景用通脉四逆加猪胆汁汤。

【功能主治】治吐利已断,汗出而厥,四肢拘急不解,脉微欲绝方。

## 四顺汤

【处方】附子1枚,人参、干姜、甘草各150克。

【用法用量】上四味㕮咀,以水6升,煮取2升,分三服。

【功能主治】治霍乱转筋肉冷汗出呕者方。

### 竹叶汤

【处方】竹叶一撮，小麦 1 升，生姜十累，甘草、人参、附子、芍药各 50 克，橘皮、桂心、当归各 100 克，白术 150 克。

【用法用量】上十一味㕮咀，以水 15 升，先煮竹叶、小麦，取 12 升，去滓，下药，煮取 3 升，分三服。上气者加吴茱萸 0.5 升即瘥。理中、四顺等皆大热，若有热，宜此汤《古今录验》无芍药。

【功能主治】治霍乱吐利，已服理中、四顺等汤，热不解者方。

### 甘草泻心汤

【处方】甘草 200 克，干姜、黄芩各 150 克，黄连 50 克，半夏 250 克，大枣 12 枚。

【用法用量】上六味㕮咀，以水 10 升，煮取 6 升，分六服。

【功能主治】治妇人霍乱，呕逆吐涎沫，医反下之，心下即痞，当先治其涎沫，可服小青龙汤。涎沫止，次治其痞可与此方。

### 附子粳米汤

【处方】中附子 1 枚，粳米、半夏各 0.5 升，干姜仲景方无、甘草各 50 克，大枣 10 枚。

【用法用量】上六味㕮咀，以水 8 升，煮取米熟，去滓分三服。

【功能主治】治霍乱四逆，吐少呕多者方。

### 理中散

【处方】麦门冬、干姜各 300 克，人参、白术、甘草各 250 克，附子、茯苓各 150 克。

【用法用量】上七味治下筛，以白汤 0.3 升服方寸匕。常服将蜜丸如梧子大，酒服 20 丸。

【功能主治】治老年羸劣，冷气恶心，食饮不化，心腹虚满，拘急短气，霍乱呕逆，四肢厥冷，心烦气闷流汗，扶老方。

## 人参汤

【处方】人参、附子、浓朴、茯苓、甘草、橘皮、当归、葛根、干姜、桂心各 100 克。

【用法用量】上十味㕮咀，以水 7 升，煮取 2.5 升，分三服。

【功能主治】治毒冷霍乱吐利，烦呕，转筋肉冷汗出，手足指皆肿，喘息垂死，绝语音不出，百方不效，脉不通者，服此汤取瘥乃止。随吐续服勿止，并灸之方。

## 杜若丸

【处方】杜若、藿香、白术、橘皮、吴茱萸、干姜、人参、浓朴、木香、鸡舌香、瞿麦、桂心、薄荷、女萎、茴香各等分。

【用法用量】上十五味等分为末，蜜丸如梧子，酒下 20 丸。

【功能主治】治霍乱人将远行预备方。

## 杂补第五

## 琥珀散

【处方】琥珀 50 克，研，芜菁子、胡麻子、车前子、蛇床子、菟丝子、枸杞子、庵䕡子、麦门冬各 1 升，橘皮、肉苁蓉、松脂、牡蛎各 200 克，松子、柏子、荏子各 150 克，桂心、石苇、石斛、滑石、茯苓、川芎、人参、杜衡、续断、远志、当归、牛膝、牡丹各 150 克，通草 175 克。

【用法用量】上三十味各治下筛，合捣 2 000 杵，盛以苇囊先食，服方寸匕，日三夜一。用牛羊乳汁煎令熟，常服令人强性轻身，益气消谷，能食，耐寒暑，百病除愈。虽御十女不劳损，令精实如膏，服后七十日可得行房，久服老而更少，发白反黑，齿落重生。

【功能主治】治虚劳百病，除阴痿精清力不足，大小便不利如淋状，脑门受寒气结在关元，强行阴阳，精少余沥，腰脊痛，四肢重，咽干口燥，食无常味，乏气力，惊悸不安，五脏虚劳，上气喘闷方。

### 苁蓉散

【处方】肉苁蓉、五味子、远志、甘草各1升,生地黄15千克取汁,楮实子、慎火草、干漆各2升。

【用法用量】上八味以地黄汁浸一宿,出曝干复浸,令汁尽为散,空腹酒服方寸匕,日三,服三十日力倍常,虽御十女无损。

【功能主治】主轻身益气强骨,补髓不足,能使阴气强盛方。

### 天雄散

【处方】天雄、五味子、远志各50克,苁蓉125克,蛇床子、菟丝子各300克。

【用法用量】上六味治下筛,酒服方寸匕,日三,常服勿止。

【功能主治】治五劳七伤,阴痿不起衰损者方。

### 石硫黄散

【处方】石硫黄、白石英、鹿茸、远志、蛇床子、五味子、天雄、僵蚕白、马茎、菟丝子、女萎各等分。

【用法用量】上十一味治下筛,酒服方寸匕,日三。无房勿服。

【功能主治】极益房劳补虚损方。

### 杜仲散

【处方】杜仲、蛇床子、五味子、干地黄各3克,苁蓉、远志各4克,木防己、巴戟各3.5克,菟丝子5克。

【用法用量】上九味治下筛,食前酒服方寸匕,日三,常服不绝佳。

【功能主治】益气补虚,治男子羸瘦短气,五脏痿损、腰痛不能房室方。

### 苁蓉散

【处方】苁蓉、续断、蛇床子各4克,天雄、薯蓣、五味子各3.5克,远志3克,干地黄、巴戟天各2.5克。

【用法用量】上九味治下筛,酒服方寸匕,日三。

【功能主治】补虚益阳,治阳气不足,阴囊湿痒,尿有余沥,漏泄虚损,云为不起方。

## 白马茎丸

【处方】白马茎、石苇、天雄、远志、赤石脂、蛇床子、菖蒲、薯蓣、杜仲、栝楼根、苁蓉、石斛、山茱萸、柏子仁、续断、牛膝、细辛、防风各4克。

【用法用量】上十八味为末,白蜜丸如梧子大,酒服4丸,日二服,渐加至20丸,七日知,一月日百病愈。

【功能主治】空房独怒,见敌不兴,口干汗出失精,囊下湿痒,尿有余沥,卵偏大引疼,膝冷胫酸,小腹急,腰脊强,男子百病方。

# 十五、消渴淋闭方

## 消渴第一

### 茯神汤

【处方】茯神 100 克,《外台》作茯苓,知母 200 克,葳蕤 200 克,栝楼根、生麦冬各 250 克,生地黄 300 克,小麦 2 升,淡竹叶 3 升,切,大枣 20 枚。

【用法用量】上九味㕮咀,以水 30 升,煮小麦、竹叶取 9 升,去滓下药,煮取 4 升,分四服。不论早晚,若渴即进。非但只治胃渴,通治渴患热者。

【功能主治】泄热止渴,治胃腑实热,引饮常渴方。

### 猪肚丸

【处方】猪肚 1 具,治如食法,黄连、粱米各 250 克,栝楼根、茯神各 200 克,知母 150 克,麦门冬 100 克。

【用法用量】上七味为末,纳猪肚中缝塞,安甑中蒸极烂,乘热入药,臼中捣可丸,如硬加蜜和丸如梧子大,饮服 20 丸,日三。

【功能主治】治消渴方。

### 浮萍丸

【处方】干浮萍、栝楼根等分。

【用法用量】上二味为末,以人乳和丸如梧子大,空腹饮服 20 丸,日三。三年病者,三日愈。治虚热大佳。

【功能主治】治消渴方。

### 黄连丸

【处方】黄连、生地黄各 500 克,张文仲云 5 千克。

【用法用量】上二味绞地黄汁渍黄连出曝燥,复纳汁中,令汁尽,曝燥干为末,蜜丸如梧子,服 20 丸,日三。食前后无拘。亦可为散,以酒服方寸匕。

【功能主治】治渴方。

## 枸杞汤

【处方】枸杞枝叶 500 克,黄连、栝楼根、甘草、石膏各 150 克。

【用法用量】上五味吹咀,以水 10 升,煮取 3 升,分五服,日三夜二。剧者多合,渴即饮之。

【功能主治】治渴而利者方。

## 铅丹散

【处方】铅丹、胡粉、甘草、泽泻、石膏、栝楼根、白石脂《肘后》作贝母、赤石脂各 2.5 克。

【用法用量】上八味治下筛,水服方寸匕,日三。壮人服匕半。一年病者,一日愈。二年病者,二日愈。渴甚者,夜二服。腹痛者减之。丸服亦佳,每服 10 丸。伤多令人腹痛。

【功能主治】治消渴,止小便数兼消中方。

## 茯神丸方

【处方】茯神、黄芪、人参、麦冬、甘草、黄连、知母、栝楼根各 150 克,菟丝子 0.3 升,苁蓉、干地黄、石膏各 300 克。

【用法用量】上十二味为末,牛胆汁 0.3 升,和蜜为丸如梧子大,以茅根煎汤,服 30 丸,日二服。渐加至 50 丸。

【功能主治】治肾消渴,小便数者。

## 酸枣丸

【处方】酸枣仁 1.5 升,酸安石榴子 0.5 升,覆盆子、葛根各 150 克,栝楼根、茯苓各 175 克麦门冬、石蜜 75 克桂心 63 克乌梅 50 枚

【用法用量】上十味为末,蜜丸,口含化,不限昼夜,以口中有津液为度,服尽复取含,无忌。

【功能主治】治口干燥内消方。

药王孙思邈 奇方妙治

### 猪肾荠苨汤方

【处方】猪肾 1 具,大豆 1 升,荠苨、人参、石膏各 150 克,茯神一作茯苓、磁石绵裹、知母、葛根、栝楼根、黄芩、甘草各 100 克。

【用法用量】上十二味㕮咀,以水 15 升,先煮猪肾、大豆、取 10 升,去滓下药,煮取 3 升,分三服。渴即饮之。下焦热者,夜辄合一剂,病势渐歇即止。

### 增损肾沥汤

【处方】羊肾 1 具,远志、人参、泽泻、桂心、当归、茯苓、龙骨、干地黄、黄芩、甘草、川芎各 100 克,麦门冬 1 升,五味子 0.5 升,生姜 300 克,大枣 20 枚。

【用法用量】上十六味以水 15 升,先煮羊肾,取 12 升,次下诸药,取 3 升,分三服。

【功能主治】治肾气不足,消渴小便多,腰痛方。

### 地黄丸

【处方】生地黄汁、生栝楼根汁各 2 升,生羊脂 3 升,白蜜 4 升,黄连 1 升为末。

【用法用量】上五味合煎,令可丸如梧子大,饮服 5 丸,日二。

【功能主治】治面黄,手足黄,咽中干燥,短气,脉如连珠,除热止渴利,补养方。

### 九房散

【处方】菟丝子、蒲黄、黄连各 150 克,肉苁蓉 100 克,硝石 50 克。

【用法用量】上五味治下筛,并鸡中黄皮 150 克为散,饮服方寸匕。如人行十里久更服,日三。

【功能主治】治小便多或不禁方。

### 黄耆汤

【处方】黄芪、桂心、芍药、当归、甘草、生姜各 100 克,黄芩、干地黄、麦冬各 50 克,大枣 30 枚。

【用法用量】上十味㕮咀,以水 10 升,煮取 3 升,分三服,日三。

【功能主治】治消中虚劳少气,小便数方。

## 棘刺丸

【处方】棘刺、石龙芮、巴戟天各100克,浓朴、麦门冬、菟丝子、萆薢《外台》作草鞋、柏子仁、葳蕤、小草、干地黄、细辛、杜仲、牛膝、苁蓉、石斛、桂心、防葵各50克,乌头25克。

【用法用量】上十九味为末,蜜和更捣5 000~6 000杵,丸如梧子大,饮下10丸,日三。

【功能主治】治男子百病,小便过多失精方。

## 骨填煎

【处方】茯苓、菟丝子、当归、山茱萸、牛膝、五味子、附子、巴戟天、石膏、麦冬各150克,石苇、人参、苁蓉《外台》作远志、桂心各200克,大豆卷1升,天冬250克。

【用法用量】上十六味为末,次取生地黄、栝楼根各5千克捣,绞取汁于微火上煎减半,便作数分,纳药,并下白蜜1.5千克,牛髓500克,微火煎令如糜食,如鸡子黄大,日三。亦可饮服之。

【功能主治】治虚劳渴无不效方。

## 茯神煮散

【处方】茯神、苁蓉、葳蕤各200克,生石斛、黄连各400克,栝楼根、丹参各250克,甘草、五味子、知母、当归、人参各150克,麦蘖3升,《外台》作小麦。

【用法用量】上十三味为末,以绢袋盛三方寸匕,水3升,煮取1升,日二服,一作一服。

【功能主治】治虚热,四肢羸乏,渴热不止,消渴补虚方。

## 枸杞汤

【处方】枸杞根白皮切,5升,麦门冬3升,小麦2升。

【用法用量】上三味以水20升,煮麦熟,药成去滓,每服1升,日再。

【功能主治】治虚劳,口中苦渴,骨节烦热或寒者方。

阿胶汤

【处方】阿胶二挺,麻子 1 升,附子 1 枚,干姜 100 克,远志 200 克。

【用法用量】上五味为末,以水 7 升,煮取 2.5 升,去滓,纳胶令烊,分三服。

【功能主治】治虚热,小便利而多服石散,人虚热,当风取冷患香港脚,喜发动兼渴消肾。

## 淋闭第二

地肤子汤

【处方】地肤子 150 克,知母、黄芩、猪苓、瞿麦、枳实一作松实、升麻、通草、各 100 克,葵子 1 升,海藻 50 克。

【用法用量】十味为末,以水 10 升,煮取 3 升,分三服,大小便皆闭者加大黄 150 克。

【功能主治】治下焦结热,小便赤黄不利,数起出少,茎痛或血出,温病后余热及霍乱后当风取热,过度饮酒房劳,及行步冒热冷冻饮料逐热,热结下焦及散石热动关格,小腹坚,胞胀如斗,有此诸淋,悉治之立验方。

石苇散

【处方】石苇、当归、蒲黄、芍药等分。

【用法用量】上四味治下筛,酒服方寸匕,日三。

【功能主治】治血淋方。

## 水肿第三

大豆散

【处方】乌豆 10 升,熬令香,勿令大熟。

【用法用量】去皮为细末筛下饧粥,皆得服之,初服 0.1 升,稍加之,若初服多,后即嫌臭,服尽更作取瘥止。不得食肥腻,渴则饮羹汁,慎酒肉猪鸡鱼、生冷醋滑、房室。得食浆粥,牛羊兔鹿肉。此病难治,虽诸大药丸散汤膏,当时暂瘥,过后复发,唯此散瘥后不发,终生服之,终生不发矣。

【功能主治】治久水,腹肚如鼓者方。

### 徐王煮散

【处方】牛角、防己、羌活、人参、丹参、牛膝、升麻、防风、秦艽、生姜、屑谷皮、紫菀、杏仁、附子、石斛各 150 克,桑白皮 300 克,橘皮、白术、泽泻、茯苓、郁李仁、猪苓、黄连各 50 克。

【用法用量】上二十三味治下筛为粗散,以水 1.5 升,煮三寸匕,取 1 升,顿服,日再。不能者但一服,两三月以前可服,主利多而小便涩者,用之大验。

【功能主治】治水肿利小便方。

### 褚澄汉防己煮散

【处方】汉防己、泽漆叶、石苇、泽泻各 150 克,桑白皮、白术、丹参、赤茯苓、橘皮、通草各 150 克,生姜 500 克,郁李仁 0.5 升。

【用法用量】上十二味治下筛为粗散,以水 1.5 升煮三方寸匕,取 0.8 升,去滓,顿服。日三。取小便利为度。

【功能主治】治水肿上气方。

### 茯苓丸

【处方】茯苓、白术、椒目各 2 克,木防己、葶苈、泽泻各 2.5 克,甘遂 6 克,赤小豆、前胡、芫花、桂心各 1 克,芒硝 3.5 克另研。

【用法用量】上十二味为末,蜜丸如梧子,蜜汤下 5 丸,日一。

【功能主治】治水肿,甄权为安康公处此方。

### 猪苓散

【处方】猪苓、葶苈、人参、元参、五味子、防风、泽泻、桂心、野狼毒、椒目、白术、干姜、大戟、甘草各 100 克,苁蓉 125 克,女曲 0.3 升,赤小豆 0.2 升。

【用法用量】上十七味治下筛,酒服方寸匕,日三夜一。老小一匕,以小便利

为度。

【功能主治】治虚满通身肿,利三焦通水道方。

## 麻豆煎

【处方】大麻子皆取新肥者佳、赤小豆不得一粒杂,各 100 升。

【用法用量】上二味皆以新精者净拣择,水淘洗曝干,蒸麻子使熟,更曝令干,贮净器中,欲服取 5 升,麻子熬令黄香,以缓火勿令焦,作极细末,以水 5 升搦取汁令尽,贮净密器,明旦欲服,今夜以小豆 1 升淘浸,至旦干漉去水,以新水煮豆,未及好熟,即漉出令干,纳麻子汁中,煮令大烂熟,空腹恣服,日三服,当小心闷,少时即止,五日后小便数或赤,而唾黏口干,不足怪之,服讫,常须微行,未得即卧。

【功能主治】治水气通身浮肿,百药不瘥,待死者方。

## 苦瓠丸

【处方】苦瓠白穰实。

【用法用量】捻如大豆,以面裹煮一沸,空腹吞 7 枚,至午当出水 1 升,三四日水自出不止,大瘦乃瘥。三年内慎口味,苦瓠须好,无厌翳,细理研净者,不尔,有毒不堪用。

【功能主治】治大水,头面遍身肿胀方。

## 麻黄煎

【处方】麻黄、茯苓、泽泻各 200 克,防风、泽漆、白术各 250 克,杏仁、大戟各 1 升,黄芪、猪苓各 150 克,独活 400 克,大豆 2 升,水 7 升煮取 1 升,清酒 1 升。

【用法用量】上十三味㕮咀,以豆汁酒及水 10 升合煮,取 6 升,分六七服,一日一夜,令尽,当小便极利为度。

【功能主治】治风水,通身肿欲裂,利小便方。

## 大豆散

【处方】大豆 1 升,杏仁 1 升,麻黄、木防己、防风、猪苓各 200 克,泽泻、黄芪、乌头各 150 克,半夏 300 克,生姜 350 克,茯苓、白术各 250 克,甘遂、甘草各 100 克,清酒 1 升。

【用法用量】上十六味哎咀,以水 14 升煮豆,取 10 升,去豆,纳药及酒合煎,取 7 升,分七服,日四夜三,得小便快利为度。肿消停药,不必尽剂。若不利小便者,加生大戟 1 升,葶苈 100 克,无不快利,万不失一。

【功能主治】治风水,通身大肿,眼合不得开,短气欲绝方。

## 麻子汤

【处方】麻子 5 升,赤小豆 3 升,当陆 1 升,即商陆,防风 150 克,附子 50 克。

【用法用量】上五味哎咀,先捣麻子令熟,以水 30 升煮麻子,取 13 升,去滓,纳药及豆煮,取 4 升,去滓,食豆饮汁。

【功能主治】治遍身流肿方。

## 大豆煎

【处方】大豆 10 升净择。

【用法用量】以水 50 升煮取 1.5 升,澄清纳釜中,以 15 升美酒纳中更煎,取 9 升,宿勿食,平旦服 3 升,温覆取汗两食顷当下,去风气肿退,慎风冷,十日平复,除日合服佳。若急不可待,遂急合服,肿不尽退,加之,肿瘥,更服 3 升。若十分瘥,勿服。病中亦可任性饮之,使酒气相接。

【功能主治】治男子女人新久肿得暴恶风入腹,妇人新产上圃风入脏,腹中如马鞭者,嘘吸短气,咳嗽方。

## 摩膏

【处方】生商陆 500 克,猪膏 500 克煎,可得 2 升。

【用法用量】上二味和煎令黄,去滓,以摩肿,亦可服少许,并涂以纸覆上燥辄敷之,不过三日。瘥。

【功能主治】治表,凡肿病须百方内外攻之,不可一概方。

# 十六、痈肿毒方

## 疗肿第一

### 齐州荣姥丸

【处方】牡蛎450克烂者，钟乳、枸杞根皮各100克，白石英50克，桔梗75克，白姜石500克，软黄者。

【用法用量】上六味各捣，绢筛合和令调，先取伏龙肝9升为沫，以清酒12搅令浑，澄清取2升和药捻作饼子，大3克，浓1克，其浊滓仍置盆中，布饼于笼上，以一幅纸藉盆上，以泥酒气蒸之，仍数搅令气散发，经半日，药饼子干，纳瓦坩中，一重纸，一重药遍布，勿令相着，以泥密封三七日，干以纸袋贮置干处举之。用法以针刺疮中心深至疮根，并刺四畔令血出，以刀刮取药如大豆许纳疮上。若病重困日夜三四度，轻者一两度着，重者两日，根烂始出。轻者一日半日烂出，当看疮浮起，是根出之候。若根出已烂者，勿停药仍着之，药甚安稳，令生肌易。其病在口咽及胸腹中者，必外有肿异相也。

【功能主治】凡是疗肿皆用治之方。

## 痈疽第二

### 五香连翘汤

【处方】青木香、沉香、丁香、薰陆香、麝香、连翘、射干、升麻、独活、寄生、通草各100克，大黄150克。

【用法用量】上十二味㕮咀，以水9升，煮取4升，纳竹沥7升煮，更取3升，分三服，取快利。

【功能主治】治一切恶核瘰、痈疽、恶肿患方。

### 黄芪竹叶汤

【处方】黄芪、甘草、黄芩、芍药、麦冬各150克，当归、人参、石膏、川芎、半夏各

100 克,生姜 250 克,生地黄 400 克,大枣 30 枚,淡竹叶一握。

【用法用量】上十四味㕮咀,以水 12 升,先煮取竹叶,取 10 升,去滓,纳药,煮取 3 升,分四服,相去如人行二十里久,日三夜一。

【功能主治】治痈疽发背方。

### 八味黄芪散方

【处方】黄芪、川芎、大黄、黄连、芍药、莽草、黄芩、栀子仁各等分。

【用法用量】上八味治下筛,鸡子白和如泥,涂故帛上,随肿大小敷之,干则易。若已开口,封疮上,须开头令歇气。

【功能主治】痈疽发背。

### 王不留行散

【处方】王不留行子 0.3 升,《千金翼》作 1 升,龙骨、当归各 100 克,野葛皮 0.25 克,干姜、桂心各 50 克,栝楼根 3 克。

【用法用量】上七味治下筛,食后温酒服方寸匕,日三。

【功能主治】治痈肿不能溃,困苦无赖方。

### 内补散

【处方】木占斯、人参、干姜一云干地黄、桂心、细辛、浓朴、败酱、防风、栝蒌根、桔梗、甘草各 50 克。

【用法用量】上十一味治下筛,酒服方寸匕。药入咽觉流入疮中。若痈疽灸之不能发坏者,可服之。未坏者去败酱。已发脓者,纳败酱。服药日七八,夜两三,以多为善。若病在下,当脓血出,此为肠痈也。病在里痛者,服此即不痛。长服治诸疮及痔痔,已溃便早愈,医人不知用此药。发背无有治者,若始觉背上有不好处而渴者,即勤服之。若药力行,觉渴止便消散。若虽已坏,但日夜服勿住药,肿自消散不觉。欲长服者,当去败酱。妇人乳痈,宜速服此。

【功能主治】治痈疽发背,妇人乳痈、诸疖未溃者,便消不消者,令速溃疾愈方。

### 排脓内塞散

【处方】防风、茯苓、白芷、桔梗、远志、甘草、人参、川芎、当归、黄芪各 50 克,浓朴 100 克,桂心 1 克,附子 2 枚,赤小豆 0.5 升,酒浸熬之。

【用法用量】上十四味治下筛,酒服方寸匕,日三夜一。

【功能主治】治大疮热退,脓血不止,疮中肉虚疼痛方。

### 猪蹄汤

【处方】猪蹄 1 具,治如食法,黄芪、黄连、芍药各 150 克,黄芩 100 克,蔷薇根、野狼牙根各 400 克。

【用法用量】上七味㕮咀,以水 30 升,煮猪蹄令熟,澄清取 20 升,下诸药,煮取 10 升,去滓,洗疮,一食顷,以帛拭干,贴生肉膏,日二。如痛加当归、甘草各 100 克。

【功能主治】治痈疽发背方。

### 麝香膏

【处方】麝香、蔄茹一作真珠、雄黄、矾石各 50 克。

【用法用量】上四味治下筛,以猪膏调和如泥涂之,恶肉尽止,却敷生肉膏。

【功能主治】治痈疽及发背诸恶疮,去恶肉方。

### 食恶肉膏方

【功能主治】大黄、川芎、莽草、真珠、雌黄、附子生用各 50 克,白蔹、矾石、黄芩、蔄茹各 100 克,雄黄 25 克。

【用法用量】上十一味㕮咀,以猪脂 1.5 升,煎五六沸,去滓,纳茹、矾石沫,搅调敷之疮中,恶肉尽乃止。

### 漆头蔄茹散

【处方】漆头蔄茹、硫黄、丹砂、麝香、马齿矾、雄黄、雌黄、白矾各 100 克。

【用法用量】上八味治下筛,以粉之,吮食恶肉。

【功能主治】食恶肉散方。

### 白蔄茹散

【功能主治】蔄茹、矾石、雄黄、硫黄各 1 克。

【用法用量】上四味治下筛,纳疮中,恶肉尽即止,不得过好肉。

## 生肉膏

【处方】生地黄 500 克,辛夷 100 克,独活、当归、大黄、黄芪、川芎、白芷、芍药、黄芩、续断各 50 克,薤白 250 克。

【用法用量】上十二味㕮咀,以腊月猪脂 4 升,煎取白芷、黄下之,去滓,敷立瘥。

【功能主治】治痈疽、发背坏后生肉方。

## 蛇衔生肉膏

【处方】蛇衔、当归各 3 克,干地黄 150 克,黄连、黄芪、黄芩、大黄、续断、蜀椒、芍药、白芨、川芎、莽草、白芷、附子、甘草、细辛各 50 克,薤白一把。

【用法用量】上十八味㕮咀,醋渍二宿,以腊月猪脂 7 升煎,三上三下,醋尽下之,去滓,取敷,日二夜一。

【功能主治】治痈疽金疮败坏者方。

## 五香汤

【处方】青木香、藿香、薰陆香、沉香、丁香各 100 克。

【用法用量】上五味㕮咀,以水 5 升,煮取 2 升,分三服。不瘥更作,并以滓敷肿上。

【功能主治】治热毒瓦斯卒肿,痛结作核,或似痈疖而非使人头痛、寒热气急者。

## 漏芦汤

【处方】漏芦、白芨、黄芩、麻黄、白薇、枳实、升麻、芍药、甘草各 100 克,大黄 150 克。

【用法用量】上十味㕮咀,以水 10 升,煮取 3 升,分为三服,快下之,无药处单用大黄亦得。

药王孙思邈 奇方妙治

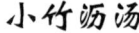

药王孙思邈

奇方妙治

## 小竹沥汤

【处方】淡竹沥 1 升,射干、杏仁、独活、枳实、白术、防己、防风、秦艽、芍药、甘草、茵芋、茯苓、黄芩、麻黄各 100 克。

【用法用量】上十五味咬咀,以水 9 升,煎取半,下竹沥,取 3 升,分四服。

【功能主治】治气痛方。

## 白薇散方

【处方】白薇、防风、射干、白术各 3 克,麻黄、秦艽、当归、防己、乌头、青木香、天门冬、枳实、独活、葳蕤、山茱萸各 2 克,柴胡、白芷各 1.5 克,莽草、蜀椒各 0.5 克。

【用法用量】上十九味治下筛,以浆水服方寸匕,日三,加至二匕。

【功能主治】痈疽,疔疮;风热相搏结,气痛左右走,身中或有恶核者;气肿痛,状如瘤,无头,但虚肿,色不变,皮急痛。

## 蒺藜散

【处方】蒺藜子 1 升,熬黄为末,以麻油和如泥。

【用法用量】炒令焦黑,敷故熟布上,如肿大小,勿开孔贴之。无蒺藜以赤小豆为沫,和鸡子如前敷,干即易,妙。

【功能主治】治气肿痛方。

## 藜芦膏

【处方】藜芦 1 克,黄连、矾石、雄黄、松脂、黄芩各 4 克。

【用法用量】上六味为末,以猪脂 3 升煎令熔,调和敷上癣头疮极效。又治浅疮,经年抓搔痒处成孔者。

【功能主治】治赤色肿,有尖头者方。

## 瞿麦散

【处方】瞿麦 50 克,芍药、桂心、赤小豆酒浸熬、麦门冬、川芎、黄芪、当归、白蔹各 100 克。

【用法用量】上九味为末,先食,酒下方寸匕,日三。

【功能主治】治痈排脓止痛,利小便方。

### 薏苡仁散

【处方】薏苡仁、桂心、白蔹、当归、苁蓉、干姜各 100 克。

【用法用量】上六味治下筛,先食,温酒服方寸匕,日三夜二。

【功能主治】治痈肿令自溃,长肉方。

### 黄芪茯苓汤

【处方】黄芪、麦门冬各 150 克,生姜 200 克,五味子 0.4 升,川芎、茯苓、桂心各 100 克,大枣 20 枚。

【用法用量】上八味㕮咀,以水 15 升,煮取 4 升,分六服。《翼方》有远志、人参、当归各 100 克,甘草 300 克。

【功能主治】治痈疽溃后脓太多,虚热方。

### 栀子汤

【处方】栀子仁二七枚,芒硝 100 克,黄芩、甘草、知母各 150 克,大黄 200 克。

【用法用量】上六味㕮咀,以水 5 升煮减半,下大黄,取 1.8 升,去滓,纳芒硝,分三服。

【功能主治】治表里俱热,三焦不实,身体生疮及发痈疖。大小便不利方。

### 五利汤

【处方】芒硝 50 克,升麻、黄芩各 100 克,大黄 150 克,栀子仁 250 克。

【用法用量】上五味㕮咀,以水 5 升,煮取 2.4 升,去滓,下芒硝,分四服,快利即止。

【功能主治】治年四十已还强壮,常大患热,发痈疽无定处,大小便不通方。

### 干地黄丸

【处方】干地黄 200 克,天门冬 250 克,黄芪、黄芩、大黄、黄连、泽泻、细辛各 150 克,甘草、桂心、芍药、茯苓、干漆各 100 克,人参 50 克。

【用法用量】上十四味为末,蜜丸如桐子大,酒服 10 丸,日三,加至 20 丸。

【功能主治】凡壮热人能长服之,终身不患痈疽,令人肥悦耐劳苦方。

## 地黄煎

【处方】生地黄随多少。

【用法用量】三捣三压,取汁令尽,铜器中,汤上煮,勿盖覆令泄气,得减半,出之,布绞去粗滓,再煎令如饧,丸如弹丸许,酒服,日三,勿加,百日痈疽永不发。

【功能主治】补虚除热,散乳石毒痈疽痔疾,悉宜服之方。

## 枸杞煎

【处方】枸杞 15 千克锉,叶生至未落可用茎,叶落至未生可用根。

【用法用量】以水 100 升,煮取 50 升,去滓淀,将滓更入釜与水根据前,煮取 50 升,并前澄清去淀,釜中煎,取 20 升许,更入小铜锅子煎如饧止,或器盛。

【功能主治】治虚劳,轻身益气,令人有力,一切痈疽永不发方。

## 乌麻膏

【处方】生乌麻油 500 克,黄丹 200 克,蜡 2 克。

【用法用量】上三味,以腊日前一日从午,纳油铜器中微火煎至明旦,看油减 0.5 克,下黄丹消尽,下蜡令沫消,药成,至午时出。

【功能主治】治诸漏恶疮,一十三般疔肿,五色游肿,痈疖毒热,狐刺蛇毒,狂犬虫野狼六畜所伤不可识者,二十年漏金疮,中风,皆以此膏贴之,恶脓尽即瘥。止痛生肌,一贴不换药,唯一日一度拭去膏上脓再贴之,至瘥止。

## 青龙五生膏

【处方】生梧桐白皮、生桑白皮、生柏白皮、生青竹茹、生龙胆草各 250 克,蜂房、蜴皮、蛇蜕皮各 1 具,雄黄、雌黄各 50 克,蜀椒、附子、川芎各 2.5 克。

【用法用量】上十三味㕮咀,以三年苦酒 20 升浸一宿,于炭火上炙干捣,下细筛,以猪脂 2.5 升,微火煎令相得如饴,以新白瓷器盛着水中,随病深浅敷之,并以清酒服如枣核大,日一。

【功能主治】治痈疽痔漏,恶疮、脓血出,皆以此方导之。

## 天瘢膏

【处方】安息香一作女萎、矾石、野狼毒、羊踯躅、乌头、附子、野葛、白芷、乌贼骨、皂荚、天雄、芍药、川芎、赤石脂、大黄、当归、莽草、石膏、干地黄、地榆、白术、续断、鬼臼、蜀椒、巴豆、细辛各 50 克。

【用法用量】上二十六味捣末，用成煎猪脂 2 千克，和煎，三上三下，以好盐一大匙下之，膏成须服者，与服。须摩者，与摩，勿近目处。忌妊娠人。

【功能主治】治诸色痈肿、恶疮瘥后有瘢痕方。

## 练石散

【处方】粗理黄石 500 克，鹿角 250 克烧，白蔹 150 克。

【用法用量】上三味，以醋 5 升，烧石赤纳醋中不限数，以醋减半止，细捣末，以余醋和如泥，浓敷之，干即易，取消止，尽更合。诸漏及瘰，其药悉皆用之。仍火针针头破敷药。又单磨鹿角、半夏末和敷之，不如前方佳也。

【功能主治】治痈有坚如石核者，复大色不变，或作石痈方。

## 麻子小豆汤

【处方】麻子、赤小豆各 5 升，生商陆 3 升，附子 100 克，射干 150 克，升麻 200 克。

【用法用量】上六味㕮咀，以水 40 升，先煮四味，取 25 升，去滓，次研麻子碎，和汁煮一沸，去滓，取汁煮豆烂，其汁每服 0.5 升，日二夜一。

【功能主治】治毒肿无定处，或赤色恶寒，或心腹刺痛烦闷者，此是毒瓦斯深重所致方。

### 发背第三

## 内补散

【处方】当归、桂心各 100 克，人参、川芎、浓朴、防风、甘草、白芷、桔梗各 50 克。

【用法用量】上九味治下筛，酒服方寸匕，日三夜二。未瘥更服勿绝。

【功能主治】治痈疽发背已溃,排脓生肉方。

### 李根皮散

【处方】李根皮1升,栝楼根、半夏各250克,通草、白蔹、桔梗、浓朴、黄芩、附子各50克,甘草、当归各100克,葛根150克,桂心、芍药各200克,川芎300克。

【用法用量】上十五味治筛,酒服方寸匕,日三。疮大困者,夜再服之。曾有人患骨从疮中出,兼有三十余痈疖,服此散瘥。

【功能主治】治痈疽发背及小小瘭方。

### 大内塞排脓散

【处方】山茱萸、五味子、茯苓、干姜各0.5克,甘草、石斛、人参、桂心、地胆、菟丝子、芍药各1.5克,巴戟天、麦门冬、干地黄、肉苁蓉、远志各4克,当归、石苇、川芎各2克,附子1克。

【用法用量】上二十味治下筛,酒服方寸匕,日三夜一。

【功能主治】治发背痈肿,经年瘥后复发,此因大风或结气在内,经脉闭塞至夏月以来出攻于背,久不治,积聚作脓血为疮内漏方。

## 丹毒第四

### 升麻膏方

【处方】升麻、白薇《肘后》作白蔹、漏芦、连翘、芒硝、黄芩各100克,蛇衔、枳实各150克,蒴藋200克,栀子40枚。

【用法用量】上十味微捣,以水3升,浸半日,以猪膏5升煎,令水气尽,去滓,膏成敷上。诸丹皆用之,及热疮肿上,日三。

### 升麻汤

【处方】升麻、漏芦、芒硝各100克,黄芩150克,蒴藋250克,栀子20枚。

【用法用量】上六味㕮咀,以水10升浸良久,煮取7升冷,以故帛染汁拓诸丹毒上,常令其湿,拓后须服饮并漏芦汤方。

【功能主治】治丹毒方。

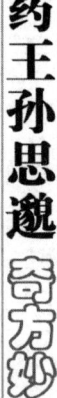

# 十七、痔漏方

## 九漏第一

### 空青商陆散

【处方】空青、蜎脑各 1 克,蜎肝 1 具,商陆、独活、黄芩、当归、干姜、妇人蓐草、鳖甲、斑蝥、干姜、地胆、茴香、矾石各 0.5 克,蜀椒 30 粒。

【用法用量】上十六味,治下筛,酒服方寸匕,日三服,十五日服之。

【功能主治】治野狼漏始发于颈肿,无头有根,起于缺盆之上,连延耳根肿大。此得之忧恚,气上不得下,其根在肝。一作肺。空青主之,商陆为之佐方。

### 狸骨知母散

【处方】狸骨、知母、桂心、鲮鲤甲、山龟壳、雄黄、甘草、干姜等分。

【用法用量】上八味,治下筛,饮服方寸匕,日三,仍以蜜和纳疮中,无不瘥者。先灸作疮,后以药敷之。已作疮,不用灸。

【功能主治】治鼠漏始发于颈,无头尾,如鼹鼠,使人寒热脱肉。此得之食有鼠毒不去,其根在胃。以狸骨主之。知母为之佐方。

### 茬子桔梗丸

【处方】茬子、龙骨各 25 克,附子 50 克,蜀椒百粒,桂心、桔梗、干姜、矾石、独活、芎䓖各 0.5 克。

【用法用量】上十味为末,以枣 20 枚合捣,醋浆和丸,如大豆,温浆下 5 丸,加至 10 丸。

【处方】治蝼蛄漏,始发于颈项状如肿。此得之食瓜果,实毒不去,其根在大肠。茬子主之。

### 雄黄黄芩散

【处方】雄黄、黄芩各50克,蜂房1具,茴香、吴茱萸、鳖甲、干姜各25克,蜀椒200粒。

【用法用量】上八味,治下筛,敷疮口上,日一度,十日止。

【功能主治】治蜂漏,始发于颈瘰,三四处俱相连以溃。此得之饮流水,中有蜂毒不去,其根在脾。雄黄主之,黄芩为之佐方。

### 礜石防风散

【处方】礜石、防风、知母、雌黄、桃白皮、干地黄、独活、青黛、斑蝥、白芷、松脂一作柏脂、芍药、海藻、当归各1克,白术、蝟皮各2克,蜀椒百粒。

【用法用量】上十七味,治下筛,饮服一钱匕,日三。

【功能主治】治蚍蜉漏,始发于颈,初得之如伤寒。此得之食中有蚍蜉毒不去,其根在肾。石主之,防风为之佐方。

### 矾石白术散

【处方】矾石、白术、空青、当归各1克,细辛50克,蝟皮、斑蝥、枸杞、地胆各0.5克,干乌脑三大豆许。

【用法用量】上十味为末,以醋浆服方寸匕,日三。病在上侧轮卧,在下高枕,以便药流下。

【功能主治】治蛴螬漏,始发于颈下无头尾,如枣核块累移在皮中,使人寒热心满。此得之喜怒哭泣,其根在心。矾石主之,白术为之佐方。

### 地胆甘草散

【处方】地胆、雄黄、干姜、续断、石决明、庵根、龙胆草各1.5克,甘草0.5克,细辛1克,大黄0.25克。

【用法用量】上十味,治下筛,敷疮,日四五度。《古今录验》无雄黄,有硫黄。

【功能主治】治浮疽漏,始发于颈如两指,使人寒热欲卧。此得之忧愁思虑,其根在胆。地胆主之,甘草为之佐方。

## 雌黄芍药丸

【处方】雌黄、芍药、茯苓、续断、干地黄、空青、礜石、干姜、桔梗、蜀椒、恒山、虎肾、狸肉、乌脑、斑蝥、矾石各 0.5 克，附子 50 克。

【用法用量】上十七味为末，蜜丸，如大豆，酒服 10 丸，日二。

【功能主治】治瘰漏，始发于颈有根，初苦痛，令人寒热。此得之因新沐湿结发，汗流于颈所致，其根在肾。雌黄主之，芍药为之佐方。

## 斑蝥白芷丸

【处方】斑蝥、白芷、绿青、大黄各 1 克，升麻、钟乳、甘草、防风、地胆、续断、麝香、礜石各 0.5 克，麦门冬、白术各 50 克、人参、当归、桂心各 150 克。

【用法用量】上十七味为末，蜜丸如大豆，酒服 10 丸，日二。勿食菜，慎房室百日。

【功能主治】治转脉漏，始发于颈，濯濯脉转，苦惊惕身振寒热。此得之因惊卧失枕，其根在小肠。《集验》作心。斑蝥主之，白芷为之佐方。

## 灸　法

九漏，灸肩井 200 壮。漏，灸鸠尾骨下宛宛中 70 壮。诸漏，灸周遭四畔，瘥。诸恶漏中冷息肉，灸足内踝上各 3 壮，二年 6 壮。寒热胸满颈痛，四肢不举，腋下肿，上气，胸中有音，喉中鸣，天池主之。寒热颈颔肿，后溪主之。寒热酸痛，四肢不举，腋下肿，马刀，喉痹，髀膝胫骨摇，酸痹不仁，阳辅主之。寒热颈腋下肿，申脉主之。胸中满，腋下肿，马刀，善自嚙舌颊，天牖中肿，寒热，胸胁、腰、膝外廉痛，临泣主之。寒热颈肿，丘墟主之。腋下肿，马刀肩肿，吻伤，太冲主之。寒热颈瘰，大迎主之。

## 五白膏

【处方】白牛皮、白马屎、白猪屎、白羊屎、白鸡屎各 1 升，漏芦 1 千克。

【用法用量】上六味，各于石上烧作灰，研筛，以猪膏 1.3 升，煎乱发 75 克，令极沸尽消，乃纳诸沫，微火上煎五六沸，药成，去疮痂，以盐汤洗净，帛拭干，敷此膏。若无痂，亦须汤洗，日再，若着膏当以帛裹上，勿令中风冷也，神验。

【功能主治】治鼠漏及瘰方。

### 曾青散

【处方】曾青、茳子、矾石一作礜石、附子各 25 克,栝楼根、露蜂房、当归、防风、芎劳、黄芪、黄芩、狸骨、甘草各 100 克,细辛、干姜各 50 克,斑蝥、元青各 5 枚。

【用法用量】上十七味,治下筛,酒服一方寸匕,日再。

【功能主治】治寒热瘰及鼠方。

### 蔷薇丸

【处方】蔷薇根 150 克,黄芪、黄芩、鼠李根皮、栝楼根、芍药、苦参、石龙芮、防风一作防己,白蔹、龙胆各 50 克,栀子仁 200 克。

【用法用量】上十二味为末,蜜丸,如梧子大,饮服 15 丸,日再。《冀方》有黄柏 50 克。

【功能主治】治身体有热瘰,及常有细疮,并口中生疮方。

## 肠痈第二

### 大黄牡丹汤

【处方】大黄 200 克,牡丹 150 克,芒硝 100 克,瓜子 1 升,桃仁 50 粒。

【用法用量】上五味㕮咀,以水 5 升煮取 1 升,顿服,当下脓血。

### 肠痈汤方

【处方】牡丹、甘草、败酱、生姜、茯苓各 100 克,桔梗、薏苡仁、麦门冬各 150 克,丹参、芍药各 200 克,生地黄 250 克。

【用法用量】上十一味㕮咀,以水 10 升,煮取 3 升,分三服,日三。

### 鹿角散

【处方】鹿角 1 克,甘草 0.5 克。

【用法用量】上二味,治下筛,和以鸡子黄于铜器中,置温处,灸上敷之,日再,

即愈。

【功能主治】治妇人乳生疮,头汁出疼痛不可忍者方。

### 连翘汤

【处方】连翘、芒硝各 100 克,芍药、射干、升麻、防已、杏仁、黄芩、大黄、柴胡、甘草各 150 克

【用法用量】上十一味,哎咀,以水 9 升,煮取 2.5 升,分三服。

【功能主治】治妒乳乳痈方。

### 蒺藜丸

【处方】蒺藜子、大黄各 50 克,败酱 0.5 克,薏苡仁、桂心、人参、附子、黄芪、黄连、鸡骨、当归、芍药、枳实、通草各 1.5 克。

【用法用量】上十四味为末,蜜丸,和梧子大,未食饮服 3 丸,不知益,至 5 丸,日三,无所忌。一方无大黄,败酱、黄连、通草为散,酒服方寸匕。

【功能主治】治妇人乳肿痛,除热方。

### 排脓散

【处方】苁蓉、铁精、桂心、细辛、黄芩、芍药、人参、防己一作防风,当归、芎劳、干姜各 1 克。甘草 2.5 克。

【用法用量】上十二味,治下筛,酒服方寸匕,日三夜一,服药十日,脓血出多勿怪。

【功能主治】治乳痈,除恶肉方。

## 五痔第三

### 槐子丸

【处方】槐子、干漆、秦艽、吴茱萸根、白皮各 200 克,白芷、桂心、黄芩、黄芪、白蔹、牡蛎、龙骨雷丸、丁香、木香、蒺藜子、附子各 100 克。

【用法用量】上十六味为末,蜜丸,如梧子大,饮服 20 丸,日三。《千金翼》无白

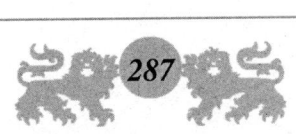

豉。深师无黄。

【功能主治】治燥湿痔,痔有雄雌皆主之方。

### 小槐实丸

【处方】槐子 1.5 千克,白糖 1 千克,矾石、硫黄各 500 克,大黄、干漆、龙骨各 500 克。

【用法用量】上七味,以四味捣筛,其两种石细切,及糖纳铜器中,100 升米下蒸之,以绵绞取汁以和药末,并手丸如梧子大,阴干,酒服 20 丸,日三,稍增至 30 丸。

【功能主治】治五痔十年者方。

### 槐子酒

【处方】槐子 20 升,槐东南枝细锉,100 升槐东南根细锉,300 升。

【用法用量】上三味,纳大釜中,以 16 斛水,煮取五斛澄取清,更煎取 160 升,炊两斛黍米,上曲 15 千克酿之,搅冷调,封泥七日,酒熟取清饮适性,常令小小醉,合时,更取滓煮取汁,淘米及洗器不得用水,忌生水故也。

【功能主治】治五痔十年者方。

### 槐皮膏

【处方】槐皮、楝实各 250 克,《外台》作尘豉,白芷、甘草各 100 克,当归 150 克,桃仁 61 枚,赤小豆 0.2 升。

【用法用量】上七味,吹咀,以成煎猪膏 500 克,微火煎白芷色黄,膏成取摩疮上,日再,并导下部。

【功能主治】治谷道痒痛痔疮方。

## 疥癣第四

### 茹膏

【处方】莨茹、野狼牙、青葙、地榆、藜芦、当归、萹蓄、羊蹄根各 100 克,蛇床子、

白蔹各 3 克,漏芦 1 克。

【用法用量】上十一味捣,以苦酒渍一宿,明旦以成煎猪膏 4 升煎之,三上三下,膏成绞去滓,纳后药如下。

【功能主治】治一切恶疮疥癣、疽漏方。

## 九江散

【处方】当归 3.5 克,石南 3 克,附子、蹢躅、秦艽、菊花、干姜、防风、雄黄、丹砂、麝香、斑蝥各 8 克,蜀椒、连翘、鬼箭羽各 0.5 克,石长生、知母各 4 克,鬼臼十 0.5 克,人参、王不留行、石斛、天雄、乌头、独活、防己、莽草各 6 克,水蛭百枚,蜈蚣 3 枚,虻虫、地胆各 10 枚。

【用法用量】上三十味,诸虫皆去足翅,熬炙令熟为散,酒服方寸匕,日再。其病入发,令发白,服之百日愈,发还黑。

【功能主治】治白癜风,及 260 种大风方。

### 恶疾大风第五

## 岐伯神圣散

【处方】天雄、附子、茵芋《外台》作草、蹢躅、细辛、乌头、石南、干姜各 50 克,蜀椒、防风、菖蒲各 100 克,白术、独活各 150 克。

【用法用量】上十三味,治下筛,酒服方寸匕,日三,勿增之。

【功能主治】治万病,痈疽癫疹癣,风瘘骨肉疽败,百节痛、眉毛发落,身体淫淫跃跃痛痒、目痛烂,耳聋齿䘌,痔方。

## 野狼毒散

【处方】野狼毒、秦艽等分。

【用法用量】上二味,治下筛,酒服方寸匕,日三,服五十日愈。

【功能主治】治恶疾方。

药王孙思邈 奇方妙治

药王孙思邈 奇方妙治

## 锻石酒

【处方】锻石 100 升,水拌湿蒸,令气足,松脂成炼 5 千克,为末,上曲 12 升,黍米 100 升。

【用法用量】上四味,先于大锅中炒锻石,以木札着灰中,火出为度,以枸杞根锉 50 升,水 150 升,煮取 90 升,去滓,以淋锻石三遍澄清,以锻石汁和渍曲,用汁多少一如酿酒法,讫封四七日开服,常令酒气相及为度,百无所忌,不得触风,其米泔及饭糟,一事以上,不得使人、畜、犬、鼠食之,皆令深埋却,此酒九月作,二月止。恐膈上热者,服后进冷饭三五口压之。妇人不能饮食,黄瘦积年及㿬风,不过一石即瘥。其松脂末初酿酒,摊饭时均散着饭上,待饭冷乃投之,此酒、饭宜冷,不尔即醋,宜知之。

【功能主治】主生毛发须眉,去大风方。

# 十八、解毒杂治方

## 药毒第一

### 鸡肠草散

【处方】鸡肠草 1.5 克,荠苨、升麻各 2 克,芍药、当归、甘草各 0.5 克,垩土 0.5 克,蓝子 0.1 升。

【用法用量】上八味,治下筛,水服方寸匕,多饮水为佳。若为蜂、蛇等毒虫所螫,以针刺螫上,血出,着药如小豆许于疮中,令湿瘥。若为射罔箭所中,削竹如钗股长一尺五寸,以绵缠绕,水沾湿,取药纳疮中,随疮深浅令至底止,有好血出即休。若服药有毒,水服方寸匕,毒解痛止愈。

【功能主治】解诸毒方。

### 解毒药散方

【处方】荠苨0.5 克,蓝并花,1 克上二味。

【用法用量】七月七日取蓝,阴干捣筛,水服方寸匕,日三。又方取秦燕毛二七枚,烧灰服。解一切毒方:母猪屎水和服之。又水 3.3 升和米粉饮之。解鸩毒及一切毒药不止烦懑方:甘草、蜜各 2 克,粱米粉 1 升。上三味,以水 5 升煮甘草,取 2 升,去滓,歇大热,纳粉汤中,搅匀调,纳蜜更煎,令熟如薄粥,适寒温饮 1 升。治食莨菪,闷乱如卒中风,或似热盛狂病,服药即剧方:饮甘草汁、蓝青汁即愈。治野葛毒已死口噤者方:取青竹去两节,柱两胁脐上,纳冷水注之,暖即易,须臾口开,开即服药立活,唯须数易水。治钩吻毒困欲死、面青口噤,逆冷身痹方:《肘后方》云:钩吻、茱萸、食芹相似,而荠 400 克咀,以水 6 升,煮取 3 升,冷如人体,服五合,日三夜二。

## 解五石毒第二

### 葱白豉汤

【处方】葱白 250 克,豉 2 升,甘草 150 克,人参 150 克《外台》用吴茱萸 1 升。

【用法用量】上四味,先以水 15 升,煮葱白作汤,澄取 8 升,纳药煮取 3 升,分三服,才服便使人按摩摇动,口中嚼物,然后仰卧,覆以暖衣,汗出去衣,服汤,热歇即便冷,淘饭燥脯而已。若服此不解,复服甘草汤。

【功能主治】凡钟乳对术又对栝楼,其治主肺上通头胸,术动钟乳,胸塞短气。钟乳动术,头痛目疼。又钟乳虽不对海蛤,海蛤能动钟乳,钟乳动则目疼短气。有时术动钟乳,直头痛胸塞,然钟乳与术为患不过此也。虽所患不同,其治一也。发动之始,要有所由,始觉体中有异,与上患相应,宜速服此方。

### 甘草汤方

【处方】甘草 150 克,桂心 100 克,豉 2 升,葱白 250 克。

【用法用量】上四味,合服如上法。若服此已解,肺家犹有客热余气,复服桂心汤。

### 杜仲汤

【处方】杜仲 150 克,枳实、甘草、李核仁各 100 克,香豉 2 升,栀子仁 24 枚。

【用法用量】上六味,合服如上法。若不能解,复服大麦奴汤。

【功能主治】硫黄对防风,又对细辛,其治主脾肾通主腰脚。防风动硫黄,烦热脚疼腰痛,或嗔忿无常,或下利不禁。防风、细辛能动硫黄,而硫黄不能动彼,始觉发便服此方。

### 大麦奴汤方

【处方】大麦奴 200 克,甘草、人参、芒硝、桂心各 100 克,麦门冬 250 克。

【用法用量】上六味,合服如上法。若服已解,脾肾犹有余热气或冷,复服人参汤。